国家出版基金项目
NATIONAL PUBLICATION FOUNDATION

"十三五"国家重点图书出版规划项目

旴江医学（分科研究第一辑）

旴江

医学灸疗传珍

XUJIANG YIXUE JIULIAO CHUANZHEN

付 勇 主编

江西科学技术出版社

图书在版编目(CIP)数据

旴江医学灸疗传珍 / 付勇主编. -- 南昌 : 江西科学技术出版社, 2020.12
（旴江医学 / 陈明人主编. 分科研究. 第一辑）
ISBN 978 - 7 - 5390 - 7610 - 2

Ⅰ.①旴… Ⅱ.①付… Ⅲ.①灸法 - 研究 - 抚州 Ⅳ.①R245.8

中国版本图书馆 CIP 数据核字(2020)第 243767 号

国际互联网(Internet)地址：
http://www.jxkjcbs.com
选题序号:ZK2020329
图书代码:D20009 - 101
出 品 人:温　青
策划编辑:张　旭
责任编辑:王凯勋
责任印制:夏至寰

旴 江 医 学 灸 疗 传 珍

XUJIANG YIXUE JIULIAO CHUANZHEN

付勇 主编

出版发行	江西科学技术出版社有限责任公司
社址	南昌市蓼洲街 2 号附 1 号
	邮编:330009　电话:(0791)86615241　86623461(传真)
印刷	雅昌文化(集团)有限公司
经销	各地新华书店
开本	710mm×1000mm　1/16
字数	200 千字
印张	15
版次	2020 年 12 月第 1 版　2020 年 12 月第 1 次印刷
书号	ISBN 978 - 7 - 5390 - 7610 - 2
定价	100.00 元

《旴江医学灸疗传珍》

编委会

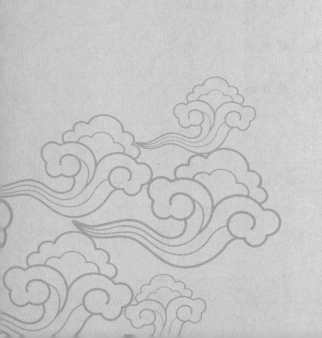

目 录

第三章　旴江医家灸疗学术特点与成就

第四章　盱江医学灸疗在临床各科的应用

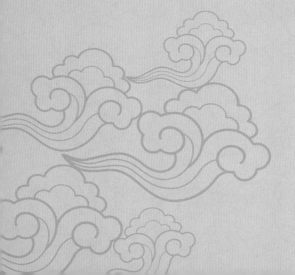

第一章

旴江医学概述

　　盱江，古称盱水、汝水，现称抚河，是江西省第二大河流，据江西中医药大学谢强教授考证，盱江的干、支流，主要流经广昌、南丰、南城、黎川、资溪、金溪、乐安、宜黄、崇仁、抚州、东乡、丰城、樟树（清江）、进贤、南昌、新建等 16 个县区市，这 16 个县区市就是盱江医学分布之地域。

　　千百年来，盱江流域涌现出了数以千计的杰出医药学家，形成了学术理论丰富、学术著作丰硕、临床诊疗独特、学术影响深远的医学群体。20 世纪 80 年代著名医史学家杨卓寅教授将该医学群体命名为"盱江医学"。从西汉至今，有史可查的盱江医家有 2000 人，医籍 700 余种。江西古代十大名医中有八人出自盱江流域，因此，盱江医学在江西及中国医学史上占有重要地位，与安徽的"新安医学"、江苏的"孟河医学"、广东的"岭南医学"并称为中国四大地方医学流派。

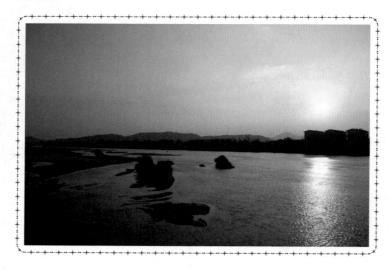

盱江风景

第一节　盱江医学的发展脉络

　　盱江医学源远流长，从秦至今已有两千余年。随着盱江医学临床实践的深入，逐渐形成了盱江医学特有的理论与技术体系，这体系又反过来指导着盱江医学的临床实践。

一、诞生于先秦

先秦时期,盱江流域是方士们修行炼药的重要地域。著名方士华子期、麻姑均曾隐居于盱江流域建昌(今江西省南城县)麻姑山修道,至今该处仍存留有华子期藏书石室遗迹、丹霞洞(麻姑修行处)遗迹;秦国曾有十位宫廷武士辞官隐居于现今南昌一带修真传道,寻求长生不老之术。先秦方士们集聚于盱江流域修行、炼药、传道、行医,形成了盱江医学的萌芽。

二、兴起于汉晋

汉晋时期,盱江流域是道教的兴盛之地,这一时期,浮丘公及其弟子王衮、郭姒,天师道张陵、张衡和张鲁,灵宝道葛玄和葛洪及净明道祖师许逊均曾隐居于盱江流域修行,以医弘道,济世行善。

中国首个道教组织天师道创始人张陵曾隐居于盱江流域樟树(今江西省樟树市)阁皂山修行、传医、布道,并传授中药炮制法,开创了"药都"樟树制药的先河。时至今日,樟树市阁皂山仍存留有张陵天师坛遗址。

灵宝道祖师葛玄曾在盱江流域南城麻姑山和樟树阁皂山等地布道行医42年,并撰写《葛氏杂方》《断谷食方》《广陵吴普杂方》《神仙服食经》(皆佚)等本草、方剂专著。时至今日,樟树市阁皂山仍存留有葛玄洗药池遗址。

浮丘公、张陵、葛玄、葛洪等众多道教先贤在盱江流域采药炼丹、炮制中药,促使盱江医学及建昌帮、樟树帮两大药帮逐渐兴起。

三、弘扬于唐代

自唐代开始,江西就成为佛教多个支派的发祥地和重要传播地,有"求官去长安,求佛到洪州"的美誉,如佛教禅宗重要派系之一洪州宗的祖师释道一(世称"马祖")曾于唐大历八年(773年)率众移住洪州开元寺(今南昌佑民寺),并以洪州为中心,向四方弘法传教,施医救众,促使开元寺成为当时江南佛学中心。然医佛相济,中医以释学为用,以佛扬医;佛教把看护病人视为"第一福田",以医弘教,故唐代众多高僧佛医集聚于盱江流域,促进了盱江医学的弘扬传世。此外,唐代还有胡超僧、崔隐士、施肩吾等道教先贤隐居于江西,炼养形气,养生治病。

四、发展于宋元

宋元时期,盱江流域是儒家新学和理学的发源地和重要传播地,士人崇儒尚医,医学被视为实现儒家理想的重要途径。据医史记载,宋元时期盱江流域出现了60余位医术精湛的儒医,撰有医籍50余种,如被誉为"东方莎士比亚"的汤显祖(今盱江流域临川人)首创"道地药材"一词,代表作《牡丹亭》中多处提及"往来寒热""伤寒""急慢惊风"等医学名词。"以儒通医"著名者还有北宋政治家王安石(今盱江流域临川人)、南宋理学大师陆九渊(今盱江流域金溪人)、南宋妇科与外科大家陈自明(今盱江流域临川人)、南宋脉学大家严三点(今盱江流域南昌人)、元代骨伤科大家危亦林(今盱江流域南丰人)、元代舌诊大家杜本(今盱江流域樟树人)等。可见宋元时期儒学昌盛,崇儒尚医的社会环境,促进了盱江医学的发展。

五、繁盛于明清

明清时期,盱江流域政治、经济、文化的繁荣,极大地促进了樟树和建昌药业、抚州戏曲、金溪雕版印书业的发展,而药业、戏曲、印书业的兴盛又加快了盱江医学的蓬勃发展。据医史记载,这一时期,盱江流域有史可考的医家有800余人,医籍有400余部,并且盱江医家取得了众多具有历史意义的医学成果。如盱江流域金溪名医龚廷贤著有我国现存最早的儿科推拿专著《小儿推拿秘旨》和世界上最早记载应用砷剂治疗梅毒的文献《万病回春》;同为金溪名医的龚居中撰有《痰火点雪》,为我国最早记载咽喉结核病的医籍;盱江流域南昌名医万全提出"五脏有余不足论""三有余四不足论";盱江流域樟树名医聂尚恒著《活幼心法》,为痘疹诊治提供了参考标准,改变了当时医学界痘疹不分和痘详疹略的状况;聂尚恒之子聂杏元著有我国第一部喉科专籍《咽喉说》;盱江流域新建名医喻昌创立"秋燥论""大气论""三纲鼎立"等学说,开温病营卫辨证的先河;盱江流域宜黄名医黄宫绣所著的《本草求真》为我国第一部按药物功效分类的中药学专著;盱江流域临川名医陈当务所著的

《证治要义》为我国最早记载"辨证论治"一词的文献。由此可见，明清时期旴江流域政治、经济、文化的繁荣，也促使着旴江医学蓬勃发展，进入繁盛时期。

六、衰落于民国

民国时期，西方医药传入中国，国民政府欲废止中医药，众多政府人士和文化名人反对中医，阻碍了中医药学的发展，致使旴江医学进入衰落时期。如 1929 年，在汪精卫的指使下，南京"国民政府"卫生部召开第一届中央卫生委员会，会议通过"废止中医案"，提出《规定旧医登记案原则》。又如梁启超、鲁迅、胡适、陈独秀等名人反对中医，进一步阻碍了中医的发展。

在此中医饱受多方摧残的时期，旴江医药界有志之士仍奋起努力，文霞甫、刘文江、江镜清、姚国美、吴琢之、曾芷青、杨广甫、江公铁、许寿仁等旴江名医先后创立神州医药会江西分会、南昌神州医学会、中央国医馆江西分馆、江西国医专修院、江西中医学校等医疗学术机构，为培养中医人才和传承中医药事业做出了卓越贡献。

七、复兴于新中国

新中国成立后，在党和国家的支持下，随着江西经济和文化的复苏，江西省中医药事业进入了复兴发展的时期。20 世纪 50 年代到 60 年代，江西省各市、县（区）大力倡导中医药事业，兴建省、市、县（区）三级中医院。1959 年成立了江西中医学院，开启了江西省高等中医药学历教育的时代。

进入 21 世纪以后，我国高度重视中医药传承发展，将中医药发展上升为国家战略，开启了中医药全面发展的新时代。江西省在 2016 年与国家中医药管理局签署省局共建框架协议，提出打造中医药振兴发展的江西样板。时至今日，江西省有两位国医大师、三位全国名中医和十位省级国医名师；有江中制药集团、济民可信集团、仁和集团、汇仁集团、青峰药业等众多在全国有影响力的中医药企业；有江西中医药大学、江西中医药高等专科学校，江西中医药大学科技学院三所中医药高等院校；有遍布全省各市、县（区）的 104 所二级以上的中医院。

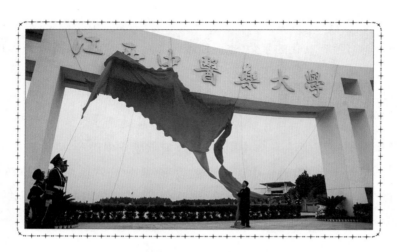

江西中医药大学

综上所述,盱江医学因方士隐居修行炼丹而诞生于先秦,因高道创教布道施医而兴起于汉晋,因高僧传教治病而弘扬于唐代,因崇儒尚学重医而发展于宋元,因经济文化繁荣而繁盛于明清,因战乱崇洋排中而衰落于民国,因政治经济文化复苏而复兴于新中国。盱江医学历经千年,在新时代继续砥砺前行,大放光彩。

第二节　盱江医学的形成因素

盱江医学在中国医学史上占有重要地位,探讨其形成因素,对于发扬前贤事业,启迪后辈思维,具有十分重要的意义。

一、环境优越,物产丰富

盱江,现称抚河,发源于江西省抚州市广昌县武夷山脉西麓,是长江流域鄱阳湖水系的主要河流之一,总长349公里,流域面积达1.7万平方公里,最终注入鄱阳湖,汇入长江。

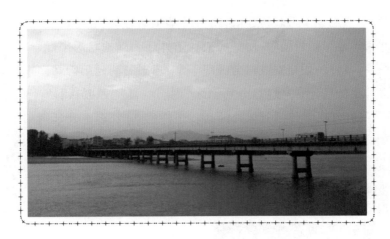

旴江风景

气候方面,旴江流域属于亚热带季风气候区,四季分明、日照充足、雨水充沛;地形方面,旴江流域属于江南丘陵地区,山水环绕、土地肥沃、地势平广;山水方面,旴江流域有著名的南城麻姑山、樟树阁皂山、资溪大觉山、南昌梅岭以及鹰潭龙虎山等。

独有的气候、地形、山水,又因战乱较少、生产技术先进,所以旴江流域各地盛产稻米、棉花、花生、油菜、茶叶等农作物。宋代旴江流域缴纳的贡粮居全国第一,获"赣抚粮仓"的美誉。此外,旴江流域物产各具特色,如南丰蜜橘、广昌白莲、崇仁麻鸡、抚州西瓜等皆是享誉全国的地标产品。

优越的环境、独特的资源、丰富的物产促进了旴江流域的经济发展,为旴江医学的形成发展提供了良好的经济基础。

二、位置优越，交通便利

旴江流域是中原地区进入福建、广东、浙江的交通要地,深受吴越、中原、闽粤等地文化的影响,形成了集兼容性、务实性、开拓性于一体的旴江文化。历史上众多名人荟萃于此,如东晋大书法家王羲之、南朝山水诗人谢灵运、唐代大书法家颜真卿、南宋著名诗人陆游等均曾在临川任职,极大地促进了当地文化的发展。

旴江流域交通便利,为当地医生外出学习提供了有利条件。如危亦林高祖危云仙曾游学河南开封,伯祖危子美曾前往杭州学习正骨兼金镞科,伯父危熙载曾前往福建学习眼科；陈自明曾游学东南各地，寻师访友；龚廷贤曾到河南、北京等地行医。同时，便利的交通条件还为外地名医来此学习、传播经验提供有利条件。如新安喉科名医郑于丰、郑于藩两兄弟曾在南丰拜黄明生为师，得其秘传后，回归故里，分别创立"南园喉科""西园喉科"。此外，便利的交通更是盱江医学传播到国外的必备条件，如盱江名医龚廷贤弟子戴曼公东渡日本传学便是仰赖盱江通江达海的作用。

优越的地理位置、便利的水陆交通有利于盱江医学的对外交流，进一步推动了盱江医学的发展与传播。

三、文化之邦，崇尚教育

自古以来，盱江流域崇尚教育，《临川县志》记载："地无城乡，家无贫富，其弟子无不学，读书之声，尽室皆然。"宋代以后，盱江流域书院的数量及教学质量居全国前列，著名的有盱江书院、兴鲁书院、慈竹书院、南丰学舍、小陂书院、兴贤书院、黎川书院、汝阳书院等。而有"千古第一村"盛誉的乐安流坑村在明朝万历年间就有26所村中书院、学馆，在清朝道光年间更是多达28所。

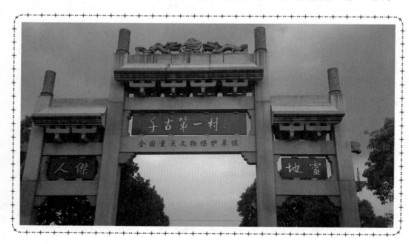

乐安流坑村

书院不仅仅是文化教育的策源地，亦是盱江文化重要的传播地。如北宋建昌李觏在南城创办盱江书院，生徒众多，"东南闻风而至者尝数千人"。又如治学严谨、办学严格的北宋散文家曾巩曾于南丰创办兴鲁书院，常邀欧阳修、王安石等著名学者来书院讲学。

文化之邦,崇尚教育,为盱江医学的形成和发展提供了"肥沃土壤",培养了众多人才。

四、才子之乡,崇尚儒雅

纵览古今,盱江流域才子辈出,流传千古的有晏殊、晏几道、陈彭年、侯叔献、谭纶等数千人。唐宋八大家,江西有三家,而盱江流域就有两家(王安石、曾巩)。地处盱江中游的抚州地区更是创造了辉煌的文化业绩,在历史上的195次科举考试中,抚州地区考取进士2821人,举人9082人。南丰曾巩一门5人同登进士,祖孙六代38人考取进士;乐安县牛田镇流坑村曾出文武状元各1人、进士34人、举人78人,被史学家赞誉为"千古第一村"。

政治名人、文化名人为盱江医学的发展与传播起着积极作用,如兼通儒医的曾巩曾校编医学书籍;熟读岐黄的王安石曾深入研究精气、阴阳、五行等中医学说;理学家陆九渊善以疗疾之理阐述修身治学之道。"仕人达医""儒医相通""不为良相,便为良医"的文化理念,极大地推动了盱江医学队伍的发展壮大,如明朝金溪王宣六十岁时放弃科举考试,专心研究医学,最终撰成《张长沙伤寒论注》;明末新建喻昌弃儒从医,终成清初三大名医之一。

才子之乡,崇尚儒医的社会环境,有助于扩充医学队伍、提高医生文化素养,也促进了医学著作的创作出版。

五、崇尚医学,推崇岐黄

古代盱江流域百姓崇尚医学,视医生为"再生父母",兴建了众多和医药有关的庙宇,著名的有樟树药商为纪念历代神医而建立的药王庙。崇尚医学、尊重医生的风俗为有志青年献身于中医药事业营造了良好氛围,促使众多世医家族诞生,如席弘家族传承针灸技术十二代,危亦林家族五代名医,陈自明家族三代为医,谢星焕家族六世业医等。

而盱江医学的兴盛,与当地政府推崇岐黄、重视中医药学的发展更是密不可分。北宋宰相王安石在推行政治、经济、军事、教育改革的同时十分重视医药的改革,首创国药局,统一管理药物;重整古代医籍,新编医药方书。朱元璋第十七子朱权封藩南昌,学习并倡导席氏医术,命刘瑾校编陈会的《广爱书》，并赐名为《神应经》。封藩于建昌府（今抚州南城县）的明朝益王朱祐槟"习寻岐黄，博究玄妙，广罗方士"，大力开办医校以培养合格医生，设立医院以接诊病人，设立"惠民和剂局"以收集药材、规范炮制、精制丸散。

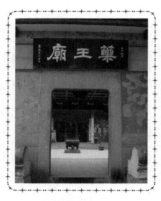
樟树药王庙

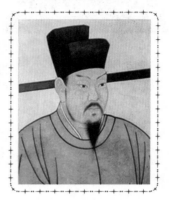
临川王安石

六、印刷中心，书业发达

古代盱江流域不仅拥有繁荣的文化，还拥有发达的印刷业。抚州金溪县在古代是江西最大的印书中心，亦是全国雕版印刷业的中心之一，拥有"临川才子金溪书"的美誉。县内有60余家印书堂号，当中不少以刊刻医学书籍为主，如大文堂、善成堂、二仪堂、三让堂等，他们刊刻出来的书籍广销国内外。

发达的印刷业有助于本地医家成才、医籍流传后世，如明清时期金溪县有史可查的医家有50余人，医籍有50余本，其中谢星焕著有医籍6本、龚居中著有医籍10本、龚廷贤著有医籍20余本。数量丰富且内容精妙的医籍促进了盱江医学的对外传播，扩大了盱江医家学术影响力。如明代金溪名医龚廷贤《寿世保元》《万病回春》经多次刊刻后，传至日本，被日本医学奉为经典，当地医书大量转载书中方剂。如日本著名医书《众方规矩》共载120首基本处方，其中60%引自《万病回春》，由此可见《万病回春》对日本医学的影响非同一般。

七、戏曲之乡，制药之邦

1. 戏曲之乡，戏曲繁荣

盱江流域是江西戏曲文化的核心地带，有"戏曲之乡"的美誉。众多知名戏曲发源于此，如戏曲雏形——傩戏发源于盱江流域南丰县；"京剧二黄腔"始祖、我国第一批国家级非物质文化遗产名录之一的宜黄戏发源于盱江流域的宜黄县。此外，盱江流域还有众多传唱不衰的戏曲杰作，如北宋时期宜黄人乐史创作的《绿珠传》《杨太真外传》、元朝时期临川人徐奋鹏创作的《西厢定本》《伯喈定本》、明朝时期临川人汤显祖创作的《临川四梦》等。并且"戏曲"一词首见于盱江流域南丰刘壎《水云村稿》，"至咸淳，永嘉戏曲出，泼少年化之"。

然而演唱戏曲易损伤咽喉，产生各类咽喉病症，故盱江流域繁荣的戏曲文化推动着当地喉科医学的发展。我国最早的喉科医生范叔清、最早列有口齿兼喉科专卷的医著《世医得效方》、最早的喉科专著《咽喉说》均出自盱江流域。

2. 制药之邦，药业繁荣

汉晋时期，我国著名道医葛玄、葛洪隐居于樟树阁皂山、南城麻姑山修行、炼丹、采药、传医、治病，并传授中药炮制法，促进当地医药产业的兴起，后逐渐形成闻名全国的樟树帮、建昌帮两大药帮。明清时期，这两大药帮有从业人员近万人，药行300余家，因二者均发祥于盱江流域，擅长中药饮片的加工炮制，故合称为"江西帮"，与京帮、川帮并称为全国三大药帮。独特的地理位置、便利的交通条件，促使樟树成为我国重要的中药材集散地，与安徽亳州、河南禹州、河北安国并称为我国四大药都。

发达的中药炮制技术、繁荣的药业促使樟树和建昌获得"药不到樟树不灵（齐），药不过建昌不行"的美誉，促进了盱江医学群体的发展壮大。据记载，宋元明清四代，仅建昌一城就有黎民寿、沙图穆苏、邹岳等47位名医；明清两代，樟树有聂尚恒、方以智、何本立等30多位名医。这些名医中有的是由医通药，有的是由药业医，如擅长中药炮制的樟树人王振兴不仅开设了"王振兴膏药店"，还是一名外科医生；南城名医谢星焕在南城县、金溪县开店售药，并且行医,造福一方。

樟树帮和建昌帮高超的药材炮制技术确保了中药材的质量,为旴江医家们提供了齐全的药物品种,创造了良好的行医条件。

八、宗教重地,道佛兴旺

1.道教兴盛,以医传道

旴江流域是我国道教重要的发祥地之一,如净明派发祥于新建区西山、灵宝派祖庭发祥于樟树阁皂山。众多道教组织起源于旴江流域,推动了旴江流域道教活动的兴盛。因为道教把行医济世作为传道的一种有效途径,有"道医同源"之说,如葛洪《抱朴子》载:"古之初为道者,莫不兼修医术,以救近祸焉。"故众多道门宗师亦是医药学史上的大家。

2.佛教圣地,以医弘教

自唐代开始,江西成为佛教多个支派的发祥地和重要传播地,有众多代表性寺庙,如金溪东岩寺、宜黄义泉寺和石门寺、丰城海会寺、宜黄曹山寺、南昌佑民寺等,其中宜黄曹山寺为曹洞宗的祖庭,南昌佑民寺为洪州宗的发祥地。佛教把看护病人视为"第一福田",释道一、百丈、慈济、释心斋等全国闻名的禅宗大师既是高僧又是医中圣手,如释道一曾至旴江流域靖安县法药寺传教,"适逢当地疫病流行,于是卓锡凿井,施药井中,饮水者即愈,民皆称颂"。

优越的环境、独特的资源、丰富的物产促进了旴江流域经济的发展,为旴江医学的发展提供了良好的经济基础;优越的地理位置、便利的水陆交通有利于旴江医学的对外交流,为旴江医学的发展与传播起着推动作用;文化之邦、崇尚教育,为旴江医学的形成和发展提供了"肥沃土壤",培养了众多医学人才;才子之乡、崇尚儒雅有助于扩充医生队伍、提高医生文化素质,促进了医学著作的增加;崇尚医学,尊医之风为有志青年献身于中医药事业提供了良好氛围,促使众多医学世家的诞生;百姓崇尚医学,政府推崇岐黄,极大地促进了当地医药人才的培养、交流和传承;发达的印刷业有助于本地医家成才及所撰写的医籍流传后世,促进了旴江医学的对外交流,扩大了旴江医家的学术影响力;繁荣的戏曲推动着我国喉科的产生与发展;兴盛的药业为旴江医家提供了齐全的药物品种,创造了良好的行医条件;道教、佛教的兴盛,以医传教、弘教的途径有助于盱江医学的形成、发展与传播。以上诸多得天独厚的条件促使盱江流域孕育一代又一代的杏林英杰,最终形成繁荣昌盛、光彩夺目的"盱江医学"。

第三节　盱江医学的主要特点

盱江医学是我国地方医学的代表,探讨其主要特点,对于我国中医学的传承、发展、创新具有十分重要的意义。

一、名医荟萃,层出不穷

盱江流域名医荟萃,从西汉至今,有史可查的医学人物多达 2000 余人。江西古代十大名医中有八人出自盱江流域,分别是临川陈自明、南丰危亦林、南丰李梴、金溪龚廷贤、金溪龚居中、新建喻昌、宜黄黄宫绣、南城谢星焕。其中不乏在国内外享有盛誉,对我国中医学传承、发展、创新具有重要影响的医家,如临川陈自明著有我国现存最早以"外科"命名的专著《外科精要》;南丰危亦林是世界上第一位发明"悬吊复位法"的医家;金溪龚廷贤著有我国现存最早的儿科推拿专著《小儿推拿秘旨》;金溪龚居中著有我国最早记载咽喉结核病的专著《痰火点雪》;樟树聂杏元著有我国第一部喉科专籍《咽喉说》;临川陈当务著有首次提出"辨证论治"一词的《证治要义》等。此外,全国公认的 62 家针灸学派中,8 家出自盱江流域,这 8 家的代表人物分别是樟树葛洪、临川席弘、金溪龚居中、金溪龚廷贤、南丰李梴、南昌万全、樟树黄石屏、黎川鲁之俊。现代盱江流域更是名医济济,诞生了众多名医大家,如被南昌市民赞为"请了姚国美,死了也无悔"的姚国美、"见了江公铁,死了也抵得"的中医大家江公铁、"有病不要惊,去请李元馨"的李元馨、伤寒大家姚荷生、"中医活字典"傅再希、擅长治疗内科疑难杂症的张海峰、"盱江医学研究第一人"杨卓寅、发明了国家一类抗癌化学新药槐定碱的李雪梅、提出中医辨证"寒温统一,内外沟通"理论的万友生、"世代中医,家学渊源"的姚奇蔚以及国医大师洪广祥、伍炳彩。

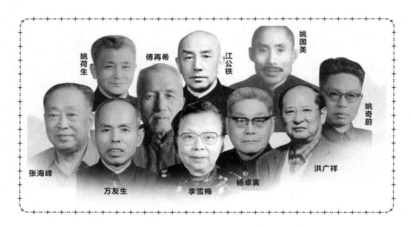

旴江医学近现代名医大家

二、世医辈出，业绩卓著

崇尚医学、尊重医生的风气促使旴江流域世医辈出。据文献记载，1612名有史可查的旴江医家中有157位出自世医家族，如临川席氏家族传习针灸十二代，由宋到明，经久不衰，近代针灸大家方慎庵在《金针秘传》序文中云："元明之间，针灸之学益微，历代传习不废者，只有席氏一家。"南丰危亦林家族五代为医，其高祖危云仙精于内科，伯祖危子美擅长妇科、骨伤科，祖父危碧崖精通儿科，伯父危熙载善治目疾和肺痨。金溪龚信精于医术，供职于太医院，其子龚廷贤、龚廷器，孙龚懋陞、龚懋官均为医官。又如家族三代业医的临川陈自明结合家传验方及自身临床经验，撰成我国历史上最早的大型妇产科专著《妇人大全良方》，为我国妇产科的发展奠定了基础；家族三代业医的南昌万全著书10余部，共70余万字，提出了"五脏有余不足论""三有余四不足论"。再如，以姚国美、姚荷生、姚奇蔚、姚梅龄为代表的"姚门医派"，家族十三代为医，获得了"无姚不成医"的美誉。此外，当代张佩宜、杨卓寅、李圃孙、张海峰、万友生、李元馨等亦是出身世医家族。

三、精于临床，长于专科

旴江医家精于临床，众多医书是医家总结毕生临床经验而著成，如《寓意草》详细记录了明代新建喻昌临床上遇到的60例疑难医案，且提出了"先议病,后用药"的诊疗程序,并拟定了议病格式,受到后世医家的推崇。《得心集医案》是清朝南城谢星焕根据自己熟读的 300 多种医书,结合 40 余年行医经验而编成的临床医案集,书中记载了 218 例因失治、误治等原因所致疑难危重病症的诊治医案,为后人治疗疑难危重病症提供了良好的借鉴。类似的医案集还有明代临川易大艮《易氏医案》、清代南丰李铎《医案偶存》、清代南昌谢佩玉《谢公佩玉医案》等。又如当代李元馨、江公铁、姚国美等均是以疗效显著而闻名的医家,"有病不要惊,去请李元馨""见了江公铁,死了也抵得""请了姚国美,死了也无悔"即是对他们高超医术的肯定。

盱江医家长于专科,千百年来,专科名家和专科著作层出不穷,其中妇科、外科尤为突出。有史可查的擅长妇科的盱江医家有 96 位,妇科专著有 19 部,代表性的妇科大家及其妇科专著有临川陈自明《妇人大全良方》、南城傅常《产乳备要》、南昌万全《万氏妇人科》、金溪龚居中《女科百效全书》、金溪龚廷贤《内府秘传经验女科》、进贤舒诏《女科要诀》、南昌曾鼎《妇科指归》、南丰刘文江《妇科学讲义》等;代表性的外科大家及其外科专著有临川陈自明《外科精要》、南昌万全《万氏秘传外科心法》、金溪龚居中《外科百效全书》《外科活人定本》、金溪龚廷贤《复明眼方外科神验全书》、南城邹岳《外科真诠》等。其他盱江医学专科名著还有金溪治痨专家龚居中著痨瘵专著《痰火点雪》、南昌脉学大家严三点著脉学专著《脉法撮要》、樟树舌诊大家杜本著舌诊专著《敖氏伤寒金镜录》等。

四、药业兴盛,医药相济

自古以来,盱江流域药业兴盛,经久不衰,有发祥于盱江流域擅长中药饮片加工炮制的樟树药帮和建昌药帮,有被誉为"南国药都"的重要中药材集散地樟树。

"药以医而灵,医以药而显",医药相济理论生动地体现在盱江医学史上。在盱江医药学史上有众多由医通药或由药业医的名人,如樟树王振兴既擅长中药炮制,开设"王振兴膏药店",还精于临床,尤擅于诊治外科疾病;其次,盱江药业的兴盛,促使盱江流域诞生了众多医家、医籍,明清盱江药业兴盛时期,有史可查的盱江医家有 647 人,约占盱江医家总人数的 32% ,医籍 420 种,占盱江医籍总数的 59.7% 。而盱江医学的繁荣昌盛也推动了建昌药帮、樟树药帮不断进步和发展,据相关研究显示,明清时期樟树和建昌两地药业从业人员近万人,药行 300 余家。

由此可见,旴江药业与旴江医学相互促进,共同蓬勃向前发展。

五、籍著中华,浩如烟海

旴江医家擅长临证治病,亦能著书立说。据不完全统计,从西汉至今旴江流域有史可考的医学著作达 703 部,代表性的医籍有临川陈自明《妇人大全良方》《外科精要》、南丰危亦林《世医得效方》、新建喻昌《医门法律》、临川陈当务《证治要义》、樟树聂尚恒《医学汇涵》等。其中被赞誉为"医林状元"的金溪龚廷贤是我国从先秦至明代著书最多的医家之一,著有 20 余种医籍,现存的医籍有《万病回春》《鲁府禁方》《寿世保元》《种杏仙方》《医学准绳》《医林状元济世全书》《小儿推拿秘旨》《药性歌括四百味》《药性歌》《痘疹辨疑全幼录》《医学入门万病衡要》《云林医圣普渡慈航》《复明眼方外科神验全书》《云林神彀》《救急神方》《痘疹金镜录》《秘授眼科百效全书》《本草炮制药性赋定衡》《诊断治要》《医彀金丹》《杏苑生春》等。

汗牛充栋的医学著作有利于旴江医学在国内外的传播,如席氏针灸学派代表著作《席弘赋》《神应经》被后世范叔清、聂杏元、徐凤、高武、李梴、龚居中等众多医家私淑;又如金溪龚廷贤《万病回春》《鲁府禁方》《寿世保元》《种杏仙方》等在日本多次刊刻,是日本汉方成药制剂的主要处方来源之一。

六、方书众多,名方璀璨

旴江医学著作中方书最多,代表性的有临川陈自明《妇人大全良方》、南丰危亦林《世医得效方》、金溪龚廷贤《种杏仙方》《鲁府禁方》、建昌沙图穆苏《瑞竹堂经验方》、抚州王文谟《济世碎金方》等。其中,南丰危亦林打破封建社会"宁可失传,不能泄密"的观念,毫无保留地将危氏五世积累的 3300 余首方剂公之于众。

不计其数的方书中记载了数以万计的药方,其中不少药方被后世誉为经典方剂,广泛运用于古今临床。如临川陈自明《外科精要》中的疮疡代表方剂仙方活命饮;南丰危亦林《世医得效方》中的参附汤、天王补心丹、玉屏风散、苍术散（二妙丸）、五仁丸；南城沙图穆苏《瑞竹堂经验方》中的气血双补经典方剂八珍汤；新建喻昌《医门法律》中的秋燥证代表方剂清燥救肺汤；南丰李梴《医学入门》中的崩漏带下代表方剂固经丸；金溪龚廷贤《寿世保元》中的月经不调代表方剂乌鸡白凤丸、头痛代表方剂清上蠲痛汤。

七、学术出新，技术创新

旴江医家在精研经典、博览群书的基础上不断推陈出新。如临川陈自明提出"治风先治血，血行风自灭"的观点；南丰李梴提出"心肉之心""神明之心""脏腑别通"的观点；新建喻昌创立"秋燥论""大气论""三纲鼎立"等学说，这些新观点新方法丰富了中医学理论体系和治疗体系，为中医学术的发展做出了杰出贡献。

历代旴江医家重视医疗技术的创新和发明，如临川陈自明记载了世界上最早的臀位助产法；南丰危亦林是世界上第一位发明"悬吊复位法"的医家，比采用同样方法的英国医生达维斯早600多年；危氏创造的架梯（立凳）复位法整复肩关节脱位，比采用类似方法的现代外科奠基人法国巴累早200多年；危氏发现可通过内服草乌、曼陀罗等进行全身麻醉，是世界上最早使用全身麻醉方法治疗疾病的医家，比日本首位使用全身麻醉法做外科手术的华岗青州早470多年。临川席弘发明的"席弘针法"、南丰李梴发明的南丰针灸补泻法和炼脐灸法、金溪龚廷贤发明的熏脐、蒸脐、温脐等灸法，均是我国针灸史上的技术创新。由此可见，旴江医家医疗技术的创新在中国医学史上写下了光辉篇章。

八、重视养生，保健有方

旴江医家崇尚"不治已病治未病"，重视养生保健，并形成了特色鲜明的养生观念和方法。明代南昌万全著《养生四要》，认为寡欲、慎动、法时、却病是养生的四大要素，主张"不思声色，不思胜负，不思得失，不思荣辱，心无烦恼，形无劳倦，而兼之以导引，助之以服饵"的养生方法。明代金溪养生大家龚廷贤享年九十七岁，著《寿世保元》《活人心法》《鲁府禁方》等养生类书籍，认为"真阳元精内乏"和"脾胃气弱"是人体衰老的主要机理，主张用补益的方法抗衰老，创立了阳春白雪糕、白术膏、地黄膏、延寿丹、八仙长寿丸等系列药膳养生保健方剂。明代金溪龚居中著《福寿丹书》，运用贴敷法、艾灸法、脐疗法、点孔法、纳药法、擦牙法、鼻嗅法、梳发法、淋洗法、口含法等外治法进行养生。

清代丰城养生名家徐文弼著《寿世传真》，提出按摩导引护形、四时调理避邪、食养顾及脾胃、药养培育先天的养生保健方法。同时，旴江医家是践行中医养生的典范，据不完全记载，旴江生、卒可考的100余名医家中，寿命为70岁～79岁的医家有64人，80岁～89岁的医家有37人，90岁以上的医家有8人。

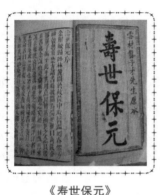
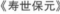

《寿世保元》

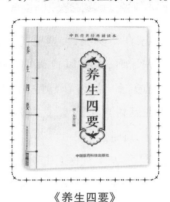

《养生四要》

九、擅于针灸，不断创新

旴江医家擅长运用针刺、艾灸等外治法治疗临床各科疾病，不仅诞生了席弘、陈会、刘瑾、黄石屏等针灸专家，也诞生了陈自明、危亦林、万全、李梴、龚廷贤、龚居中等擅长针灸的医家。南宋临川席弘精于针灸，有"席氏针灸学派创始人""旴江针灸学派鼻祖"等称号。其家族传承针灸技术十二代，从宋至明，经久不衰，陈会、刘瑾亦是其传徒。元代南丰危亦林著《世医得效方》，载大、小、风、产等九科276证，其中56个病证采用针灸疗法治疗，灸法占80%；明代南丰李梴创南丰李氏补泻法和炼脐灸法；明代金溪龚廷贤发明熏脐、蒸脐、温脐等灸法，首次提出"晕灸"一词；明代金溪龚居中突破热证禁灸的禁忌，将灸法运用到热病痨瘵中；民国樟树金针大师黄石屏临证治疗时不用药石，只以针灸治疗各科疑难病症，精湛的针技驰誉国内外。当代江西中医学者仍在不断创新针灸技术，如魏稼教授提倡无创痛针灸术、陈日新教授创立热敏灸技术、谢强教授发明五官飞针术，其中热敏灸技术大幅度提高了艾灸治疗难治病症的疗效，改变了全国灸疗日趋萎缩的临床现状，开创了针灸学术新局面,为中医走向世界做出了巨大的贡献。

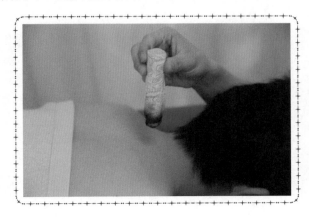

热敏灸技术

十、品学兼修,医德高尚

盱江医家治病救人,无私奉献,为后世树立了品学兼修的光辉楷模。临川陈自明提倡"以人为本,生命至上"的观念,认为"至灵者人,最重者命"。南丰危亦林提倡"医者仁心,立德树人"的观念,认为"夫病者悬命医师",医生要怀"活人济世之心"。南丰李梴倡导"医学教育,德育为先",十分重视初学者的医德教育,在代表著作《医学入门》的附卷中撰写医德专论《习医规格》。金溪龚信提倡"淡泊名利,悬壶救世",在《古今医鉴》中设《明医箴》和《庸医箴》专篇,认为明医要做到心存仁义、博览群书、精通道艺、不炫虚名、惟期博济、不计其功、不谋其利、不论贫富等等,批评庸医妄自矜夸、以欺当世、炫奇立异、模糊处治、希图微利、误人性命等不良行为。金溪龚廷贤倡议"心系天下,以人为本",指出"良医济世,功同良相"。盱江医家不仅拥有精湛的医术,更有高尚的医德,获得了杏林后来之士的不断传颂。

盱江医学在传承与创新的基础上形成了:名医荟萃,层出不穷;世医辈出,业绩卓著;精于临床,长于专科;药业兴盛,医药相济;籍著中华,浩如烟海;方书众多,名方璀璨;学术出新,技术创新;重视养生,保健有方;擅于针灸,不断创新;品学兼修,医德高尚十个主要特点。作为当代中医人,我们必须大力挖掘盱江医家留下的知识财富,不断学习、发扬盱江医学精神,为人类的健康事业做出更大的贡献。

第二章
盱江医学灸疗概论

艾灸是我国古代劳动人民在与疾病长期斗争的过程中创造和发展起来的一种外治疗法,与中药、针刺并列为中医学的三大重要组成部分,为中华民族的繁衍昌盛做出了巨大的贡献。

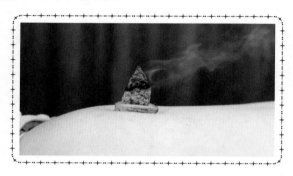

隔物灸法

千百年来,盱江流域诞生了葛洪、席弘、陈会、刘瑾、陈自明、危亦林、沙图穆苏、万全、李梴、龚廷贤、龚信、龚居中、喻昌、黄石屏、陈当务、谢星焕、邹岳等多名擅长灸疗的医家,涌现了《肘后备急方》《神应经》《妇人大全良方》《外科精要》《世医得效方》《瑞竹堂经验方》《万氏秘传外科心法》《幼科指南》《医学入门》《万病回春》《寿世保元》《种杏仙方》《鲁府禁方》《古今医鉴》《痰火点雪》《福寿丹书》《小儿痘疹医镜》《幼科百效全书》《外科百效全书》《医门法律》《寓意草》《针灸诠述》《证治要义》《谢映庐医案》《外科真诠》等大批涉及灸疗的医学著作,并发明了隔物灸、炼脐、薰脐、蒸脐、温脐等灸法,突破了"热证禁灸"的禁忌。由此可见,盱江医学灸疗硕果累累,在江西及中国医学史上占有重要地位,对中医灸疗学的发展、创新及走向世界产生了深远影响。

第一节　盱江医学灸疗发展脉络

盱江医学灸疗最早可追溯到晋代,至今已有 1700 余年。本章以文献记载为依据,简要概述盱江医学灸疗的发展脉络。

一、汉晋时期

汉晋时期,盱江医学灸疗进入开创时代,诞生了盱江医学灸疗的开山鼻祖——葛洪。葛洪,晋代人,是我国灸疗早期倡导者之一,其在《黄帝内经》等医书著作、民间验方及自身医疗经验的基础上撰成《肘后备急方》,形成有"急证用灸""灸言分寸""用灸补阳""隔物施灸"四大特色鲜明的灸疗学术特点。

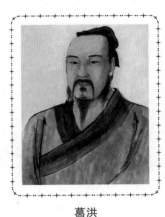
葛洪

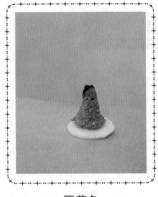
隔蒜灸

二、宋元时期

宋元时期,盱江医学灸疗进入了快速发展的时代,诞生了四位具有代表性的灸疗大家。

第一位是南宋著名针灸学家席弘,盱江流域临川人。其开创了席氏针灸学派,后该学派逐渐发展成我国历史上有代表性的针灸学派。席氏根据病情需要,时针时灸,形成了席氏"推崇灸法,针灸并重""腧穴定位,毫厘有据""同病异治,辨证施灸""继承发展,灸有创新"四大灸疗学术特点,记录在《神应经》《席弘赋》等相关著作中。

第二位是南宋著名中医学家陈自明,盱江流域临川人,撰有《妇人大全良方》《外科精要》《管见大全良方》《诊脉要诀》。陈氏重视灸疗,形成了"疮毒痈疽,灸以攻补""重视整体,内药外灸""取穴灵活,不拘一格""病位不同,灸法各异"四大特色鲜明的灸疗学术特点。

第三位是元初著名医家、江西古代十大名医之一、中医骨伤科代表人物危亦林,盱江流域南丰人。危氏继承了葛洪的重灸思想,在《世医得效方》中运用灸法治疗内科、外科、五官科、妇科、儿科等各科疾病,形成了"急证重灸""灸治未病""灸后养护""灸量随证""重灸穴精""灸有先后"六大灸疗学术特点。

第四位是元代著名医药学家沙图穆苏,盱江流域南城人。著有《瑞竹堂经验方》,书中记载了多种灸法的具体操作及主治病证,形成了"注重药灸""灸位不定""儿灸脾神"三大灸疗学术特点。

三、明清时期

明清时期,盱江医学灸疗进入了繁荣时期,共诞生了十位具有代表性的灸疗大家。

第一位是明代著名医药学家万全,盱江流域南昌人,万氏在长期的临床实践中,对灸疗有独特的心得体会,逐渐形成了"实热疮疡皆可灸""妇儿艾灸有宜忌""惊风不同灸不同"三大特色鲜明的灸疗学术特点。

第二位是明代著名中医学家李梴,盱江流域南丰人。李氏在临床实践中不断改进艾灸方法,逐步形成了"针药不及,必须灸之""安身延年,以灸炼脐""灸有捷要,选穴宜精""灸有法度,注重调养"四大独特的灸疗学术特点。

第三位是明代著名中医学家龚信,盱江流域金溪人。龚氏在多年临床实践中注重艾灸器具的创新及灸麻改革,形成了"灸麻改革,简便易行""灸具创新,便捷安全""疮痈灸量,以痛(或不痛)为度"三大灸疗学术特点。

第四位是明代著名中医学家、龚廷贤,盱江流域金溪人,江西古代十大名医之一。龚氏出身于世医之家,曾任太医院吏目,一生著作众多,善用灸法治疗临床各科疾病,形成了"重视脐灸,灸脐多样""虚致晕灸,以壮其神""诸病附灸,灸立奇效""灸疮护理,辨而处之"四大灸疗学术特点。

第五位是明代著名中医学家、龚居中,盱江流域金溪人,江西古代十大名医之一。龚氏灸疗经验丰富,在长期临床实践中形成了"病久根深,非灸不除""痰火瘰疬,四花六穴""取材考究,陈艾为佳""火源有则,慎而取之""取穴定位,注重精准"五大推陈出新的灸疗学术特点。

第六位是明末清初著名中医学家喻昌,盱江流域新建人。喻氏作为伤寒学派的重要继承人,生平不仅善用经方,并形成了"以脉言灸""灼艾通阳""灸药合用""以灸防变"四大独具特色的灸疗学术特点。

第七位是清朝著名中医学家陈当务,盱江流域临川人。陈氏好学善文,业医数十年,博览群书,著有综合性中医学著作《证治要义》,并形成了"辨证施灸善变通""痈疽疔疮宜护灸"两大灸疗学术特点。

第八位是清朝著名中医学家谢星焕,旴江流域南城人,江西古代十大名医之一。谢氏擅长治疗他人误治失治、久治不愈或束手不治的疑难病症,或急性发作的危重病症,且临证治疗时,谢氏治病方法不拘一格,吐法、针灸、鼻饲、敷脐等均有运用。其在多年临床实践中形成了"回阳火焠治重症""灯火灸法需辨证"两大灸疗学术特点。

第九位是清朝著名中医学家邹岳,旴江流域南城人。邹氏作为全生派的代表医家,倡导运用温通疗法治疗外科疾病,善用灸法,其代表性著作《外科真诠》中不仅灸法内容丰富,并形成了"灸法多样,因病择灸""灸治百病,亦有禁忌""阳燧锭灸,治疗疮疡"三大灸疗学术特点。

第十位是清末民初著名针灸学家黄石屏,旴江流域樟树人。黄氏一生只用金针针刺和艾灸,不用药石,因而形成了个性鲜明的黄石屏金针流派。其针灸技术精湛,驰名于海内外,且注重灸法的运用,认为灸法有"热达丹田,春回寒谷"的功效,其在多年临床实践中形成了"针灸相得益彰""药灸三益学说"两大独有的灸疗学术特点。

四、近现代时期

民国时期,由于西方医药的传入、政府废止中医中药等因素的影响,致使旴江医学灸疗进入了停滞、衰落阶段。新中国成立后,在党和国家的关心支持下,随着经济和文化的复苏,旴江医学灸疗进入了复兴发展的新时代。如江西中医药大学陈日新教授首创热敏灸技术,并荣获 2015 年度国家科技进步二等奖。

综上所述,旴江医学灸疗可追溯到晋代,诞生了旴江医学灸疗开山鼻祖葛洪;发展于宋元,诞生了旴江针灸学派鼻祖席弘、善用灸法治疗痈疽的陈自明、善用灸法治疗未病的骨科大家危亦林、注重灸感的建昌太守沙图穆苏四位灸疗大家;繁荣于明清,涌现了灸治惊风的儿科大家万全、首提"针药不及,必须灸之"的李梴、进行灸麻改革的龚信、首提"晕灸"一词并介绍了晕灸的病因和处理措施的龚廷贤、详述灸疗作用机制的治痨专家龚居中、以脉言灸的伤寒学派学者喻昌、首提"辨证论治"一词及擅长辨证施灸的陈当务、善用灯火灸法治疗疑难危重病症的谢星焕、善用阳燧锭灸法的全生派代表医家邹岳、针灸并举的金针大师黄石屏十位灸疗大家;衰落于民国;复兴于新中国。

第二节　盱江医学灸疗主要特点

盱江医学灸疗历史悠久，灸疗大家及灸疗相关著作层出不穷，因此，探讨盱江医学灸疗的主要特点，对我国灸疗学的传承、发展、创新具有十分重要的意义。

一、灸疗大家，源源不断

盱江医学灸疗起源于东晋时期的葛洪，葛氏代表作《肘后备急方》中记载了 109 条针灸处方，其中 99 条是灸方；记载了 73 类病症，其中 30 类病症选用灸法治疗。同时，书中全面论述灸法的作用、疗效、操作、宜忌等。此后，盱江流域还诞生了席氏针灸学派创始人、盱江针灸学派鼻祖临川席弘；善用灸法治疗外科疾病的临川陈自明；善用灸法治疗急危重症的南丰危亦林；注重灸感的少数民族医官南城沙图穆苏；善用熏脐、蒸脐、温脐等灸法的金溪龚廷贤；善用灸法治疗热证痨瘵的金溪龚居中；以脉言灸的伤寒学派继承人新建喻昌；首提"辨证论治"一词，提倡辨证施灸的临川陈当务；提倡针灸并举的金针大师黄石屏等。现代盱江流域灸疗大家更是数不胜数，有提出"热证可灸论""动穴理论"的魏稼教授，有荣获国家科技进步二等奖、发明热敏灸技术的陈日新教授。

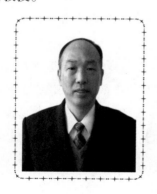

陈日新教授

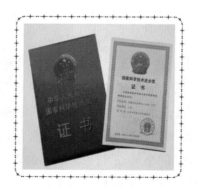

热敏灸技术获国家科技进步二等奖

二、创新发展，灸有突破

千百年来，旴江医家不断创新发展，取得了众多突破性成果。樟树葛洪借助艾灸和药物的双重作用，首创"隔物灸法"，显著提高了艾灸临床疗效；临川席弘首创"三角灸法"，有效治疗了疝气、顽固性腹泻等疾病；注重灸疗，提出"药之不及，针之不到，必须灸之"观点的南丰李梴首提"炼脐灸法"概念，为各类劳疾提供了有效的治疗方法；金溪龚信创新艾灸麻醉方法，改全身麻醉法为局部麻醉法，弃内服汤药法为外敷粉末法，安全有效地解决了化脓灸疼痛难忍的问题；被赞誉为"医林状元"的金溪龚廷贤发明熏脐、蒸脐、温脐等灸法，丰富了炼脐灸法，并首次提出"晕灸"一词；瘰疬专家金溪龚居中突破"热证禁灸"禁忌，将灸法运用到热病瘰疬中。现代旴江医学灸疗更是取得了突破性进展，魏稼教授突破艾灸千百年"热证忌灸"的成见，提出"热证可灸"的学术观点；突破腧穴固定不变的观念，提出"动穴理论"；提出"无创痛针灸"概念；主编全国首部《各家针灸学说》教材。陈日新教授首创"热敏灸技术"，提出"灸之要，气至而有效"的观点，并改变了全国灸疗日趋萎缩的现状，开创了针灸学术及临床的新局面。

三、内外妇儿，皆用灸疗

旴江灸疗运用范围广，内、外、妇、儿、五官等各科病症均可使用。晋代樟树道医葛洪艾灸上脘穴治疗消化系统疾病，《肘后备急方》云："若烦闷凑满者，灸心厌下三寸，七壮。"南宋临川席氏针灸学派通过艾灸天突穴、尾窍骨尖治疗呼吸系统疾病，《神应经》云："灸哮法：天突、尾窍骨尖。"南宋临川陈自明擅用艾炷直接灸、隔蒜灸、骑竹马灸、隔净土饼灸、隔药蒜饼灸、隔豆豉饼灸等灸法治疗外科疾病，《外科精要》云："脑疽及颈项有疽，不可用隔蒜灸，恐引毒上攻，宜灸足三里穴五壮，气海穴三七壮，仍服凉血化毒之药，或以骑竹马穴法灸之。"元代南丰危亦林通过艾灸神阙穴治疗传染病霍乱，《世医得效方》云："灸法：灸内踝后宛宛中，随年壮。又灸气海百壮，其穴在脐下一寸五分。"元代南城沙图穆苏运用隔苍术灸法治疗五官科疾病，《瑞竹堂经验方》云："治耳聋方，用苍术一块，长七分，将一头削尖，一头截平，将尖头插于耳内，于平头上安箸头大艾炷灸。"明代南昌万全擅用灸法治疗儿科疾病,《万氏秘传片玉心书》(后简称"片玉心书")云:"凡急惊发时,牙关紧闭不醒,急用艾炷灸两手大指头少商穴,合而灸之,即醒。"明代金溪龚信用隔物灸法治疗内科疾病痛症,《古今医鉴》云:"治一切心腹胸腰背疼痛和锥刺:花椒为细末,醋和为饼,贴痛处,上用艾捣烂铺上,发火烧艾,痛即止。"盱江医家"内外妇儿,皆用灸疗"的思想有力地促进了灸法的普及,提高了灸疗的影响力。

四、重症热证,皆可用灸

自古以来,盱江医家善用灸疗治疗各类急危重症和热证,并留下了大量相关文字记载。

1. 重症用灸,回阳固脱

历史上,盱江医家善用灸疗回阳固脱的功效治疗各类急危重症。葛洪在《肘后备急方》中用灸法救治卒中恶死昏迷、寒湿霍乱吐泻、卒发癫狂及犬咬、蝎螫等急重病症,"疗猘犬咬人方:先嗍却恶血,灸疮中十壮,明日以去,日灸一壮,满百乃止"。危亦林在《世医得效方》中用灸法治疗霍乱吐泻、虚劳吐血、失血、寒冷脱肛、癫病眩乱、惊风等急症、重症,"治霍乱,转筋欲死,气绝,唯腹中有暖气者可用,其法纳盐于脐中令实,就盐上灸二七壮"。李梴在《医学入门》中用灸法治疗猝死,"灸卒死:一切急魇暴绝,灸足两大指内,去甲如韭叶"。龚廷贤在《万病回春》中用灸法救治暴厥、霍乱已死、溺死、卒中、破伤风、阴症、小儿惊厥、女人难产等危重病症,"治阴症冷极,热药救不回者,手足冰冷、肾囊缩入、牙关紧急,死在须臾,用大艾炷灸脐中,预将蒜捣汁擦脐上,后放艾多灸之""溺水死者,急解死人衣带,艾灸脐中,即活"。喻昌在《医门法律》中用灸法治疗伤寒厥证,"伤寒脉促,手足厥逆者,有灸之之法""伤寒六七日,脉微,手足厥冷,烦躁,灸厥阴,厥不还者死"。由上可以看出,在缺医少药的古代,便捷有效的艾灸疗法为急危重症的诊治做出了重大贡献。

2. 热证用灸,引热外泄

历史上,由于张仲景、张从正、汪机、张景岳等著名医家主张热证不可艾灸,导致后世医家慎用、忌用灸疗治疗热证疾病。然而,盱江医家在临床工作中发现热证亦可用灸,如南宋陈自明认为艾灸可使毒邪外泄,提倡痈疽初起,无论寒证、热证皆可用灸，《外科精要》云："痛则皮薄肿高，疽则皮厚肿坚，初发并宜灼艾。"元代危亦林用灸法治疗胃中热、结核发作，《世医得效方》云："治胃中热病，灸三里三十壮，穴在膝下三寸""治肺痈正作，吐脓血不已，肺俞灸二七壮，二椎下三椎上，各去脊一寸半。"明代李梴在《医学入门》中阐明热证用灸的机理为"热者灸之，引郁热之气外发"，提出"寒热虚实，皆可灸之"的观点。明代龚居中在长期的治痨实践中发现"火有拔山之力"，提出"灸法去病之功，难以枚举，凡寒热虚实，轻重远近，无往不宜"，并生动概括热证用灸的机制为"热病得火而解者，犹暑极反凉，犹火郁发之义也""热者灸之，引郁热之气外发，火就燥之义也"。当代盱江医家魏稼教授在其临床工作中发现灸法治疗热证可获得惊人的疗效，并提出"热证可灸"的学术观点。由此可见，盱江医家勇于探索，突破了前人"热证禁灸"的禁忌，为后世医家灸治热病和扩展灸疗应用范围发挥了积极的推动作用。

五、灸治未病，种类繁多

"治未病"是中医养生保健理论的精髓之一，包含着未病先防、已病防变等内涵。灸疗具有温阳散寒、助元固本的功效，历来被认为是治未病的重要措施。盱江医家擅长运用灸疗来养生保健、治疗未病，且方法繁多。

1. 未病先防，延年益寿

未病先防指在健康阶段与欲病阶段（亚健康状态）进行调养，以培养正气，防病于先。葛洪在《肘后备急方》中用艾灸预防传染病，"断温病令不相染……密以艾灸病患床四角，各一壮，不得令知之，佳也"。危亦林在《世医得效方》中提倡居家或者外出远行时随身携带艾叶，随时艾灸以预防疾病的发生，"凡人居家及远行，随身常有熟艾一升……自觉十日以上康健，即须灸三数穴，以泄风气……预防诸病也"；其还认为艾灸耳垂下半寸处和足三里穴可预防咽喉疾病反复发作，"咽喉病常发者，耳垂珠下半寸，近腮骨，灸七壮，二七尤妙，及灸足三里"；危氏还重视灸后调养，"灸后百日，忌煎煿、生冷、热物、毒食，仍戒房事，避风寒，减喜怒，安心静处"。龚廷贤提倡在特定的时令节气进行灸疗，以延年益寿，《万病回春》云："每年中秋日熏蒸一次（熏脐），却疾延年。"

此外,盱江医家还发明了特色鲜明的养生灸法——炼脐灸法。李梴在前人经验基础上发明出炼脐灸法,"凡一年四季,各熏灸一次,元气坚固,百病不生"。龚廷贤受其影响,认为熏脐能"壮固根蒂,保护形躯……保一身之康宁",并发明出熏脐、蒸脐、温脐等灸法,将养生穴位扩展到脐周的气海、关元等穴。

2. 已病防变,促进康复

已病防变指在疾病的潜伏期、先兆期积极采取有效措施,扶助人体正气,阻断疾病的发生与发展,促进疾病早日康复。如陈自明在《外科精要》中建议痈疽早期施灸,以疏泄诸阳热气,防止痈疽发展、传变,"凡初觉赤肿,先从背脊骨第二陷中两旁,相去同身寸各一寸五分,名热腑穴,二处各灸七壮,此能疏泄诸阳热气,永无痈疽之苦"。陈氏在《妇人大全良方》中通过艾灸膏肓俞、四花穴防止妇人瘰疬加重,"唯膏肓俞、崔氏穴(名四花,有六穴),若闻早灸之,可否几半,晚亦不济也"。喻昌提倡在少阴伤寒尚不明显的时候使用附子、干姜和艾灸治疗,"仲景于伤寒阳微阴盛恶寒之证,尚不俟其彰著,早用附子、干姜治之,并灸之矣",若等到伤寒三四日,寒邪气深入少阴导致寒厥后再用附子、干姜和艾灸治疗,则会错失治病的最佳时机,难以扭转疾病恶化的趋势,"若待至三四日,势必极盛难返,不可救药矣"。喻氏还提倡在伤寒六七日,忽然出现发热下利的时候及时运用艾灸以固护阳气,以免亡阳的发生,"六七日不利,忽发热而利,浑是外阳内阴之象,此中伏有亡阳危机,所以仲景早为回护,用温用灸,以安其阳"。随着疾病医学向健康医学的转变,医学发展的重点将是"防患于未然"。灸法以其独特的防治功效在预防保健医学领域中占有重要的地位,并越来越受到人们的重视。

盱江医学灸疗大家辈出,并具有创新发展的学术特征,在灸疗技术及灸疗适宜症等方面不断创新,后世医家应深入体悟灸疗学术特点,掌握盱江灸疗学术理论体系,以更好地继承与发展盱江灸疗学说。

第三节 盱江医学特色灸疗概述

传承与创新是推动中医药事业发展的动力,也是盱江灸疗最突出、最鲜明的学术特征。旴江医家在全面继承前人宝贵医学遗产的同时,也有所发现,有所发明,创造性地提出了许多灸疗新理论、新技术、新方法。

一、隔物灸法

隔物灸法,是指在艾炷与皮肤之间衬垫某种物品而施灸的一种治疗方法,因所隔物品的不同,可分为隔姜灸、隔蒜灸、隔盐灸、隔椒面饼灸、隔附子饼灸、隔桑枝灸等几十种。现存最早提出并记载隔物灸法的文献是晋代旴江医家葛洪的《肘后备急方》,书中记载了众多隔物灸法,如隔蒜灸、隔盐灸、隔椒面饼灸、隔瓦甑灸、隔雄黄灸等。隔物灸法由于具有艾灸和药物的双重作用,可借助药力的功效提高艾灸疗效;施灸时不直接接触皮肤,火力温和,减轻了患者艾灸时的痛苦,所以受到后世医家和患者的喜爱。

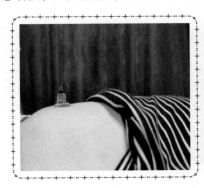
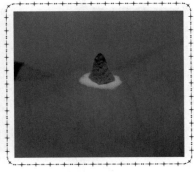

隔姜灸　　　　　　　　　　隔盐灸

宋代临川外科大家陈自明通过隔物灸法治疗痈疽,如《外科精要》云:"凡疮初发一二日,须用大颗独蒜切片三分厚,贴疮顶,以艾隔蒜灸之,每三壮易蒜,痛者灸令不痛,不痛者灸之令痛,疮溃则贴神异膏。"元代建昌太守沙图穆苏用隔物灸法治疗耳聋,如《瑞竹堂经验方》云:"治耳聋方,用苍术一块,长七分,将一头削尖,一头截平,将尖头插于耳内,于平头上安箸头大艾炷灸。"明代南昌儿科大家万全用隔物灸法治疗小儿惊风,如《育婴家秘》云:"枣肉和丸,捏作饼子,如钱样,四围出囟一分,囟门上安饼,取艾作小炷,灸三壮。"明代金溪养生大家龚廷贤用隔物灸法延年益寿、保养身体,并从隔药灸脐法简化出蒸脐法、熨脐法、揉脐法等隔物灸法。明代金溪治痨专家龚居中用隔物灸法治疗痰瘤结核,如《痰火点雪》云:"痰瘤结核,大者如拳,小者如粟,用南星研末,醋调作饼贴之,或以艾炷于上,日灸三五壮,唯使温散,勿使过热,伤皮后不便灸也,良验。"清代南城全生派代表医家邹岳用隔物灸法治疗鱼脊疮,如《外科真诠》云:"鱼脊疮多生筋骨之间,初起白泡,渐长如鱼脊状,破流黄水,由阳气虚寒,复感湿热,凝结而成,初治无论已破未破,宜蒜片艾灸,宣通阳气。"

时至今日,这些隔物灸法仍具有一定的临床参考价值。孙立虹等发现隔物灸神阙穴、关元穴治疗寒湿凝滞型原发性痛经疗效显著,优于口服月月舒冲剂;毛宪杰通过隔物灸神阙穴、足三里穴、中脘穴治疗胰腺癌术后呕吐腹胀泄泻;高学娟等发现口服米非司酮配合隔物灸气海穴预防药流不全及缩短药流术后出血时间的总有效率明显高于单纯口服米非司酮;矫承媛等发现口服常规抗过敏药物氯雷他定配合隔药灸百会穴治疗小儿过敏性鼻炎的总有效率明显高于单纯口服氯雷他定,且此法可明显降低小儿过敏性鼻炎的复发率。

二、炼脐灸法

炼脐灸法又称隔药灸脐法,是使用不同药物制成适当剂型填敷于脐中进行施灸的一种方法,属于中医外治法,是中医温补派在灸法方面的发展。它集中了药物、穴位、灸法等多种治法的优势,具有简、便、廉、验、捷的优点,对内、外、妇、儿等各科诸多疾病均有良好的治疗效果,因此受到众多医家的推崇。

炼脐灸法最早见于长沙马王堆汉墓出土的《五十二病方》,书中载有脐部填药、敷药的治病方法。东晋葛洪在《肘后备急方》中最早记载了隔盐灸脐法。唐代王焘在《外台秘要》中载有灸脐、熨脐、涂脐、药物填脐再灸、摩脐等多种治法。宋代许叔微在《普济本事方》中详细记载隔药灸神阙穴法。但首次提出"炼脐灸法"概念的是明代旴江医家李梴,其在《医学入门》内集卷一中将炼脐灸法单列为一章,详细记载了炼脐灸法的原理、适应病症、药物组成及操作方法。后世旴江医家龚廷贤十分重视炼脐灸法,在《寿世保元》《万病回春》中综合应用熏、熨、蒸、灸、揉、药物敷贴等温脐诸法,发明出隔药熏灸温脐法、隔药熨热温脐法、烘炒加揉温脐法、膏药温脐法等多种炼脐灸法。

在李梴、龚廷贤等旴江医家的推动下,炼脐灸法得到了快速发展,现今仍被广泛运用于临床。辛琦等将白术、山药、茯苓、丁香、五倍子等研末,填脐隔药熏脐治疗肠易激综合征,结果表明本法对于肠易激综合征有着良好的治疗效果。朱德友等将大黄、芒硝、枳实、厚朴等中药混合,粉碎为细末,填脐隔药熏脐治疗功能性便秘,结果表明本法治疗功能性便秘的总有效率为95%。杜冬青等将吴茱萸、生白芍、乳香、延胡索、冰片等粉碎填脐,用艾炷置于药末上点燃,治疗30例原发性痛经患者,结果表明脐疗在改善痛经患者小腹疼痛和痛经症状方面优于针刺双侧三阴交穴。郭闫萍将五灵脂、白芷、川椒、熟附子、食盐、冰片等研末,填脐隔药熏脐治疗排卵障碍性不孕症,结果提示隔药灸脐组受孕率高于口服克罗米酚组。

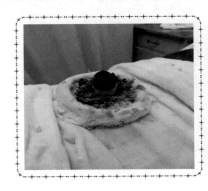 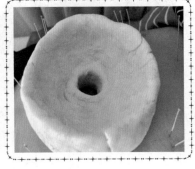

炼脐灸　　　　　　　　　　脐灸药饼

三、化脓灸法

现代针灸学将直接灸分为化脓灸法与非化脓灸法。化脓灸法因施灸后体表留有瘢痕甚至化脓,因此又称为瘢痕灸法。因化脓灸法会导致疼痛、化脓,甚至出现瘢痕,因此现代社会很多患者拒绝用此法治疗疾病,然而化脓灸法疗效显著、操作简便,在古代是最主要的艾灸方法。

在盱江医学灸疗中亦是如此,众多盱江医籍中不仅运用化脓灸法治疗疾病,还强调发疮、化脓,如龚居中《痰火点雪》云:"凡艾灸,须要疮发,所患即愈,不得疮发,其疾不愈""灸后务令疮发,乃去病也。"盱江医家常在同一腧穴上反复灸灼,促使施灸部位化脓,如葛洪《肘后备急方》云:"疗奶发,诸痈疽发背及乳方,比灸其上百壮。"陈自明《妇人大全良方》云:"若经候过多,其色瘀黑,甚者崩下,吸吸少气,脐腹冷极则汗出如雨,尺脉微小。由冲任虚衰,为风冷客乘胞中,气不能固,可灸关元百壮。"此外,盱江医家还在书籍中记载发疮的方法,如龚居中在《痰火点雪》中提倡在施灸前先用麻油涂抹施灸部位,施灸后用膏药贴敷施灸处,每日更换一二次,以此发疮,"凡贴疮,古人春用柳絮,夏用竹膜,秋用竹膜,冬用兔腹上细毛,猫腹毛亦佳。今人每用膏药贴之,日一二易,则疮易愈。未若一日两贴一易,使疮脓出多而痰除也。若欲用膏,必须用真麻油入治病之药,或祛风散气,滋血疗损之药,随症入之为妙"。

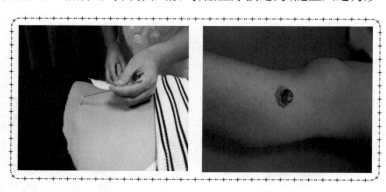

瘢痕灸法

现代医学研究表明,化脓灸法具有增强机体免疫力的功效,杨力强等将黄豆大小艾炷直接灸患者双足三里穴、悬钟穴各1壮后,感冒易感者白细胞介素-1β、白细胞介数-2、T细胞亚群含量与治疗前有显著性差异,从而认为化脓灸法能提高感冒易感者免疫功能。雷海燕通过设置双足三里化脓灸加常规中草药治疗组与单纯常规中草药治疗组观察恶性肿瘤患者放化疗后血红蛋白含量情况,结果表明双足三里化脓灸加常规中草药治疗组,患者血红蛋白含量明显高于单纯常规中草药治疗组,从而认为化脓灸法可改善恶性肿瘤患者的骨髓抑制现象,提高肿瘤患者免疫力。

综上所述,盱江医家创造性地发明了隔物灸法、炼脐灸法,形成了隔物灸法、炼脐灸法、化脓灸法三大盱江医学特色灸疗方法。

第四节 盱江医学灸疗对国内外针灸学发展的影响

盱江医学灸疗作为盱江医学的重要组成部分,从古至今所取得的成就斐然中外,对中医针灸学的发展、创新产生了深远影响,对推动中医针灸走向世界做出了卓越贡献。

一、盱江医学灸疗对中医针灸学发展的影响

不同地域医学流派的崛起、争鸣与交融，是中医学术持续发展不可缺少的重要环节。盱江医学作为我国四大地方医学流派之一，灸疗学术成就硕果累累。

1. 隔物灸法——葛洪

葛洪是我国晋朝时期盱江医学的代表医家，其为盱江灸疗的开山鼻祖，对盱江医学灸疗的发展与完善做出了重大贡献。其代表作《肘后备急方》是我国现存最早记载隔物灸法的文献，书中记载了隔蒜灸、隔盐灸、隔瓦甑灸、隔面团椒灸等隔物灸法，如"取独颗蒜，横截厚一分，安肿头上，炷如梧桐子大，灸蒜上百壮""以盐纳脐中上，灸二七壮"，该法发挥了艾灸和药物的双重作用，为灸疗的多样化发展开辟了新途径，受到后世医家的推崇，至今仍用于临床。

2. 三角灸法——席弘

席弘是我国南宋时期盱江医学的代表医家，其擅长针灸，发明的针灸技术从宋至明共传承 12 代，历经 37 个传人，故其被称为"席氏针灸学派创始人""盱江针灸学派鼻祖"，对我国针灸学的发展起到了重要的推动作用。在《神应经》中首次介绍了席氏针灸学派的"三角灸法"，并运用此法治疗疝气偏坠，其操作方法为：用绳子量取患者两口角长度，然后以此长度作等边三角形，顶角置于脐中，底边成水平线，最后在两底角处施灸。此法属于艾炷灸法的一种特殊类型，现代临床将其应用到肠炎、疝气、脱肛、黄褐斑等各类疾病中。

3. 灸治痈疽——陈自明

陈自明是我国南宋时期盱江医学的代表医家，著有《妇人大全良方》《外科精要》《管见大全良方》等，其中《外科精要》是我国历史上现存最早以"外科"命名的专著，书中开篇即论灸法，全书共有 55 篇，其中 18 篇论及灸法，且有 9 篇专门论述灸法。陈氏认为艾灸可外泄毒气，治疗疮毒痈疽的疗效优于中药，"疮疡之症……苟或毒气郁结，瘀血凝滞，轻者药可解散，重者药无全功，是以灼艾之功为大""治疽之法，灼艾之功胜于用药，盖使毒气外泄"。陈氏以艾灸驱除外邪、补益气血，治疗各类痈疽，并提出痈疽不论早期后期、脓

成未成、未溃已溃均可施灸的观点。且陈氏重视整体,取穴灵活,擅长以内外合灸的方式治疗痈疽。

4. 灸治未病——危亦林

危亦林是我国元初时期盱江医学的代表医家,著有《世医得效方》。其擅长骨科、喉科,是世界上第一位发明"悬吊复位法"的医家。其擅用灸法预防及治疗各类疾病,如艾灸牵正穴预防反复发作型咽喉病,"咽喉病常发者,耳垂珠下半寸,近腮骨灸七壮,二七尤妙,及灸足三里";嘱托大家居家或远行时随身携带艾绒,时常以艾灸预防疾病,"凡人居家及远行,随身常有熟艾一升……自觉十日以上康健,即须灸三数穴,以泄风气……预防诸病也"。

5. 注重灸感——沙图穆苏

沙图穆苏是我国元朝时期盱江医学的代表医家,其在任建昌府太守期间与盱江当地名医相互交流学习,共同考订中医名家方论、博采盱江民间经验良方、炮制验证诸方药,从而撰成《瑞竹堂经验方》。沙氏在书中注重灸感,如"从下数至第三根短肋稍尖上,灸二七壮炷,男左女右,又于项后数下至第三脊沟点穴,灸""聋轻者,灸七炷;重者,灸十四炷,再觉耳内有热气者效",这与现代热敏灸技术有相通之处,值得当代医家深入学习。

6. 灸治惊风——万全

万全是我国明朝时期盱江医学的代表医家,其师承家学,通晓数科,一生著作颇多,著有《养生四要》《万氏妇人科》《幼科发挥》《育婴家秘》《痘疹心法》《片玉心书》《片玉痘疹》《广嗣纪要》《幼科指南》等。万氏以儿科见长,擅长在辨证的基础上运用艾灸治疗小儿惊风,并形成"惊风不同灸不同"的灸疗学术特点,即急惊灸井穴以凉惊泻火;慢惊灸期门穴、足三里穴以温补脾胃,充养气血;惊风变证根据"左病治右,右病治左"的方法选择对侧腧穴施灸。

7. 脐灸延年——李梴

李梴是我国明朝时期盱江医学的代表医家,其早年因病学医,晚年根据数十年的行医经验,撰成《医学入门》。其在前代医家的基础上,首次明确提出"炼脐"概念,并将炼脐灸法具体方药和操作方法公之于众,"麝香五钱,引诸药入五脏六腑,周彻百节。丁香三钱,入肺补血,实脾胃……槐皮能闭押诸气之性,使无走窜。艾叶取其火热,劫病去毒,起死回生"。李氏运用此法治疗各类劳疾,获得"劳嗽之疾,无不痊愈"的优良效果,并用之安身延年,"凡一年四季,各熏一次,元气坚固,百病不生""凡用此灸,则百病顿除,益气延年",此法至今仍广泛运用于临床。

8. 灸麻改革——龚信

龚信是我国明朝时期盱江医学的代表医家,其传世医籍有《古今医鉴》《重刻图像本草药性赋定衡》《太医院补遗医学正传》《医学源流肯綮大成》。龚氏在长期灸疗实践中,深感古代化脓灸法使患者疼痛难耐,而传统麻醉方窦材睡圣散复杂难用,故将全身麻醉法改良为局部麻醉法,将内服汤药法改用为外敷粉末法,即《古今医鉴》所载"于动处,用药制过纸擦之,使皮肉麻木",并详细记载药制纸的方法,"用花椒树上马蜂窝为末,用黄蜡蘸末,并香油频擦纸,将此纸擦患处皮上,即麻木不知痛"。龚氏改良后的灸麻方法简便易行,大大减轻了化脓灸法的疼痛感,且不影响艾灸疗效与医患沟通,故受到广大医生、患者的认可。

9. 虚致晕灸——龚廷贤

龚廷贤是我国明朝时期盱江医学的代表医家,一生著述众多,有《万病回春》《寿世保元》《种杏仙方》《鲁府禁方》《小儿推拿秘旨》《云林神彀》等。其中《寿世保元》是我国现存最早记载"晕灸"的文献,其中详细阐述了晕灸原因及处理方法。龚氏认为晕灸由气虚所致,"着火有眩晕者,神气虚也"。晕灸后应先以寒凉的物品按压艾灸部位以祛除艾热,待患者苏醒后饮用稀粥或姜汤以补充神气,"宜仍以冷物压灸处,其晕自苏。再停良久,以稀粥或姜汤与饮之,以壮其神"。"晕灸"一词及晕灸原因、处理方法的提出,对我国灸疗理论的完善具有重要意义,为盱江医学增添了浓墨重彩的一笔。

10. 热病施灸——龚居中

龚居中是我国明朝时期盱江医学的代表医家,其在精研医学临床技术之余,笔耕不辍,著有《痰火点雪》《福寿丹书》《小儿痘疹医镜》《幼科百效全书》《外科百效全书》等。龚氏在我国现存最早的痨病专著——《痰火点雪》中简明扼要地阐述了灸疗作用机制:"盖寒病得火而散者,犹烈日消冰,有寒随温解之义也;热病得火而解者,犹暑极反凉,犹火郁发之之义也;虚病得火而壮者,犹火迫水而气升,有温补热益之义也;实病得火而解者,犹火能消物,有实则泻之义也;痰病得火而解者,以热则气行,津液流通故也。"由此可见,龚氏在深层次上发展了艾灸学理论,对推行灸治热病及扩大艾灸治疗范围具有重要意义。

11. 以脉言灸——喻昌

喻昌是我国明末清初时期旴江医学的代表医家,著有《医门法律》《寓意草》《尚论篇》《尚论后篇》《伤寒抉疑》等 10 余种医籍。喻氏继承了张仲景"伤寒学派"的思想,发展及继承了张仲景以脉象论灸疗的方法,如其在《尚论后篇》中治疗少阴病吐利时言:"吐利,手足不逆冷者,不死,脉不至者,灸少阴七壮""下利,脉微涩,呕而汗出,数更衣反少者,阳虚而气下坠,血少而勤弩责也,宜灸顶门之百会穴,以升举其阳也。"又如其在《医门法律》中治疗疟疾时言:"弦紧者可发汗针灸也。"或如其在《尚论篇》《尚论后篇》中赞同张仲景"微数之脉,慎不可灸"的思想,认为"脉微而数,阴虚多热之征也,此而灸之,则虚者益虚,热者益热"。虽当代社会认为"微数脉、浮脉慎不可灸"的说法值得商榷,但其"以脉言灸"的方法亦为后代提供了治疗思路。

12. 辨证施灸——陈当务

陈当务是我国清朝时期旴江医学的代表医家,行医数十年,博览群书,穷究医理,著有综合性中医学著作《证治要义》,其注重对张仲景学说的传承和运用,主张并首次明确提出"辨证论治"一词。陈氏不仅论述"辨证论治"的内涵,同时强调知行合一,主张紧密结合中医理论与实践经验,提倡治疗疾病时先辨证再论治,使"药证相对",并且陈氏将此法运用到灸疗,形成"辨证施灸"的灸疗学术特色。如其艾灸治疗腹痛时,先根据腹痛兼症,将腹痛分为外感与内滞、虚证与实证、气分与血分等,然后采用隔蜀椒饼灸法治疗兼症不明显的患者;通过艾灸气海穴治疗少阴腹痛患者;通过隔雄鸡灸法治疗伤寒夹阴,舌卷囊缩,腹痛欲死患者。

13. 灯火灸法——谢星焕

谢星焕是清朝时期旴江医学的代表医家。其家学深厚,本人也好读医书,善于博采众长、深研病理,从而习成了精湛的医术,尤擅治疗误治失治等原因所致的疑难奇险之症。晚年时结合行医 40 余年的临床经验,著成《得心集医案》,收录了 218 例有较高临床指导价值的医案。

谢氏不仅擅用灯火灸法治疗小儿惊风、脐风等急重危难病症,还提倡辨证运用灯火灸法,以避免误用滥用灯火灸法引起的危害。《得心集医案》中共有 10 处涉及灯火灸法,其中 5 处涉及未正确辨别病情,误用滥用灯火灸法而造成不良后果。同时谢氏效仿夏鼎,用图文并茂的方式论述灯火灸法的常用腧穴和操作方法,详载夏氏灯火灸治小儿脐风的方法。在缺医少药的古代,谢氏灯火灸法,不仅挽救了不少患儿的生命,也为后世医家运用灯火灸法提供了可靠的经验。

14. 阳燧锭灸——邹岳

邹岳是清朝时期旴江医学的代表医家,其在博览群书的基础上,著有《医医说》(已佚)和《外科真诠》。邹氏作为中医全生派的代表医家,继承了清代王维德的外科学术思想,倡导运用艾灸等温通疗法治疗外科疾病。阳燧锭灸法是用硫黄、蟾酥、白砒等药物,熔炼成药锭后,放置于穴位上点燃施灸以治疗疾病的一种直接灸法。邹氏推崇阳燧锭灸法,在《外科真诠》中运用该法治疗骨槽风、汗斑、脱疽等外科疾病,"骨槽风生于膝盖上,并脚跗上腕,痛如刀割,痒似虫钻,急用阳燧锭灸疮上三五壮""紫白癜风俗名汗斑……甚者宜内服胡麻丸,外灸夹白穴阳燧锭二三壮,自当获效""脱疽生足指上……不痛者,宜先用阳燧锭灸之"。由此可见,全生派医家邹氏擅用阳燧锭灸法治疗外科病症。

15. 针灸并举——黄石屏

黄石屏是我国清末时期旴江医学的代表医家,其一生只用金针针刺和艾灸治疗疾病,不用药石,特别注重进针的方法,因而形成了特色鲜明的黄石屏金针流派,其重视灸疗,赞同唐代医家孙思邈"针而不灸、灸而不针,皆非良医"的观点,认为针灸技术治病效果优于砭石和方药,并提出"针灸相得益彰"的观点,即"络满经虚,灸阴刺阳;经满络虚,刺阳灸阴""患伏于血脉筋骨之间,非鍉铍不能立解;邪郁于腠理膏肓之际,非熨灼不能速宣"。此外,黄氏还运用众人熟知的针灸并用医案举例说明"针灸相得益彰",如扁鹊运用针刺和艾灸治疗虢太子尸厥,华佗运用针刺和艾灸治疗曹操头风。黄氏"针灸并举"的诊疗特色与当时"弃针灸重汤药"的社会现象形成了鲜明的对比,在清末针灸技术衰退时期,为保存和发扬国粹针灸做出了重要贡献。

二、旴江医学灸疗对国外针灸学发展的影响

中国是世界四大文明古国之一,有着悠久的对外文化交流史,并对世界文化的发展做出了卓越的贡献。中医药是中华文化的重要组成部分,早在秦

汉时期就成为中外文化交流的一部分。旴江医学作为中国四大地方医学流派之一，其著作流传国外之多，在海外引用、翻刻次数之频繁，对中外文化和医学交流影响之广，均在地方医学流派中独占鳌头。灸疗作为旴江医学的一大特色，较早流传到国外，并对国外灸疗的形成和发展产生了一定的影响。

1. 对日本医学的影响

日本医学起源于中国传统医学，是东方医学的重要组成部分。早在公元562年，我国南北朝时期高僧吴知聪携《明堂图》《针灸甲乙经》等医学书籍东渡日本，将针灸技术传到日本。公元701年，日本颁布大宝律令，效仿我国唐朝的医学教育制度，开设针灸专业。明朝期间，我国航海技术进步，经济繁荣昌盛，中日两国之间贸易和文化交流更加频繁。众多日本医家来华学习，并将数量众多的旴江医学书籍带回日本广泛传播，他们还在日本多次翻刻陈自明、危亦林、李梴、龚廷贤等旴江医家的医学著作。其中，明代金溪龚廷贤是对日本医学影响最大的旴江医家，其著作《万病回春》被日本奉为经典，不仅是日本江户时代医生最常用常读的书籍之一，也是日本医学界认为唯一与《伤寒杂病论》相提并论的中国医书。江户时代日本医师必备书《众方规矩》中共有120首基本处方，其中有60%引自《万病回春》。而旴江医学传人东渡则进一步推动了旴江医学在日本的传播，如明代金溪龚廷贤弟子戴曼公东渡日本，将旴江医家龚廷贤的医学思想带到当地。相关史料证明，无论是医家数量，还是医籍数量，旴江医学对日本医学的形成和发展所起到的作用均在中国各地方医学流派中首屈一指。

《医心方》是日本现存最早的医学著作，该书成书于公元984年，由丹波康赖用汉文撰写而成，该书汇集了200余种中国医药养生典籍的精华，成为中日医学交流史上的一座丰碑。书中不仅记载了我国医家的方剂，也记载了我国的灸疗，其中部分灸疗内容来自旴江医籍《肘后备急方》，如"治卒中恶短气欲死者方，灸足两拇指上甲后从毛中'各十四壮'即愈"，即来自《肘后备急方》中的"华佗卒中恶、短气欲死，灸足两拇指上甲后聚毛中，各十四壮，即愈"。书中还直接引用《肘后备急方》中的内容，如"《葛氏方》治卒生瞖方：灸手大指节上横理三壮，左目灸右，右目灸左"。

《覆载万安方》，简称《万安方》，是日本具有代表性的大型医学书籍，由日本著名僧医梶原性全撰写而成。书中大量引用了我国汉代至元初的300多部医籍文献，保留了中国医学众多14世纪以前的成果。且该书非常重视灸法，引用了近 40 部中国医籍中的灸疗内容,旴江医籍《肘后备急方》是其中之一,书中载:"《备急灸法》又云:葛仙翁治霍乱已死,诸般符药不效者……急灸两肘尖各十四壮,炷如绿豆大。"又如书中采用《肘后备急方》首创的隔蒜灸法治疗发背及痈疽,"将独头蒜横切,厚一分,安肿上,炷艾如梧桐子大,灸蒜上百壮,唯多为善,勿令大热",即来自《肘后备急方》中的"取独颗蒜,横截,厚一分,安肿头上,炷如梧桐子大,灸蒜上百壮,不觉消,数数灸,唯多为善,勿令大热"。

2. 对朝鲜医学的影响

历史上,中朝两国不仅在地理位置上紧紧相连,在文化、经济、医学等方面亦有着密切联系。早在秦汉三国时期中国与朝鲜的医学界就开始往来,经过魏晋南北朝及唐宋金元的不断加深,到明代两国医学界交流日趋繁盛。这期间,朝鲜不仅频繁聘请中国医生前往朝鲜从事医疗活动与教学,同时多次派遣医家前来中国求学;大量收藏、翻刻、刊印中国医学典籍,并在中国医学典籍的基础上,整理、编辑朝鲜的医学著作。因此,朝鲜医学的形成与发展颇受中医学的影响,朝鲜医学书籍中引用了大量的中医医学文献,其中不乏旴江医籍。

旴江医籍中对朝鲜影响最大的当为《世医得效方》,该书传入朝鲜后,影响深远,是朝鲜经典医学著作中引用频次最高的著作,如朝鲜大型综合方书《医方类聚》引用《世医得效方》155 次,居全书引用频次第 5 位;《东医宝鉴》引用《世医得效方》1092 次,居全书引用频次第 4 位。同时该书 1830 年被朝鲜政府定为选拔医学人员考试用书,在朝鲜医家心中,该书与朝鲜传统医学影响最大的著作——《东医宝鉴》具有同等重要的地位。

《医方类聚》是 15 世纪由朝鲜王朝统治者组织编撰的一部大型医书,该书在朝鲜历史上产生了巨大影响,书中引用了 153 部中国医学著作,是朝鲜医学书籍中引用中国医学著作数量最多的一本书。旴江医书《肘后备急方》《世医得效方》《外科精要》等均被该书引用。

《东医宝鉴》是朝鲜医学的代表著作,自问世来影响颇大,至今仍在韩国民间及临床上广泛应用。该书成书于公元 1613 年,由朝鲜医家许浚编撰而成,其初刊本在 2009 年被联合国教科文组织列入世界文化遗产名录。该书以中医学理论为基础,结合当时朝鲜医学自身的发展需求,详细地总结了当时中国及朝鲜的医学内容。《东医宝鉴》一书共 5 篇,23 卷,分为内景篇、外形篇、杂病篇、汤液篇和针灸篇。针灸在该书中不仅单列一篇,相关内容还遍及内景、外形、杂病各篇。书中共记载了82种疾病,其中51种疾病可使用针灸治疗。书中共引用了40部中医典籍,旴江医书《医学入门》《世医得效方》是灸法引用频率前三的书籍。同时,书中还引用了葛洪《肘后备急方》、陈自明《外科精要》、沙图穆苏《瑞竹堂经验方》、龚信《古今医鉴》等书籍,如《东医宝鉴》中"脱肛,灸脐中,随年壮。又灸横骨百壮,又灸脊穷骨上七壮"与危亦林《世医得效方》中"脱肛,寒冷脱肛,灸脐中,随年壮""脱肛历年不愈,灸横骨百壮,又灸脊穷骨上七壮"高度相似。

3.对越南医学的影响

中越两国山水相连,友好往来历史悠久,且由于汉字曾在越南长期通行,因此越南本土医学的形成与发展深受中国医学的影响,越南人民至今仍保留着使用中医治病的习惯。但因高温、多湿的气候以及长期战乱等因素的影响,越南的书籍难以留存。查阅有限的医籍发现,1886年以前越南翻刻他国的医书中汉籍医书有15本,其中7本为旴江医籍,分别是李梴的《医学入门》、龚廷贤的《万病回春》《云林神彀》及《寿世保元》、聂尚恒的《活幼心法大全》、万全的《万氏妇人科》。又如越南医家研习医药的必读书《海上医宗心领》中引用了众多旴江医籍,如陈自明的《妇人大全良方》、李梴的《医学入门》、龚廷贤的《寿世保元》、龚信的《古今医鉴》、万全的《万氏妇人科》等,由此可见旴江医学对越南医学的影响非同一般。

越南针灸技术深受中国及旴江医学的影响,中国针灸技术早在14世纪就传入越南。越南阮朝明命八年(1827年),越南佚名氏撰《针灸法总要》,该书汇聚了中国明代针灸医籍精华,书中大段文字摘自弋阳徐凤的《针灸大全》、南丰李梴的《医学入门》、金溪龚廷贤的《寿世保元》等书,如书中"经络起止""奇穴"的内容主要摘自《医学入门》卷一"经穴起止",书中记载的头痛、牙疼、痞块、衄血、中风、痫疾、咳嗽、泄泻、霍乱等病证的灸疗方法,与龚廷贤《寿世保元》卷十"灸诸病法"的记载大同小异;脱肛、赤白汗斑、诸疮、瘰疬、癫狗咬伤的灸疗方法,与龚廷贤《寿世保元》卷十"灸诸疮法"中的记载大同小异。

旴江灸疗博大精深,源远流长,学术成就众多,对国内外灸疗学的发展产生了重要的影响,为中国针灸学史乃至世界针灸学史写下了灿烂篇章。

第三章
盱江医家灸疗学术
特点与成就

灸疗是盱江医学的重要组成部分,千百年来,盱江流域诞生了葛洪、席弘、陈会、刘瑾、陈自明、危亦林、沙图穆苏、万全、李梴、龚廷贤、龚信、龚居中、喻昌、黄石屏、陈当务、谢星焕、邹岳等众多擅长灸疗的医家,这些医家各自形成了独特的灸疗学术特点并获得了极高的灸疗临床成就,如葛洪首创隔物施灸;沙图穆苏注重灸感;龚居中详述灸理;万全灸治惊风;龚信进行灸麻改革,灸具创新;李梴以灸炼脐;黄石屏针灸并举等。本章将详细介绍盱江医家的灸疗学术特点与成就。

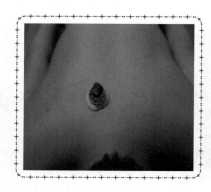
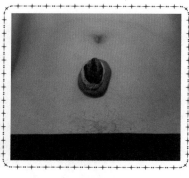

隔蒜灸　　　　　　　　　　　隔附子饼灸

第一节　葛洪灸疗学术特点与成就

一、生平与著作

葛洪,字稚川,自号抱朴子,人称葛仙翁,丹阳句容(今江苏省句容县)人,东晋著名道学家兼医学家。曾隐居于盱江流域豫章西山、南城麻姑山及吴平阁皂山修行、筑坛、采药、炼丹、传医、治病10余年。葛氏在《黄帝内经》等医书著作以及民间验方、本人医疗经验的基础上,编成《玉函方》(已佚)、《金匮药方》(已佚)和《肘后备急方》。

葛氏擅长针灸,是我国早期灸疗倡导者之一,其代表著作《肘后备急方》中全面论述灸法的治疗作用、操作方法、适宜禁忌等。书中共有灸方99条,涉及内、外、妇、儿、五官各科的30多类疾病,形成了特色鲜明的葛氏灸疗学术特点。

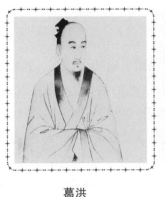
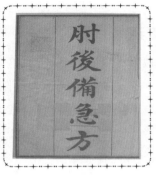

葛洪　　　　　　　　《肘后备急方》

二、灸疗学术特点

1. 急证用灸

《肘后备急方》是一部以治疗急重症为主的专著,书中运用汤剂、针刺、熏洗、灸疗等方法治疗各类急危重症。全书共有 29 篇灸法论述,99 条灸法条文,其中救卒病 22 篇,救卒病灸法条文 70 余条。葛氏不仅运用灸疗治疗尸厥、霍乱吐泻、癫狂、虫毒等内、外、妇、儿、五官各科急性病症,甚至将灸法作为某些急症救治的首选方。如晕厥、胸腹部突发疼痛首选艾灸人中穴治疗,"客忤者,中恶之类也……灸鼻人中三十壮,令切鼻柱下也""鬼击之病,得之无渐卒着,如人力刺状,胸胁腹内,绞急切痛,不可抑按,或即吐血,或鼻中出血,或下血,一名鬼排。治之方,灸鼻下人中一壮,立愈。不瘥,可加数壮";突发癫狂时首选"灸阴茎上宛宛中三壮"治疗;狂犬咬伤时首选"先嗍却恶血,灸疮中十壮"治疗。

2. 灸言分寸

葛氏主张"灸言分寸,不名孔穴",提倡以手中央长指端、囊下缝、乳头、足小指本节、目两眦、季胁头、口吻头赤肉际等体表标志描述施灸部位,如"治卒心痛,……灸手中央长指端,三壮""横度口中,折之令上,头着心下,灸下头五壮""治癫痫,用艾于阴囊下谷道正门当中间,随年数灸之""治卒中急风,……若眼上睛垂者,灸目两眦后三壮。若不识人者,灸季胁头,各七壮,此胁小肋屈头也。不能语者,灸第二槌或第五槌上五十壮"。这种通俗易懂、简单明了的取穴方式为平民百姓取穴用灸提供了简单有效的指导,极大地提高了百姓运用灸疗治疗急证、重证的积极性,促进了我国灸疗的发展与传播。

3. 用灸补阳

葛氏重视阳气,提倡"用灸补阳""以阳平阴"。临床上,其根据病情需要,以七的倍数(古人以七的倍数为少阳,以九的倍数为老阳,以六的倍数为少阴,以八的倍数为老阴)或奇数(奇数为阳,偶数为阴)定施灸壮数,如"救卒死而张目及舌者,灸手足两爪后十四壮,饮以五毒诸膏散(有巴豆者)""卒魇不觉,灸足下大趾聚毛中,二十一壮""尸蹶之病,⋯⋯灸膻中穴二十八壮""客忤者,⋯⋯以绳横度其人口,以度其脐,去四面各一处,灸各三壮,令四火俱起,瘥"。此外,葛氏注重施灸次序,施灸时常先灸上部后灸下部,以达到用灸补阳的目的,如其艾灸治疗脚气病时,先灸上部的大椎穴,然后从上至下依次艾灸膻中、巨阙、风市、三里、上廉、下廉、绝骨六穴,这种通过灸序达到"用灸补阳"的艾灸方法对后世灸疗理论的发展产生了深远的影响。

4. 隔物施灸

葛氏《肘后备急方》是我国现存最早记载隔物灸法的文献,书中记载了隔蒜灸、隔盐灸、隔瓦甑灸、隔面团椒灸等隔物灸法,为灸疗的多样化发展开辟了新途径。书中隔蒜灸运用最多,如"灸肿令消方法,取独颗蒜,横截,厚一分,安肿头上,炷如梧桐子大,灸蒜上百壮"。葛氏还亲身体会隔蒜灸法,"余尝小腹下患大肿,灸即差,每用之,则可大效也"。书中还记载了两种隔盐灸法,一是用盐置于脐上,"以盐纳脐中上,灸二七壮",用以治疗霍乱;二是用口嚼盐,将盐吐到疮口后,再在盐上艾灸,用以治疗毒蛇咬伤,"毒蛇螫人方⋯⋯嚼盐唾上讫,灸三壮。复嚼盐,唾之疮上"。书中还通过隔面团椒灸治"一切毒肿,疼痛不可忍者""搜面团肿头如钱大,满中安椒,以面饼子盖头上,灸令彻痛,即立止";通过隔瓦甑灸治疗身体疼痛不适,"若身中有掣痛不仁,不随处者,取干艾叶一斛许,丸之,内瓦甑下,塞余孔,唯留一目,以痛处着甑目下,烧艾以熏之,一时间愈矣"。隔物灸法作为灸药结合的一种治病方法,不仅能发挥艾灸和药物的双重作用,还可以将疼痛难忍的直接灸变得舒适安全,故受到后世医家和患者的推崇,至今仍广泛用于临床。

三、学术影响和成就

葛氏灸疗学术成就突出,擅长运用灸法治疗急症重症;强调从上到下的施灸顺序,提倡"但言其分寸,不名孔穴"的便捷高效取穴方法,并首创隔物灸法,丰富了艾灸方法,扩大了艾灸的治疗范围。葛氏对后世灸法的发展与完善做出了重大贡献,其隔物灸法沿用至今,如刘兰群等研究发现隔姜隔盐灸神阙穴可有效改善中风恢复期患者尿频、尿急、尿失禁及夜尿增多症状;张俊等研究发现用神阙穴隔物灸法治疗心脾两虚型失眠临床疗效显著,优于口服归脾丸、酸枣仁片。

四、灸疗医案

五尸者(飞尸、遁尸、风尸、沉尸、尸注也,今所载方兼治之),其状腹痛,胀急,不得气息,上冲心胸,旁攻两胁,或礧块涌起,或牵引腰脊,兼治之。

方,灸乳后三寸十四壮,男左,女右。不止,更加壮数,瘥。

又方,灸心下三寸,六十壮。

又方,灸乳下一寸,随病左右,多其壮数,即瘥。

又方,以四指尖其痛处,下灸指下际数壮,令人痛,上爪其鼻人中,又爪其心下一寸,多其壮,取瘥。

选自《肘后备急方》

【按语】飞尸(游走皮肤,洞穿脏腑)、遁尸(附骨入肉,攻凿血脉)、风尸(只觉疼痛,而不知压痛在何处)、沉尸(弹绵脏腑,冲引肺胁)、尸注(举身沉重,精神错杂),五者合称为五尸者,均属于临床上的急病、重病。此医案中将灸乳后、灸心下、灸乳下、灸四指尖四条灸方一并载于其他治疗方案之前,由此可见葛氏擅用灸法治疗急症,体现其"急证用灸"的灸疗学术特点;医案中未见穴位名称,均以通俗易懂的乳后三寸、心下三寸、乳下一寸、四指尖为施灸部位,体现了葛氏"灸言分寸,不名孔穴"的灸疗学术特点;此外医案中通过艾灸乳后三寸十四壮治疗"五尸者",十四壮为七的倍数,体现了葛氏"用灸补阳"的灸疗学术特点。

第二节　席弘灸疗学术特点与成就

一、生平与著作

　　席弘,字宏达,号梓桑君,江西盱江流域临川(今江西省抚州市临川区)人,南宋著名针灸学家,具体生卒年月不详。其发明的针灸技法流传十二代,开启盱江流域针灸学派的传承,故有"席氏针灸学派创始人""盱江针灸学派鼻祖"等称号。

　　席氏本人无流传于世的著作,但后人根据席家针灸抄本整理出席氏针灸相关著作,如席氏十一世传人陈会总结席氏医门经验,撰成《广爱书》(已佚);席氏第十二世传人刘瑾对先师陈会的《广爱书》进行辑补校正,编成《神应经》;另外还有首载于《针灸大成》的《席弘赋》。

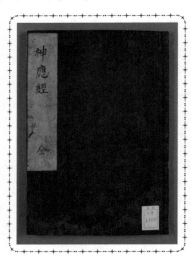

《神应经》

　　席氏作为一代针灸大家,根据病情需要,时针时灸。《神应经》《席弘赋》等席氏相关针灸著作中,不仅有众多运用灸法治疗各科疾病的记载,且形成了席氏独有的灸法特色。

二、灸疗学术特点

1. 推崇灸法，针灸并重

席氏针灸学派认为在中医临床上针灸同中药一样重要，不可偏废。《神应经》中共记载了547个病证，其中用灸法或针法联合灸法治疗的病证有107个，占比为20%，且这些病证涉及临床各科，如通过艾灸天突穴、尾窍骨尖治疗呼吸科疾病哮证；通过艾灸膻中穴治疗消化科疾病食咽不下；通过针刺内关穴、曲泽穴、大陵穴、太溪穴、间使穴、太渊穴、神门穴、通谷穴和艾灸心俞穴百壮、巨阙穴七壮治疗心血管科疾病心痛；通过艾灸手三里穴、曲池穴、绝骨穴、合谷穴、膝眼穴治疗皮肤科疾病头癣；通过针刺百会穴以及艾灸尾窍七壮、神阙穴随年壮治疗外科疾病脱肛；通过艾灸右足小趾尖治疗妇产科疾病横位手先露的胎位异常；通过艾灸中庭穴治疗小儿疾病吐乳；通过针刺绝骨穴、囟会穴以及艾灸上星穴治疗五官科疾病鼻衄。

席氏针灸并重的学术特点与当时的社会背景密切相关。在宋朝以前，灸法因简单易学、危险性小、易掌握使用，受到平民百姓以及众多医家的推崇，因此，其使用频率远高于针刺疗法，起着其他治疗方法不可替代的重要作用，并涌现出大量灸法专著，如魏晋时期曹翕的灸法专著《曹氏灸经》、唐朝崔知悌的《骨蒸病灸方》。然而，宋朝以后，随着社会经济、医疗技术水平的不断提高，医疗机构的逐步健全，基层民众医疗方式的日渐丰富，使得艾灸疼痛难忍、灸疮愈合不佳的弊端日渐凸显，最终导致带有"汤药替代物"性质的灸疗"退居二线"。而宋代雕版印刷术的普及有助于民众获得精确的经络孔穴图，针灸铜人教学模型的出现促进了针刺疗法的普及，推动了针法的崛起，促进了当时针灸并重局面的出现。席氏生活在此时期，故而形成了针灸并重的学术特点，因此，只有全面地了解席氏所处的历史环境，深入地了解其生活经历，才能对席氏针灸并重的学术特点做出客观正确的评价。

2. 腧穴定位，毫厘有据

腧穴是针灸施术的部位，精准的腧穴定位是针灸发挥临床疗效的重要前提。错误的取穴方法会导致临床疗效不佳，如《神应经》云："夫针灸之术，其旨微矣。穴法之讹，其来远矣。"席氏注重腧穴的正确定位，提出"一穴一法，毫厘有据"的观点，批判前人以"夹脊各寸半是，共折三寸，分二旁取之"的方法定位背俞穴，认为夹脊穴"夹"是"除骨而言"，若包含脊柱骨，应是在脊柱两旁各两寸的部位选取；在临床实践中，席氏通过酸疼感来定位膏肓穴，"又膏肓二穴，……按其酸疼处乃是真穴"，并在此处艾灸治疗相关疾病。

此外，席氏认为不仅人与人之间有高矮、胖瘦等差别，同一个人头面、躯干、四肢的长度也各不相同，所以头部、腹部、四肢等部位不可全部都用"同身寸法"度量。为避免先前错误定位方法误导民众，其在《神应经》中校正了各个部位以及特殊情况的折量分寸，如其记载"前发际至后发际折作十二节，为一尺二寸"；前发际不明显的人，"取眉心上行三寸"；后发际不明显的人，"取大椎上行三寸"；前后发际均不明显的人，"共折作一尺八寸"。同时，为避免错误定位腧穴位置，书中大量腧穴采用体表标志法定位，如《神应经》"穴法图"中记载风池穴在"脑空下，发际陷中"，后溪穴在"手小指外侧本节后陷中"。

3. 同病异治，辨证施灸

辨证论治是中医认识疾病、治疗疾病的基本原则，是中医学研究和处理疾病的一种特殊方法。该词首见于清代旴江医家陈当务《证治要义》，宋朝以前虽无"辨证论治"一词，但已将辨证论治具体运用到相关疾病的诊治中，《神应经》中治疗同一疾病，会因发病部位、病程、症状等的不同而选择艾灸不同的腧穴。如其根据脚转筋的部位、病程长短而艾灸不同的腧穴，"脚转筋，发时不可忍者：脚踝上（一壮）。内筋急，灸内；外筋急，灸外。脚转筋，多年不愈，诸药不效者：灸承山（二七壮）"；又如其在"小儿部"中，根据小儿癫痫发作时叫声及症状的不同，将痫证分为马痫、牛痫、羊痫、猪痫、犬痫、鸡痫六种，并根据癫痫类别选择相应的施灸部位，"羊痫：九椎下节间（灸三壮），又法：大椎上（三壮）""牛痫：鸠尾（三壮），又法：鸠尾、大椎（各三壮）""马痫：仆参（二穴各三壮），又法：风府、脐中（各三壮）""犬痫：两手心、足太阳、肋户（各灸一壮）""鸡痫：足诸阳（各三壮）""猪痫如尸厥吐沫：巨阙（三壮）"。

4. 继承发展，灸有创新

席氏不仅继承前人的艾灸方法，如运用葛洪隔物灸法治疗毒蛇咬伤、痈疽发背，"蛇伤：灸伤处三壮，仍以蒜片贴咬处，灸蒜上""痈疽发背：肩井、委中

(以蒜片贴疮上,灸)",还尊古而不泥古,有所突破创新。其在《神应经》中首创"三角灸法""三角灸穴"。席氏用绳子量取患者两口角的长度,以此长度作等边三角形,顶角置于脐中,底边成水平线,在两底角处施灸治疗疝气偏坠,"疝气偏坠:以小绳量患人口两角为一,分作三,折成三角,如'△'样。以一角安脐心,两角在脐下,两旁尽处是穴"。后世中医学将这两底角处称为"三角灸穴",归属于经外奇穴;将这种艾灸方法命名为"三角灸法",属艾炷灸法的一种特殊类型。现代针灸临床不仅使用三角灸法治疗疝气,而且扩大了三角灸法的主治范围,改良了三角灸法的取穴方法,如江淑红并用耳穴点刺与三角灸法治疗黄褐斑;廖小七借助三角灸穴温运脾阳、补益命火的功效治疗反复发作缠绵不愈的慢性肠炎;万大凤运用改良三角灸法以温补元阳治疗小儿下元虚寒型寒疝。此外,李泰庚、杨康、张茂祥等通过整理统计30部针灸教材中治疗脱肛腧穴的频次规律,发现三角灸穴是治疗脱肛24穴中的一个,与梁门、命门等穴合计占比3.33%。

三、学术影响和成就

盱江席氏针灸学派是我国针灸学史上著名流派之一,千百年间其流传不断,金针传人方慎庵在《金针秘传》序文中云:"元明之间,针灸之学益微,历代传习不废者,只有席氏一家。"且席氏针灸学派流传甚广,不仅遍及江西各地及广东、安徽、四川等周边地区,而且被远传至日本、朝鲜等国家。

现代针灸临床上,众多医家仍在继承发展席弘"推崇灸法,针灸并重""腧穴定位,毫厘有据""同病异治,辨证施灸"及"继承发展,灸有创新"四大灸疗学术特点,如晏凤莲、李晓、付焕香艾灸神阙、天枢、下脘、三角灸穴治疗婴幼儿顽固性腹泻。但当代关于席氏针灸学派的研究还主要集中在针法上,对其灸法的研究较少,后人还需进一步挖掘、整理席氏针灸学派所蕴藏的灸疗学术特点和临床价值,以更好地指导当代针灸临床应用。

四、灸疗医案

1.癫痫
攒竹、天井、小海、神门、金门、商丘、行间、通谷、心俞(百壮)、后溪、鬼眼

（四穴,在手大指、足大指内侧爪甲角,其艾炷半在爪上,半在肉上,三壮极妙）。

选自《神应经》

【按语】席氏明确记载鬼眼穴的具体位置在手大指、足大趾内侧爪甲角,表明其注重腧穴定位,体现了"腧穴定位,毫厘有据"的灸疗学术特点。

2. 疗疮

生面上口角,灸合谷;生手上,灸曲池;生背上,灸肩井、三里、委中、行间、通里、小海、太冲、临泣。

选自《神应经》

【按语】生于口角的疗疮,席氏艾灸合谷穴治疗;生于手上的疗疮,艾灸曲池穴治疗;生于背上的疗疮,艾灸肩井、三里、委中、行间、通里、小海、太冲、临泣穴治疗,这种根据不同疗疮部位而艾灸不同腧穴的治疗方法体现了席氏"同病异治,辨证施灸"的灸疗学术思想。

第三节　陈自明灸疗学术特点与成就

一、生平与著作

陈自明,字良甫,号药隐老人,江西旴江流域临川(今江西省抚州市临川区)人,江西古代十大名医之一,南宋著名医学家。其家族三世业医,本人通晓内、外、妇、儿等各科,撰有《妇人大全良方》《外科精要》《管见大全良方》《诊脉要诀》。其代表作《妇人大全良方》是我国现存最早的一部系统论述妇产科学的专著;《外科精要》是我国历史上现存最早以"外科"命名的外科专著。陈氏重视灸疗,在临床上运用艾灸治疗临床各科疾病,《外科精要》中开篇即论灸法,并形成了特色鲜明的陈氏灸疗学术特点。

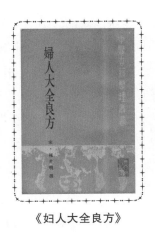
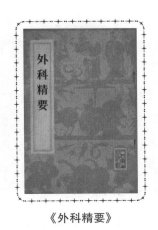

《妇人大全良方》　　　　　《外科精要》

二、灸疗学术特点

1. 疮毒痈疽，灸以攻补

陈氏重视灸法在外科疾病中的运用，代表作《外科精要》分为 55 篇，其中 18 篇论及灸法，且有 9 篇专门论述灸法。其认为艾灸可外泄毒气，治疗疮毒痈疽的疗效优于中药，"疮疡之症……苟或毒气郁结，瘀血凝滞，轻者药可解散，重者药无全功，是以灼艾之功为大""治疽之法，灼艾之功胜于用药，盖使毒气外泄"。并提出痈疽不论早期后期，脓已成未成，疮已溃未溃，均可施灸的观点，认为痈疽早期艾灸可攻逐病邪，"痈则皮薄肿高，疽则皮厚肿坚，初发并宜灼艾"；疮疡初发一二日用隔蒜灸可拔毒消肿，"凡疮初发一二日，须用大颗独蒜切片三分厚，贴疽顶，以艾隔蒜灸之"；疮疡顽疾可用小艾炷频灸疮口以祛除寒邪，补接营气，"若顽疮痼疾，脾胃虚弱，营气不能滋养患处，以致寒邪内袭而不愈，宜用小艾炷频灸疮口，以祛寒邪，补接营气"；疮疡已溃可用灸法以补接阳气，未溃用灸法以拔毒外泄，"凡灸法，未溃则拔引郁毒，已溃则补接阳气"。由此可以看出，陈氏认为痈疽的各个阶段均可运用艾灸治疗，发挥灸以攻补的作用。

2. 重视整体，内药外灸

陈氏总结前人经验，详细介绍外科疮疡的病因病机，其认为人体是一个有机整体，痈疽虽多生于局部，但根于内脏，与脏腑的寒热虚实、气血的盛衰及通畅与否等有着密切的关系，"夫痈疽之源，因于气或因于热……亦有因于膏粱、房劳、金石等""蒸则生热,否则生寒,结而为瘤赘,陷而为痈疽,凝而为疮癣,愤则结瘿,怒则结疽;又五脏不和,则九窍不通;六气不和,则流结为痈。皆经络涩滞,气血不流畅,风毒乘之,而致然也"。陈氏认为外用灸法可泄毒气,内服汤药可定脏腑,因此,提倡用内药外灸的综合性方法治疗痈疽。"初患痈疽,便服内托散,以免后来口舌生疮,仍用骑竹马或隔蒜灸""患发背等疮,宜安心早治……宜先用内托散,次用五香连翘汤,更以骑竹马法,或隔蒜灸,并明灸足三里,以发泄其毒"。

3. 取穴灵活,不拘一格

腧穴是灸法获得疗效的关键,因此众多医家重视腧穴的定位与选择,陈氏亦如此,其取穴方法灵活多变、不拘一格。如其擅长"寻头用灸",认为艾灸痈疽头部可增强毒气外泄的效果,疮疡初发一二日,其选用独头蒜片在疽顶施灸,"大颗独蒜切片三分厚,贴疽顶,以艾隔蒜灸之";背疽漫肿无头,其用湿纸贴肿处,寻找先干处施灸,"凡患背疽,漫肿无头者,用湿纸贴肿处,但一点先干处,乃是疮头。可用大蒜十颗,淡豉半合,乳香钱许,研烂置疮上,铺艾灸"。又如陈氏通过"上病下灸"的方法引头面之火下行,突破"头项痈疽禁用灸法"的常规,"脑疽及颈项有疽,不可用隔蒜灸,恐引毒上攻,宜灸足三里穴五壮,气海穴三七壮……凡头项咽喉生疽,古法皆为不治,若用此法,多有生者"。

4. 病位不同,灸法各异

《外科精要》多以部位命名痈疽,如头项痈疽、背疽、背胛痈疽、脑疽、颈项疽、咽喉疽、乳痈等。在临床施治中,陈氏常根据痈疽的病变部位给予相应的艾灸方法。如用药灸治疗背疽,"凡患背疽,漫肿无头者,用湿纸贴肿处,但一点先干处,乃是疮头。可用大蒜十颗,淡豉半合,乳香钱许,研烂置疮上,铺艾灸之";用骑竹马灸法及足三里灸法治疗头项疮,"头项见疮,宜用骑竹马法及足三里灸之";用桑枝灸法治疗背疮溃烂而瘀血不散症,"一男子背疮溃而瘀血不散,此阳气虚弱也,用参、芪、归、术峻补,更以桑枝灸,又用托里散加肉桂,疮口自敛。此补接阳气之法也"。

三、学术影响和成就

陈氏在多年临床实践中积累了丰富的灸疗经验,形成了"疮毒痈疽,灸以攻补""重视整体,内药外灸""取穴灵活,不拘一格""病位不同,灸法各异"四大灸疗学术特点。其结合《黄帝内经》"上病下治"法,提出引毒下行的"上病下灸"法,为灸法治疗痈疽提供了新思路。即使在当代,陈氏灸疗仍具备一定的学术价值,如袁氏通过艾灸足三里穴治疗结节型颈部淋巴结结核,正是陈氏"上病下灸"法的体现。

四、灸疗医案

水部曹文兆,背胛患之,半月余,疮头如粟且多,内痛如刺,其脉歇止。此元气虚而疽蓄于内,非灸不可。遂灼二三十余壮,余以六君加藿香、归数剂,疮势渐起,内痛顿去,胃脉渐至。但疮色紫,瘀肉不溃,此阳气虚也。燃桑枝灸患处,以解散其毒,补接阳气,仍以前药,加参、芪、归、桂,色赤脓稠,瘀肉渐腐,两月而愈。夫邪气沉伏,真气怯弱,不能起发,须灸而兼大补。若投以常药,待其自溃,鲜有不误者。

选自《外科精要》

【按语】水部曹文兆背胛患疮半月,疮头小而多,脉有歇止,陈氏认为这是元气亏虚且内有疮毒蓄积的表现,宜运用艾灸补益气血的功效治疗,体现了陈氏"疮毒痈疽,灸以攻补"的灸疗学术特点;其通过患处外用桑枝灸,内服参、芪、归、桂等温补药物治疗此病,体现了陈氏"重视整体,内药外灸"的灸疗学术特点。

第四节　危亦林灸疗学术特点与成就

一、生平与著作

危亦林,字达斋,江西盱江流域南丰(今江西省抚州市南丰县)人,元初著名医家,江西古代十大名医之一,我国古代骨伤科代表人物之一。危氏晚年结合其家族传承的和其在古书中搜集的验方良方及个人行医多年的临床经验,著成《世医得效方》。该书是世界上最早记载运用"悬吊复位法"治疗脊椎骨折的书籍,比西方早600余年;是我国最早以"正骨科""喉科"冠名专篇的医学书籍;是世界上最早记载使用全身麻醉法的医学文献,比日本著名外科医生华冈青州早450余年。

危氏《世医得效方》是一部综合性医书,介绍了使用汤药、针刺、艾灸、掺药、敷药等方法治疗内、外、妇、儿、眼、口齿、咽喉、正骨、疮肿九科疾病的理论和方法。书中虽未列专篇论述灸法,但灸法内容广布于各病各方之下,形成了危氏独到的灸疗学术特点。

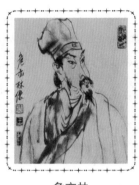 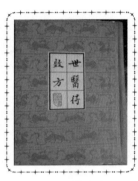

危亦林　　　　　　　《世医得效方》

二、灸疗学术特点

1. 急症重灸

在我国古代急症救治中,灸法因其简便实用、疗效显著而受到历代医家的推崇。危氏亦重视灸法在急症、重症中的运用,如《世医得效方》中运用灸法回阳救逆的功效,通过艾灸百会穴、气海穴、关元穴治疗尸厥,"头上百会穴四十九壮,兼脐下气海、丹田穴三百壮,觉身体温暖即止";通过隔盐灸神阙穴治疗霍乱,"治霍乱,转筋欲死,气绝,唯腹中有暖气者可用。其法纳盐于脐中令实,就盐上灸二七壮";通过艾灸神阙穴治疗溺水,"救溺水,急解去死人衣带,灸脐中即活";通过艾灸肓俞穴、鸠尾穴等治疗卒死,"治卒然腹皮青黑而死,灸脐上下左右去脐各半寸,并鸠尾骨下一寸,凡五处,各灸三壮"。

2. 灸治未病

祖国传统医学重视治未病,如《黄帝内经》载:"上工治未病,不治已病,此之谓也"。危氏重视未病先防与既病防变,擅用灸法预防及治疗各类疾病。如危氏通过艾灸牵正穴预防反复发作型咽喉病的复发,"根脚咽喉常发者,耳垂珠下半寸近腮骨灸七壮,二七尤妙,及灸足三里";又嘱托大家居家或远行时随身携带艾绒,身体健康十日以上时需艾灸预防疾病,"凡人居家及远行,随身常有热艾一升""凡人自觉十日以上康健,即须灸三数穴,以泄风气……须常安不忘危,预防诸病也"。

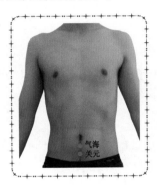 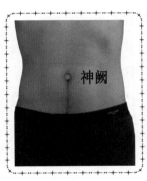

气海穴、关元穴   神阙穴

3. 灸后养护

灸后养护作为灸疗的一部分,密切影响着艾灸疗效,对疾病的治疗和康复起着不可忽视的作用。危氏重视灸后日常调养保健,如灸治狗咬伤时,嘱托患者禁饮酒及食用猪肉、狗肉,"凡猘犬所啮,未尽其恶血毒者,灸上一百壮,已后灸,每日一壮。若不血出,刺出其血,百日灸乃止。禁饮酒及猪、犬肉";灸治瘰癧自汗时,嘱托患者灸后百日内"忌煎煿、生冷、热物、毒食,仍戒房事,避风寒,减喜怒,安心静处,将息若一月"。

4. 灸量随证

危氏在临床实践中常根据患者病情轻重、年龄大小、施灸部位等情况的不同选择不同的艾灸壮数。如病情危急的呕逆不食者,艾灸不限壮数,"凡上气冷发,腹中雷鸣转叫,呕逆不食,灸太冲……不限壮数"。"随年壮"是一种根据患者年龄大小而定艾灸壮数的施灸方法,危氏用此法治疗脱肛、心腹满等病症,"病寒冷脱肛出,灸脐中,随年壮""五脏六腑心腹满,腰背疼,饮食吐逆,寒热往来,小便不利,羸瘦少气,灸三焦俞随年壮,穴在十三椎下两旁各一寸半"。危氏还根据施灸部位的不同而给予不同的施灸壮数,"泄痢不禁,小腹绞痛,灸丹田百壮,其穴在脐下一寸。又灸脐中一二十壮,灸关元穴百壮。

泄痢不嗜食,虽食不消,灸三报,穴在夹脐相去五寸,一名循际"。此外,危氏还依据患者病情轻重、年龄大小、施灸部位等的不同给予不同大小的艾炷。如灸治滞颐,"艾炷如小麦大,但三五壮而止";灸治泄利不止,"艾炷如小箸头大";灸治呕吐,"如绿豆大艾炷,灸三壮,即愈";灸治口眼歪斜,"耳垂下,麦粒大艾炷三壮,左灸右,右灸左"。危氏用"绿豆""小麦""小箸头"等通俗易懂的词语描述艾炷大小,方便了灸法的推广。

5. 重灸精穴

《世医得效方》中共有针灸处方95条,其中灸方84条,占针灸医方的90%以上;记载眼、口齿、咽喉、正骨、疮肿等9科共276症,其中56个病症采用针灸疗法治疗,45个病症采用灸法治疗,灸法占比为80%,由此可见危氏重视灸法,灸重于针。

同时,危氏《世医得效方》灸疗选穴甚是精简,书中仅艾灸一二个穴位治疗疾病主症,随症加减的穴位也只有一二个。如灸治疟疾,"大椎,在第一椎下陷中宛宛中,灸三七壮至四十九壮止,或灸第三骨节亦可。大陵穴在掌后两骨间,灸三壮,立效";灸治干呕,"灸尺一,穴在肘约上动脉,灸三壮。又灸乳下一寸,三十壮";灸治喘急,"肺俞各十一壮,穴在第三椎下两旁各去一寸五分。天突穴在颈结喉下五寸宛宛中,灸七壮,立效"。由此可见危氏艾灸不论主症取穴还是兼症取穴均是少而精。

6. 灸有先后

在临床实践中,危氏根据病情需要,注重腧穴施灸的先后顺序。如治疗急慢惊风时,先灸两乳头上,次灸发际眉心囟会,"治急慢惊风,危极不可救者,先当两乳头上,男左女右灸三壮。次灸发际眉心囟会三壮";治疗脱肛时,先灸百会穴,再灸长强穴,最后灸神阙穴,"顶上旋毛中三壮,即入;又灸尾翠骨三壮;又灸脐中随年壮";治疗血崩时,先灸脐下,再灸三阴交,"治血崩:小腹横纹当脐空直下,百壮。又灸内踝上三寸,左右各百壮,名三阴交"。灸洗结合时,则先外洗后施灸,"治痔疾大如胡瓜,贯于肠头,热如糖灰火,发则僵仆。以柳枝浓煎汤洗后,以艾炷灸其上三五壮";灸洗结合治疗奔豚气,先用热水浸泡手足,再用艾炷灸,"先急作汤,以浸两手足,频频易之。后灸气海百壮……又灸关元百壮……又灸期门百壮"。由此可见,危氏临床上无论单纯艾灸还是灸洗结合,都考究腧穴施灸的先后顺序。

三、学术影响与成就

危氏继承了葛洪的重灸思想,在《世医得效方》中运用灸法治疗内科、外科、五官科、妇科、儿科等各科疾病,形成了"急症重灸""灸治未病""灸后养护""灸量随证""重灸精穴""灸有先后"六大灸疗学术特点,并对后世灸法的发展产生了深远的影响。

四、灸疗医案

目中痛不能视,上星穴主之,其穴直鼻上入发际一寸陷者中,灸七壮。仍先灸谵语穴,其穴在肩膊内廉第六椎两旁三寸,其穴抱肘取之,灸二七壮。次灸风池,其穴在颞颥发际陷中与风府正相当,即是侧相去各二寸。

选自《世医得效方》

【按语】眼睛突然疼痛不能视物,是眼科的急症,危氏通过艾灸上星穴七壮进行急救,体现了危氏"急症用灸"的学术特点,在症状缓解后,危氏又先后选取谵语、风池两穴灸二七壮进行治疗,体现了危氏"灸有先后"和"灸量随证"的学术特点,综观整个治疗过程,纯用艾灸,且只选了 3 个腧穴,体现了危氏"重灸精穴"的学术特点。

第五节　沙图穆苏灸疗学术特点与成就

一、生平与著作

沙图穆苏,字谦斋,号竹堂,蒙古族人,元代著名医药学家,撰有《瑞竹堂经验方》。该书选方精要,切合临床,被选入了《中医非物质文化遗产临床经典读本》。此书原著已散失无存,现流传较早版本为清朝乾隆期间纂修《四库全书》时从明朝《永乐大典》辑出的 5 卷本,此书原共 15 卷,每卷 1 门,即诸风门、心气痛门、小肠疝气门、积滞门、痰饮门、喘嗽门、羡补门、头面门、口眼耳鼻门、发齿门、咽喉门、杂治门、疮肿门、妇人门、小儿门,共载方344首。

长期以来,因沙氏是蒙古族人,《瑞竹堂经验方》原书佚失已久且未见全貌等原因,导致诸多研究者误将其归属于少数民族医家,但现代学者研究发现沙氏是地道的盱江医家。首先,《瑞竹堂经验方》是地道的盱江医籍,是沙氏任建昌府(今江西盱江流域南城县)太守时与盱江当地名医相互交流学习,共同考订中医名家方论,博采盱江民间经验良方,炮制验证方药而成的医学著作;第二,该书选方用药尽显盱江医学特色,尤其用药具有盱江南城"建昌帮"的炮制特色;第三,沙氏深受盱江医学文化的影响,采用汉字而非用蒙古文撰写该书。

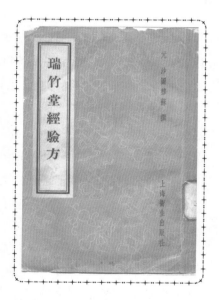

《瑞竹堂经验方》

沙氏作为一代名家,精于医道,注重实践,擅长灸疗,形成了独到的灸疗学术特点。

二、灸疗学术特点

1. 注重药灸

临床治疗中,沙氏注重药灸,如苍术气味辛烈,有散邪辟秽、祛寒解郁、益气利窍的功效,艾灸有温通经络、行气活血、通阳开窍的功效,沙氏通过隔苍术灸法将二者合用以温通开窍,治疗寒闭经络、气血痹阻型耳聋,"治耳聋方,用苍术一块,长七分,将一头削尖,一头截平,将尖头插于耳内,于平头上安筋头大艾炷灸之"。又如其通过将半个核桃壳用人粪填满,覆盖上榆皮,并放于伤口上,然后在核桃壳上艾灸十四炷以治疗疯狗咬伤,"疯狗咬:用核桃壳半个,将野人干(即人之大粪也)填满,以榆皮盖定,掩于伤处,用艾于桃核上灸二七十四炷即愈,永不发作"。

此外沙氏还运用药灸治疗各类虚症,如其利用附子、肉桂、木香、吴茱萸、蛇床子等温肾助阳、散寒止痛的功效治疗老人衰弱、元气虚冷、脏腑虚滑、腰脚冷痛沉重、饮食减少、手足逆冷。具体操作方法如下:先将一个大附子、半两吴茱萸、半两肉桂、半两木香、半两蛇床子、一两马蔺花研为细末,然后将半匙药末、半匙白面、半盏生姜汁混合,煎成药膏,再将熬制而成的药膏放在纸上冷却,睡前将冷却的药膏贴敷于肚脐上,并用油纸覆盖药膏,睡醒后将药膏揭去,"用大附子(一个,炮),吴茱萸、桂皮、木香、蛇床子(各半两),马蔺花(一两,焙),上为细末,每用药半匙,白面半匙,生姜汁半盏,同煎成膏,摊于纸上,临卧贴脐,以油纸覆其上,绵衣系之,自夜至明乃去"。因这种膏药具有散寒助阳的功效,故沙氏认为其可代替艾灸治疗虚寒类疾病,而将其称为"代灸膏"。

2. 灸位不定

沙氏提倡不固定腧穴部位,以疾病反应点为艾灸部位,如其在《瑞竹堂经验方》中在按压酸痛处施灸治疗"劳病","灸劳病方……项后数下至第三脊沟点穴,灸"。同时沙氏重视灸感,其通过大量临床实践发现隔苍术灸治疗耳聋时,耳内有热气感觉者艾灸效果更佳,"聋轻者,灸七炷;重者,灸一十四炷,再觉耳内有热气者效"。

现代盱江热敏灸技术艾灸部位不定,注重灸感的艾灸理念与沙氏"灸位不定"的灸疗学术特点有相通之处,二者均能显著提高艾灸临床疗效,因此值得当代医家深入学习研究二者关系。

3. 儿灸脾神

沙氏重视小儿病,在《瑞竹堂经验方》中为小儿病专设"小儿门",并详细介绍"灸小儿脾神法"。具体方法为先在土地上画"十"字,然后在"十"字中心上艾灸一炷,艾灸结束后再灸患儿,"未灸之前,先于土田地上画个'十'字,于'十'字中心先灸一炷,人云不灸天神,不灸地神,只灸脾神,灸毕,然后灸病儿",由此可见沙氏重视中医天人相应理论的运用。同时沙氏详细记载"灸小儿脾神法"的艾炷大小及艾灸壮数,"其艾炷验小儿岁大小病势轻重加减,小者如筋头大,大者如小指尖,多者灸四七,少者灸三七",这种根据小儿年龄及病势轻重决定艾炷大小及艾灸壮数的灸法,是中医"因人制宜"的具体体现。

三、学术影响和成就

沙氏考订名家方书及博采盱江民间经验良方,在《瑞竹堂经验方》中详细地记载了许多切实可用、简便效捷的艾灸治法,为后人提供了珍贵的灸疗临床经验,故元代杰出的思想家吴澄赞其曰:"噫,世之医方甚繁,用之辄效者盖鲜,今之所辑悉已经验,则非其他方书所可同也。"

时至今日,沙氏艾灸思想仍具有较高的临床使用价值,如湖南飞鸽药业有限公司运用现代科学技术,实现了《瑞竹堂经验方》经典温补方"代温灸膏"的工业化生产,走出了国门,走向了世界。

四、灸疗医案

封脐艾

治腰膝痛,脐腹冷痛,老人、弱人、妇人、小儿泄泻,又宜用之,每日熨烙为效。

海艾、蛇床子(各一两),木鳖子(二对,生用,带壳用)

上为细末,与艾叶三味相和匀,作一纸圈,于内可以容熨斗,将药可用绵包裹定,安在纸圈内,放在脐上,用熨斗熨之。

选自《瑞竹堂经验方》

【按语】艾叶可散寒止痛,蛇床子可温肾壮阳,木鳖子可消肿散结,沙氏将这三种药物合用治疗腰膝关节冷痛、脐腹冷痛或老弱妇幼的泄泻病。其具体操作方法是:先将艾叶、蛇床子、木鳖子研为细末,与艾叶一起搅拌均匀,用绵布包裹药粉并将药粉放于纸圈内熨烙治疗部位。沙氏将这种治病方法称为"封脐艾",意思是固封脐腹部的艾灸方法。这种艾灸方法不仅用到了艾叶,还用到了蛇床子、木鳖子两味中药,因此体现了沙氏"注重药灸"的灸疗学术特点。

第六节　万全灸疗学术特点与成就

一、生平与著作

　　万全,号密斋,盱江流域豫章(今江西省南昌市)人,明代著名医药学家。祖父万杏坡,父万筐,均为著名医家。万氏师承家学,通晓数科,一生著作颇多,著有《保命歌括》《养生四要》《万氏妇人科》《幼科发挥》《育婴家秘》《痘疹心法》《片玉心书》《片玉痘疹》《广嗣纪要》《伤寒摘锦》《万氏秘传外科心法》《酒病点点经》《万氏秘传眼科》《痘疹歌括》《幼科指南》等。

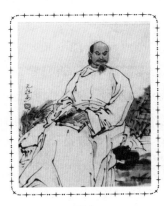
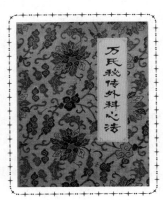

万全　　　　　　　　　　《万氏秘传外科心法》

　　万氏以儿科、外科、妇科见长,提出小儿"五脏有余不足论""三有余四不足论",为完善小儿生理病理、五脏辨证论治体系做出了巨大的贡献。同时万氏对推拿、针灸、熨脐、药物沐浴等外治法也颇有研究,形成了特色鲜明的万氏灸疗学术特点。

二、灸疗学术特点

1. 疮疡诸疾皆可灸

万氏作为我国著名的外科学家,著有外科专著《万氏秘传外科心法》,书中运用艾灸治疗疮疡诸疾,如通过艾灸清痰降火、宣热拔毒的功效以治疗痰核、瘿瘤并马刀疮之证,"又有痰核、瘿瘤并马刀疮之类,皆是湿热生痰,痰甚生火,火甚生风,风甚生热,热甚极而病作矣。宜清痰降火之剂,宣热拔毒之方,初觉以艾灸之,切勿妄行烂割"。又如通过艾灸治疗内蕴郁热、外感风湿而致的痈疽,"痈疽之生,皆由内蕴郁热,外感风湿,肿高硕者为痈,隐伏于骨者为疽,三背而作者为发,始生如黍米大,憎寒壮热,由渐而起,勿勾洗,宜用艾灸,多效"。再如通过艾灸颊车、肩井两穴治疗腮毒,"腮毒……如初起时觉痒,用艾灸六七壮,并颊车、肩井穴内各灸三壮,甚效";通过艾灸治愈脚跟发,"脚跟发……初起,勿视容易,始生多痒,多将艾灸,十余日自愈";通过艾灸疮口四围治疗中背发,"中背发……初起宜疮口四围多着艾灸,勿使长益"。此外《万氏秘传外科心法》还有运用灸疗治疗肚腹痈、耳根痈、核痈等病症的记载,由此可见万氏善于充分运用艾灸温经散寒、宣热拔毒的功效治疗疮疡诸疾。

2. 妇儿艾灸有宜忌

灸疗历史源远流长,然追溯儿科灸法之渊源,当首推巢元方的《诸病源候论》,巢氏认为小儿脏腑娇嫩,易虚易实,且畏汤畏药,针刺易燥,而施灸不仅可避免汤药苦口难入,还能避免针刺伤及皮肉筋骨。万氏与其观点一致,认为正处于发育阶段的婴幼儿筋骨未成,经脉未实,不宜针刺艾灸,因此提出小儿施灸年岁限制,《幼科发挥》载:"况初生之儿,肠胃薄小,血气未充,药石则难进也。荣卫微弱,筋脉未实,针灸则难用也。业幼科者,慎毋忽诸。"《育婴家秘》又载:"初生小儿,内外脆薄,药石针灸,必不能耐也。""子生三年,然后免于父母之怀,其有疾也,而欲治之,则肠胃脆薄,不胜汤丸;荣卫微弱,难施针灸。四岁以后,诸病与大人同,但药剂小耳。"此外,万氏还指出小儿惊痫痘疹(惊风、痫积、水痘、麻疹)四证不受此限制,"惊痫痘疹四证,当别论之"。

万氏还提出妊娠期妇女、不孕症患者不宜艾灸的观点,其认为妇女怀胎期间妄施针灸,易致流产,《广嗣纪要》载:"怀胎者,不可灸刺其经,必堕胎。""妇人有妊,最不可针灸及乱服药饵,恐致堕胎,以贻后悔",《万氏妇人科》载:"孕妇有疾……又不可轻用针灸,以致堕胎;"另外,万氏认为妇女不易怀孕多因血少不能摄精,食用艾草或艾灸均易导致血气沸腾,《广嗣纪要》载:"妇人无子者,多因血少不能摄精……或服艾者,不知艾性至热,入火灸则下行,入服药则上行,多服则致毒。"由此可见,万氏虽擅灸,但不滥灸,灸有宜忌。

3.惊风不同灸不同

"惊风"又称"惊厥",俗名"抽风",以抽搐、昏迷为主要临床特征,是婴幼儿常见的急重病。万氏在前人著述、家族传授及自己多年临床经验的基础上将惊风分为急惊风与慢惊风。急惊风为实热证,治疗时宜凉惊泻火;慢惊风为虚寒证,治疗时宜温补气血,《片玉心书》载:"惊风有二,有急有慢。急惊风为实为热,当凉惊泻火;慢惊风为虚为寒,当用温补。"而小儿急惊风常见病因有内因、外因、不内外因三大类别,感受风寒湿热发热而失治者为外因所致;内伤饮食发热而失治者为内因所致;由惊恐克忤中恶得之者为不内外因所致,《片玉心书》载:"急惊风,小儿元气素实,或因恐怖,或因风,或因饮食而发,要审明白,详察症侯,而施治法。"万氏还在《幼科发挥》中将急惊风分为急惊风证(包括脐风发搐、丹瘤发搐、疟疾发搐等)、急惊风变证(指由惊风反复发作而形成的痫证、瘫证)、急惊风类证(包括天钓似痫、痉病似天痫、马脾风似痫等9种疑似证)与急惊风后遗证(惊风后形成瘫痪、失音不能言等)。这些分类为万氏辨证施灸治疗惊风(即"惊风不同灸不同")提供了理论基础。下面将详细叙述万氏"惊风不同灸不同"的灸疗学术特点。

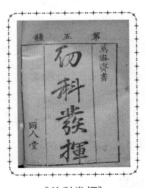

《幼科发挥》

(1)惊风急证灸井穴

井穴具有泄热、醒神、苏厥、开窍的功效,故常用于治疗各类急危病症。《片玉心书》载:"凡急惊发时,牙关紧闭不醒者,急用艾炷灸两手大指头少商穴(在甲旁),合而灸之,即醒,而后施治法。"同篇中亦提及"先以两手大指相合,于甲侧缝中处,烧三壮;又以两手中指相合,于甲侧缝中心烧一二壮。即醒者可治,不知痛者不治""急惊卒然大热,因而热则生风。痰涎哽塞角张弓,口眼歪斜沉重……合灸少商与中冲"。《黄帝内经·灵枢》(后简称"《灵枢》）云："病在脏者取之井，"少商穴属于手太阴肺经井穴，中冲穴属于手厥阴心包经井穴，而急惊风多为实热证，由此可见万氏擅取井穴以凉惊泻火治疗小儿急惊风。

（2）惊风慢证灸脾胃

万氏认为慢惊风属于虚寒证，病程较长，多损伤脾胃，"慢惊风为虚为寒，当用温补""慢惊不可医，调元急补脾"，故万氏在慢惊风的治疗上重视艾灸补法的运用。《片玉心书》载："慢惊先由久病，精神渐减脾虚，恹恹沉困气长吁，口眼张开不乳。搐搦时时举发……不瘥艾灸左乳""凡慢惊风不醒不退者，灸百会、足三里，男左女右乳下。"乳下、左乳即是现代针灸学的期门穴，为足厥阴肝经的募穴，具有疏肝健脾、理气活血的功效。足三里为足阳明胃经的下合穴，具有调理脾胃、补中益气、通经活络、疏风化湿、扶正祛邪的功效。由此可见，万氏常通过艾灸期门穴、足三里穴以温补脾胃治疗慢惊风病。

（3）惊风变证对侧灸

万氏将急惊风分为急惊风证、急惊风变证、急惊风类证与急惊风后遗症。常艾灸井穴治疗急惊风证，而对于急惊风变证、急惊风类证与急惊风后遗症则常根据"左病治右，右病治左"的方法选择对侧腧穴施灸。如由急惊风导致的斜视，万氏选用足少阳胆经的风池穴治疗，《片玉心书》载："小儿惊风，目斜视而不转睛者，灸风池穴，目左斜，灸右穴；右斜，灸左穴。"对于慢惊风所致的痪证，万氏选用手足阳明经的曲池、三里、绝骨、肩髃、颊车五穴治疗，《育婴家秘》载："痪者，手足或挛曲强直，或软缓无力，不能举动，或左或右，其人目视不正，口中流涎，语言蹇涩……更灸曲池、三里、绝骨、肩髃各二七壮。若口眼逆向一边者，灸颊车穴，左灸右，右灸左，即止。"

三、学术影响与成就

万氏师承家学，遥承钱乙，荟萃众长，一生著作颇丰，在世时著作已广泛流传，去世后王肯堂、张景岳、孙一奎等名医均在自己的著作中引用了万氏书中的内容，由此可见万氏对我国中医学的发展影响重大。万氏擅灸，形成了"疮疡诸疾皆可灸""妇儿艾灸有宜忌""惊风不同灸不同"三大特色鲜明的万氏灸疗学术特点。这些独特的灸疗学术特点对当今临床也有重要的借鉴意义，如现代针灸学将孕妇列入慎灸人群，尤其孕妇腰骶部及腹部为禁灸区域。

四、灸疗医案

1. 小儿急惊风

万密斋治一小儿，二岁，发搐已死，家人痛哭，乃阻之曰：此儿面色未脱，手足未冷，乃气结痰涌而闷绝，非真死也。取艾作小炷，灸两手中冲穴，火方及肉而醒，大哭，父母皆喜。

选自魏之琇《续名医类案》

【按语】小儿因气结痰涌而发搐，属于中医"急惊风"范畴。万氏艾灸手厥阴心包经井穴中冲穴，以醒神开窍，治疗小儿急惊风，体现了万氏"惊风不同灸不同"之"惊风急证灸井穴"的灸疗学术特点。

2. 蝼蛄串

蝼蛄串者，虫多也。其形如蜻蜓，头短尾长，善迎风走水。患见疾，不破不已。如溃破，若不断其脓水，自肩井贯串至肘臂之上，贯而串，串而三焉。若下一二寸为中串，再下一二寸为下串，因不断脓，以至贯串。秘方用断烂散，以灯火断之。又以艾灸肩井穴，并肘尖、曲池各五七壮。内服汤药，外用膏药并生肌散，调治月余而愈，不然恐成废人。此疾因五脏六腑，蓄受湿热，故外伤皮肤而成也。

选自万全《万氏秘传外科心法》

【按语】因五脏六腑感受湿热而成的外科疮疡蝼蛄串，万氏首选灯火灸疗法治疗，次选肩井、肘尖、曲池艾灸治疗，最后才使用汤药和膏药治疗，由此可见万氏重视艾灸在疮疡疾病中的运用，体现了"疮疡诸疾皆可灸"的灸疗学术特点。

第七节　李梴灸疗学术特点与成就

一、生平与著作

李梴，字建斋，江西盱江流域南丰（今江西省抚州市南丰县）人，江西古代十大名医之一，明代著名中医学家，具体生卒年月不详。李氏早年因病学医，行医于江西、福建两省。晚年结合数十本医书的精华和自己一生行医的经验心得，撰成《医学入门》。该书不仅门类齐全、分类精细，而且通俗易懂、简要实用，便于初学者阅读，因此被后世医家推崇，成为明清影响最为深远的医学入门书籍之一，并广泛传播于日本、朝鲜、越南等国。

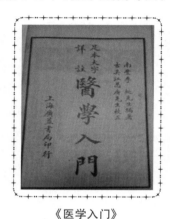

《医学入门》

李氏擅长针灸，创立了"多元阴阳迎随补泻法""上补下泻法"，提出了"药之不及，针之不到，必须灸之"的灸法学术观点。

二、灸疗学术特点

1. 针药不及，必须灸之

李氏重视灸法，在《医学入门》卷一"针灸"中将灸法单列为一篇，开篇即提出灸法可以发挥针、药达不到的治疗效果，即"药之不及，针之不到，必须灸之"。其详细论述艾灸的补泻手法，以灸有补泻来印证艾灸可用于治疗寒热虚实各类疾病。"若补，火艾灭至肉"，即点燃艾炷后，不吹旺艾火，待缓慢燃烧到皮肉时熄灭艾火；"泻，火不要至肉便扫除之，用口吹风主散"，即点燃艾炷后，局部感觉烧烫时即迅速吹散艾火，更换艾炷再灸。然后详细阐述艾灸用于寒热虚实各类疾病的功效，"虚者灸之，使火气以助元阳也；实者灸之，使实邪随火气而发散也；寒者灸之，使其气之复温也；热者灸之，引郁热之气外发，火就燥之义也"。最后用《内经》"无刺熇熇之热，无刺漉漉之汗，无刺浑浑之脉""无刺大劳人，无刺新饱人，无刺大饥人，无刺大渴人，无刺大惊人""形气不足,病气不足,此阴阳气俱不足也,不可刺之"等论述表明针刺能泻实未必能补虚,而艾灸可用于寒热虚实各类疾病,佐证"药之不及,针之不到,必须灸之"的观点。此外,书中记载了李氏对此观点的具体运用,"痨虫须分五脏,尝居肺间,正所谓膏之上,肓之下,针之不到,药之不行,只宜早灸膏肓、四花为佳"。

2.安身延年,以灸炼脐

炼脐法是中医外治疗法的重要组成部分,具有延年益寿、强壮脾胃、坚固元气等功效。李氏在前人基础上,在《医学入门》中首次明确提出"炼脐"概念,详细记载炼脐法原理、适应病症、药物组成及操作方法,认为脐部受父母精血而成,是人体生命的"根蒂",艾灸脐部可巩固人体根本,"立法蒸脐固蒂,如水灌土培草木,根本自壮茂也",达到"荣卫调和,安定魂魄,寒暑不侵,身体可健"的目的。并将炼脐法具体方药和操作方法公之于众,包括麝香、丁香、青盐、夜明砂、乳香、木香、小茴香、没药、虎骨、蛇骨、龙骨、朱砂、雄黄、白附子、人参、附子、胡椒、五灵脂、槐皮、艾叶等20余种药物,将这些药物碾末填脐中,上盖槐皮,于槐皮上放置艾绒进行施灸,每次五六十壮使遍身出汗。如不汗,三五日后再灸一百二十壮。李氏运用此法以安身延年及治疗各类劳疾,"劳嗽之疾,无不痊愈""凡一年四季,各熏一次,元气坚固,百病不生""凡用此灸,则百病顿除,益气延年"。由此可见,李氏善用炼脐灸法以安身延年。

3.灸有捷要,选穴宜精

李氏认为灸有"捷要",在《医学入门》中单列两篇详细论述艾灸要穴和奇穴,以便后世医家快速掌握艾灸方法。在"治病要穴"篇中按头面部、腰背部、上手部、上足部详细记载了91个艾灸要穴的主治,如"气海,多灸能令人生子。主一切气疾,阴证痼冷,及风寒暑湿水肿,心腹膨胀胁痛,诸虚癥瘕,小儿囟不合""内庭,治痞满。患右灸左,患左灸右,觉腹响是效。又主妇人食蛊,行经头晕,小腹痛"。在"治病奇穴"篇中提出17个灸治奇穴,如崔氏四花穴、经门四花穴、骑竹马穴等。针对一些无名称的奇穴,李氏直接记载艾灸部位,如"灸翻胃:两乳下一寸,或内踝下三指稍斜向前""灸癞风:左右手中指节宛宛中,凡赘疣诸痣皆效"。

此外,李氏认为艾灸选穴宜精,"凡灸,预却热物,服滋肾药;及灸,选其要穴,不可太多,恐气血难当"。《医学入门》中无论灸治外感还是内伤疾病取穴均不过一两个，如"心胸与大腹满者，皆外邪传入……热结膀胱者，小便自涩。又有冷结膀胱，小便亦涩，但手足厥而胸不满为异。宜外灸关元穴，内服玄武汤""战则病欲愈，栗则病欲甚……宜理中、四逆，甚则养正丹，并灸关元穴"。

4. 灸有法度，注重调养

李氏认为人体各个部位情况不同，患者体质也不同，因此各个部位、各个患者所适宜的灸量也不同，如头面为阳气的汇集地，胸膈为君火、相火的所在地，阴虚者体内有虚火，因此皆不宜多灸，"头面诸阳之会，胸膈二火之地，不宜多灸。背腹阴虚有火者，亦不宜灸"。四肢部、上部、近关节处宜少灸，下部及肌肉丰厚处可多灸，"唯四肢穴最妙，凡上体及当骨处，针入浅而灸宜少；凡下体及肉厚处，针可入深，灸多无害"。此外，李氏重视针灸宜忌，详细记载了各腧穴的针灸宜忌，如"尺泽，肘横纹中大筋外。针入三分，不宜灸""经渠：寸口下近关上脉中。针入三分，禁灸"，并以歌诀的方式将禁灸穴单列为一篇，详细列举了哑门、风府、头维、攒竹、睛明等禁灸穴。

李氏注重艾灸调养法，在《医学入门》卷一"针灸"中专门罗列调养法，认为炼脐灸气海穴时，不可卧灸，"灸气海炼脐，不可卧灸"；艾灸素体阴虚火盛的患者时，除艾灸气海穴外还艾灸足三里穴以清泻艾火，"素火盛者虽单灸气海，亦必灸三里泻火"；灸后未发疮时不宜服用热性药物，已发疮则不宜服用凉性药物，"灸后未发，不宜热药；已发，不宜凉药"；艾灸调理脾胃时需自然发疮，不宜外用酒葱熨等促进发疮，"常须调护脾胃，俟其自发，不必外用酒葱熨等法"；发疮时若出现寒热交替类似疟疾发作的现象，不可随意服用药物，"发时或作寒热如疟，亦不可妄服药饵"；疮面结痂脱落后，首选竹膜纸贴敷以保护疮面，次选对症药物及麻油水粉煎膏贴敷，"落靥后，用竹膜纸贴三五日，次用所宜服药，以麻油水粉煎膏贴之"；发疮时若脓多应每日更换贴敷物品，脓少可两日一换，"脓多者一日一易，脓少者两日一易，使脓出多而疾除也"；化脓时要节制饮食，忌生冷、油腻、鱼虾、笋蕨，谨慎食用牛肉、小鸡，"务宜撙节饮食，戒生冷、油腻、鱼虾、笋蕨，量食牛肉、小鸡"，疮面恢复时才可以适量食用鳅鳝、水鸡、猪肚、老鸭等，"长肉时方可量用鳅鳝、水鸡、猪肚、老鸭之类"，同时必须谨慎对待气候变化，避免情绪过度波动，以免日后痈疮复发，"谨避四气七情六欲，持以岁月必复"。李氏详细记载施灸的具体宜忌、体位、灸后调护方法，使后世对艾灸调养法有据可依，有章可循，促进了艾灸规范化。

三、学术影响与成就

李氏在继承孙思邈灸法理论的基础上，博采众长，并积极思考，在长期的临床实践中不断改进艾灸方法，逐步形成"针药不及，必须灸之""安身延年，以灸炼脐""灸有捷要，选穴宜精""灸有法度，注重调养"四大独特的灸疗学术特点。后世旴江医家龚廷贤受其灸疗学术特点的影响创立了蒸脐法、熨脐法、揉脐法、熏脐法等多种炼脐灸法。直至今日，李氏灸疗学术特点仍具有重要指导价值，如易受乡等运用熏脐灸法提高脾虚患者消化吸收能力；周晨等运用脐灸法以补益气血，治疗气血虚弱型缺乳患者；张永艳发现脐灸疗法能有效改善阳虚亚健康体质人群的临床症状，预防慢性疾病。

四、灸疗医案

1.灸肚筋法

儿生七朝，患此者必自发出青筋一道，行至肚，必生两岔，待行至心，不治。知者常视其青筋初发，速照青筋头上灸三炷，或行至生两岔处，亦照两岔头上截灸六炷，青筋自消，儿必活矣。炼脐法：药方见第一卷。凡初生下时，用绵裹脐带，离肚三寸处。以线扎住，却于线外将脐带剪断，片时去线，待血流尽，看近肚处，脐有两小孔，一大孔，用鹅毛管送炼脐药一二分入大孔内，以手指轻轻揉散，艾灸脐头三炷，结作疙瘩，软帛腰裹，切不可时常揭看，待脐落去，自无风矣。又法：落胎之时，视其脐软者，不须治，如脐硬直者，定有脐风，急用银簪于脐根旁刺破一二处，入麝香末少许，艾灸三炷，极妙。

选自《医学入门》

【按语】人体脐部受父母精血而成，是人体生命的开始。新生儿真气不足，脐带未断，脐门未闭，易感受风寒，迫使腹部出现青筋，严重者导致脐风。李氏仅选用神阙穴艾灸治疗小儿青筋、脐风及预防脐风，体现了李氏"灸有捷要，选穴宜精"的灸疗学术特点。

2. 中寒昏倒

伤寒循经渐入,中寒不问冬夏,或当风取凉,或坐地受冷,肃杀之气自皮肤卒于脏腑。昏倒,四肢拘挛强直厥冷,与中风相似,牙紧,四肢不动为异耳。急用葱饼熨脐,并灸气海,手足温暖则生。

选自《医学入门》

【按语】受风感寒或坐地感寒,导致寒邪通过皮肤直中脏腑,会出现猝然昏倒,四肢拘挛、强直厥冷等类似中风的症状。针对此病症,李氏认为此时患者猝然昏倒无法口服汤药,四肢拘挛强直不适宜针刺,宜外用葱饼熨脐和艾灸气海穴治疗,因此该案例生动体现了李氏"针药不及,必须灸之"的灸疗学术特点。此外,李氏治疗此类急危重症,仅艾灸气海一穴,因此该案例还体现了李氏"灸有捷要,选穴宜精"的灸疗学术特点。

第八节　龚信灸疗学术特点与成就

一、生平与著作

龚信,字西园,江西盱江流域金溪(今江西省抚州市金溪县)人,明代著名中医学家,具体生卒年月不详。龚氏精于岐黄之术,曾任职于太医院。生平编撰了《古今医鉴》《重刻图像本草药性赋定衡》《太医院补遗医学正传》《医学源流肯綮大成》等医籍,其中《古今医鉴》是其代表作,该书原作 8 卷,后由其子龚廷贤续编成 16 卷,此后又经王肯堂补订为现在通行的 18 卷。

《古今医鉴》作为一本汇集了上至《内经》《难经》,下至金元诸家之论的综合性医书,不仅介绍了内、外、妇、儿、杂科等上百种病证,还涉及了汤药、针刺、艾灸、按法、揉法、温法、熨法、刺络放血等多种治病方法。灸疗作为其中的一种,内容较多,且形成了龚氏独有的灸疗学术特点。

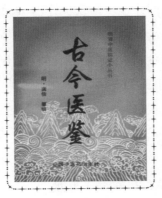

《古今医鉴》

二、灸疗学术特点

1. 灸麻改革,简便易行

灸法分为化脓灸和非化脓灸两种。化脓灸即将艾炷放置在体表腧穴上直接烧灼的一种艾灸方法。由于化脓灸法易导致化脓留瘢,故又名"瘢痕灸"。因其用火直接在肉上燃烧,故又名"灸焫""着肉灸"。因其简便易行,疗效显著,故受到众多医家的推崇。然而此法灼痛难忍,让患者恐惧,如宋代闻人耆年《备急灸法》中云:"富贵骄奢之人,动辄惧痛,闻说火艾,嗔怒叱去,"故后世医家采用多种方法减轻艾灸烧灼的痛苦,如东晋著名道医葛洪发明隔物灸法,南宋河北世医窦材发明睡圣散,均能在一定程度上减轻艾灸烧灼的痛苦。

然而,窦材的睡圣散属于全身麻醉,服用后会导致患者昏睡,不利于施灸过程中医患双方的沟通,故龚氏在其基础上进行改良,将全身麻醉改良为局部麻醉,将内服汤药法改用为外敷粉末法,《古今医鉴》载:"于动处,用药制过纸擦之,使皮肉麻木。"并详细记载药制纸的方法,"用花椒树上马蜂窝为末,用黄蜡蘸末,并香油频擦纸,将此纸擦患处皮上,即麻木不知痛"。龚氏改良后的灸麻方法简便易行,大大减轻了化脓灸法的疼痛感,且不影响艾灸疗效与医患沟通,故受到广大医生、患者的认可。

2. 灸具创新,便捷安全

灸疗历史悠久,早在殷商时代就有相关文字记载,但直到唐朝才出现灸疗器械的雏形,孙思邈《千金要方》载:"截箭竿二寸纳耳中,以面拥四畔,勿令泄气,灸筒上七壮。"明清时才逐步出现灸疗器械,如龚氏《古今医鉴》中将三文铜钱放置在腧穴上,铜钱中央填充艾绒,燃烧艾绒治疗小儿积食,"灸癖法:穴在小儿背脊中,自尾骶骨,将手揣摸脊骨两旁,有血筋发动处两穴,每一穴用铜钱三文,压在穴上,用艾烟安钱孔中,各灸七壮"。龚氏以铜钱为医疗器械,用铜钱固定艾绒的位置,使灸法更为便捷、安全,并有效地推动了我国灸疗器械的使用与改革,现代临床上使用的艾盒灸、艾筒灸等均是在此基础上衍变而来。

3. 疮痛灸量,以痛(或不痛)为度

早在先秦时期,帛书《脉方》《五十二病方》中就曾用灸法治疗疮痛之症,此后数代医家沿用此法,且提倡疮痛早期即用灸法。龚氏在《古今医鉴》中不仅赞成前人"疮痛之症,宜早施灸""凡痈疽始发,即以艾多灸之,可使轻浅"的观点,还明确要求灸治疮痛以痛(或不痛)为适宜灸量,即疮痛艾灸疼痛者,以艾灸不痛为适宜灸量,疮痛艾灸不痛者,以艾灸疼痛为适宜灸量,"若其身必痛,灸至不痛;不痛灸至痛""隔蒜灸法:治一切疮毒,大痛或不痛,或麻木。如痛者,灸至不痛,不痛者,灸至痛"。由此可见,龚氏灸治疮痛时不以施灸壮数为标准,以疼痛(或不痛)判定是否达到灸量,这实现了灸随人异、因人而治,体现了中医个体化治疗的特色。

三、学术影响和成就

在多年临床实践中,龚氏逐渐形成"灸麻改革,简便易行""灸具创新,便捷安全""疮痛灸量,以痛(或不痛)为度"三大灸疗学术特点。其作为一名全科医师,充分运用灸法疏通经络、温经散寒、活血化瘀的功效,治疗内外妇儿诸科疾病。其注重艾灸器具的创新,提出以铜钱为灸具的艾灸方法,为现代灸具的诞生提供了思路,从而对我国灸疗学的发展产生了深远的影响。

四、灸疗医案

隔蒜灸法 治一切疮毒,大痛或不痛,或麻木。如痛者,灸至不痛;不痛者,灸至痛。其毒随火而散。盖火以畅达,拔引郁毒,此从治之法也。

用大蒜头去皮,切三文钱厚,安疮头上,用艾壮于蒜上,灸之三壮,换蒜复灸。未成者,即消;已成者,亦杀其大势,不能为害。如疮大,用蒜捣烂摊患处,将艾铺上,烧之,蒜败再换。如不痛,或不作脓,及不起发,或因疮尤宜多灸。灸而仍不痛,不作脓,不起发者,不治,此气血虚之极也。

选自《古今医鉴》

【按语】隔蒜灸法始见于葛洪《肘后备急方》,葛氏用此法治疗痈疽肿痛,后世医家多有效仿。龚氏用此法治疗疮毒,且有所发展。其认为隔蒜灸法可使毒邪随艾火而消散,艾灸疼痛者,邪气旺盛,以不痛为适宜灸量;艾灸不痛者,气血亏虚,以疼痛为适宜灸量,该病案体现了龚氏"疮痈灸量,以痛(或不痛)为度"的灸疗学术特点。

第九节 龚廷贤灸疗学术特点与成就

一、生平与著作

龚廷贤,字子才,号云林山人,江西盱江流域金溪(今江西省抚州市金溪县)人,明代著名中医学家,江西古代十大名医之一。龚氏出身于世医之家,随父龚信继承家学,曾任太医院吏目。其一生著有 20 余种医籍,现存的医籍有《万病回春》《鲁府禁方》《寿世保元》《种杏仙方》《医学准绳》《医林状元济世全书》《小儿推拿秘旨》《药性歌括四百味》《药性歌》《痘疹辨疑全幼录》《医学入门万病衡要》《云林医圣普渡慈航》《复明眼方外科神验全书》《云林神彀》《救急神方》《痘疹金镜录》《秘授眼科百效全书》《本草炮制药性赋定衡》《诊断治要》等,其中《小儿推拿秘旨》是我国现存最早的儿科推拿专著。

龚氏擅于总结、继承家传诊疗实践经验,拥有深厚的医学理论基础,丰富全面的临床诊疗经验,其著作中治疗方法除内服方药外,针、灸、洗、熨、贴、吹、敷、擦、蒸、梳、推、气功等一应俱全。为方便后人运用灸法治疗疾病,龚氏将自己亲证有效的灸疗验方放在各个病证治疗方法的最后面,"灸法余取素所经验者,附于方末,以便采用"。纵观龚氏艾灸方法,其形成了以下独特的灸疗学术特点：

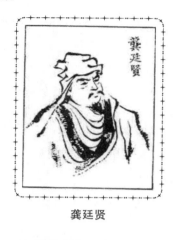

龚廷贤

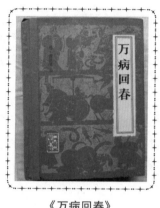

《万病回春》

二、灸疗学术特点

1. 重视脐灸，灸脐多样

脐，又名神阙，为脐带脱落处结疤后留下的陷窝。胎儿通过脐带获得母体气血而生长，因此脐被赞誉为先天元神出入的通道。龚氏重视脐疗，认为艾火熏脐是"延年之妙药"，能"壮固根蒂、保护形躯，熏蒸本原，却除百病，蠲五脏之痛患，保一身之康宁"。其在《寿世保元》中介绍了"益府秘传太乙真人熏脐法"，认为此法可"补诸虚祛百病，益寿延年"，并详细记载"熏脐法"的方药组成，"麝香五分为末，入脐内，后用药末放麝香上，将面作团围住，上用槐皮灸一百二十壮，不时要换槐皮。龙骨、虎骨、蛇骨、附子、南木香、雄黄、朱砂、乳香、没药、丁香、胡椒、夜明砂、五灵脂、小茴香、两头尖、青盐，上各等份，共为细末，入脐中，用艾灸之"。又如《万病回春》"彭祖小接命熏脐秘方"载："剪脐落地，犹恐脐窍不闭有伤婴儿之真气，随用艾火熏蒸，外固脐蒂之坚牢，内保真气而不漏。""凡人生育之时，脐带一落，用艾火以熏蒸即得坚固。""人之中年以后，患临其身，如草木复其浇培，以法熏蒸其脐，岂不去恶除疾而保生也。"此外，龚氏还记载了蒸脐法、熨脐法、揉脐法，由此可见龚氏擅用脐灸，且灸脐方法多样。

2. 虚致晕灸，以壮其神

晕灸是一种因艾灸刺激导致机体出现暂时性、广泛性的脑血流量减少，而发为晕厥的灸疗不良反应。龚氏之前的医家重视病症选穴、艾灸方法及艾灸疗效,却无人提及"晕灸"。龚氏在《寿世保元》中首次提出"晕灸"一词,并详细阐述晕灸原因及处理方法。龚氏认为晕灸由气虚所致,"着火有眩晕者,神气虚也"。晕灸后应先以寒凉的物品按压艾灸部位以祛除艾热,待患者苏醒后饮用稀粥或姜汤以补充神气,"宜仍以冷物压灸处,其晕自苏。再停良久,以稀粥或姜汤与饮之,以壮其神"。龚氏"晕灸"一词的提出及晕灸原因、处理方法的介绍,对我国灸疗理论的完善具有重要意义。

3.诸病附灸,灸立奇效

龚氏灸疗经验丰富,擅长运用灸法治疗临床各科疾病,其中用灸法治疗妇科、儿科疾病及外科痈疡最具特色。

(1)妇人灸疗,行气活血

龚氏认为营卫虚弱、气寒血凝是妇人疾病的主要病因,"气者血之帅也,气行则血行,气止则血止,气温则血滑,气寒则血凝",因此其主张常用艾灸以行气活血、温经散寒、补益气血治疗各类妇人疾病。如其艾灸膝眼穴治疗原发性痛经,《寿世保元》载:"一论妇人月家得此,不时举发,手足挛拳,束如鸡爪疼痛。取左右膝骨两旁,各有一个小窝,共四穴,俗谓之鬼眼,各灸三壮即愈。"艾灸至阴穴治疗难产,《万病回春》载:"治横生逆产,服诸符药不下者,灸右足小指尖头三炷,艾炷如小麦大。"运用隔蒜灸法治疗乳劳症,《寿世保元》载:"一妇乳内肿一块如鸡子大,劳则作痛,久而不消,服托里药不应,此乳劳症也,属肝经血少所致。先与神效栝蒌散四剂,更隔蒜灸之。"艾灸血海穴治疗崩漏,《寿世保元》载:"脾胃虚而心胞乘之。故漏下月水不调也……又灸足太阴脾经血海穴二七壮。"

(2)小儿难药,灸建奇功

小儿稚阳稚阴之体,脏腑娇嫩,易受外邪侵袭,且致病易虚易实,易寒易热,传变迅速,以及小儿往往因为中药味苦,拒绝服用,故而小儿难以使用内治法治疗,龚氏力荐灸法治疗儿科疾病,《万病回春》提出艾灸治疗"婴儿胎毒惊风症,疳积泻痢呕痰涎"可立奏奇功。《寿世保元》提出可通过灯火灸、艾灸中脘穴及口服万亿丸治疗小儿脐风,"于青筋初发,急用灯心蘸香油用灯于青筋头,并岔行尽处燎之,以截住不致攻心,更以艾灸中脘三壮,内服万亿丸二三粒以泄其胎毒也"。《寿世保元》还提出艾灸百会穴治疗小儿脱肛泻血,"小儿脱肛泻血,每厕脏腑撮痛不可忍者,灸百会二壮";艾灸经外奇穴手大指甲后治疗小儿雀目,"小儿雀目,夜不见物,灸手大指甲后一寸内廉横纹头白肉际,各一炷,如小麦大"。

（3）灸治痈疡,以火拔毒

痈疡是中医外科常见病,病机多为火热郁结。龚氏认为艾灸可使痈疡疮毒随火而散,"其毒随火而散,盖火以畅达拔引郁毒,此从治之法也",具有治疗痈疡重症的功效。如其运用蕲艾艾灸治疗脑项后疽,"脑项后疽,一名夭疽,俗名对口。男左女右,脚中指下俯面第三纹正中,用好蕲艾灸七壮";运用隔鸡蛋灸治疗初起未破型发背痈疽,"发背痈疽,初起未破,用鸡卵半截,盖疮上,四围用面饼敷上,用艾灸卵壳尖上";运用隔蒜灸法治疗疔疮,"灸疔疮,用大蒜捣烂成膏,涂四围,留疮顶,以艾炷灸之,以爆为度,如不爆,难愈,宜多灸百余壮,无不愈者"。由此可见,龚氏善用灸法"以火拔毒"的功效治疗痈疡。

4. 灸疮护理,辨而处之

龚氏重视灸疮护理,在《寿世保元》中系统论述其灸疮护理经验,首先龚氏认为灸后须发疮,"着艾火后,须要疮发,所患即瘥,不得疮发,其疾不愈";未发疮者可用旧鞋底热熨促进发疮,"若见灸疮不发者,用故鞋底灸令热熨之";三日后发疮者可食用小鸡、鲢鱼、豆腐等热性食物促进发疮,"三日而发,仍以小鸡、鲢鱼、豆腐等热毒之物与食之,谓以毒攻,其疮必发";气血虚弱者可使用药物补益气血促进发疮,"若气血虚弱者调以药饵"。然后详细论述各种灸疮的处理方法,若灸后疮未发,"宜乌柏树叶贴之";若灸疮痛不止,"用柏叶芙蓉叶,端午午时采,阴干,为细末,每遇灸疮黑盖子脱了,水调少许,如膏贴纸上,贴之即愈";若灸疮已发,黑烂疼痛,"用桃枝、柳枝、胡荽、黄连,煎水温洗";若灸疮出血,"用百草霜为末,掺之即止";灸疮洗法,"以葱、艾、薄荷等物煎水温洗,令逐风邪";若灸疮已发,"可用膏药贴之,一二日一易,使疮脓出多而疾除也。其膏必用真麻油入治病之药,或祛风除湿,养气滋血、诚疗损补虚之药,随症入之为妙"。

5. 慢惊危证,急灸百会

"惊风"是小儿常见的急危重症,以抽搐、昏迷为主要特征,该病变化迅速,十分凶险,严重威胁患儿的生命健康。龚氏认为慢惊风多因患儿先天禀赋不足或久病正虚导致脾肾亏虚,化源不足或肝肾阴虚,虚风内动而形成,

《寿世保元》载:"痰滞咽喉如牵锯状,口鼻气冷,唇缓面青,涎流口角……其有眼闭,四肢厥冷者,名曰慢脾风。"龚氏认为慢惊发作,"极危笃,速用回阳之药",若药力不到,太冲脉尚存者,可急灸百会穴治疗,《寿世保元》载:"慢惊、慢脾危恶之症,药力不到者,但看两脚面中间陷处,有太冲脉,即灸百会穴三五壮,炷如小麦大,灸后仍以醒脾之剂调之。""论慢惊,乃元气虚损而至昏愦,急灸百会穴。""其服药不效,太冲脉尚有者,灸百会穴。"而元气消散后艾灸则为时已晚,"若待下痰不愈而后灸之,则元气脱散而不救矣,此乃脏腑传变已极"。由此可见,龚氏擅于通过急灸百会穴以回阳救逆、温养脏腑,治疗小儿慢惊危证。

三、学术影响和成就

龚氏是我国从先秦至明代著书最多的医家之一,其因高超的医技、高尚的医德而被赞誉为"医林状元"。其对灸法情有独钟,不仅系统论述灸法选穴、艾炷大小及壮数、点火法、灸疮护理、灸后调摄等,更首提"晕灸"概念,并介绍晕灸预防及处理的方法。由此可见,龚氏灸疗学术思想不仅为盱江医学增添了浓墨重彩的一笔,更对我国中医学的发展产生了重大影响。

四、灸疗医案

一论黄疸,病人脊骨自上数至下第十三椎下,两旁各量一寸,灸三七壮,效。

一论衄血良法。项后发际,两筋间宛宛中,灸三壮立止。凡衄血,自此入脑注鼻,实妙法也。

一治衄秘法。急用绵一条,缠足小指,左孔取左,右孔取右,俱出则俱取,于指头上灸三壮,如绿豆大。若衄多时不止者,屈手大指,就骨节尖上灸,各三壮,左取右,右取左,俱衄则俱取。

一论下血不止秘法。命门一穴,用篾一条,自地至脐心截断,令患人平立取之,即向后自地比至脊尽处是穴,又须按其突出酸痛方可灸。不痛则不灸也,灸可七壮止,永断根不发。

一论脱肛秘法。百会一穴,鸠尾一穴,各灸三壮,炷如小麦大,当正午时,用桃柳枝煎汤浴净,灸之,神效。

一论灸肠风脏毒便血久不止者。以患人平立量脊骨与脐平处,椎上灸七壮。或年深者,更于椎上两旁各一寸,灸七壮,无不除根。

一灸痔疾。先以柳枝浓煎汤洗痔,便艾灸其上,连灸三五壮,忽觉一道气转入肠中,因大转泻,先血后秽。

选自《寿世保元》

【按语】龚廷贤出身于世医之家,曾任太医院吏目,一生著作众多,善用灸法治疗临床各科疾病,形成了"重视脐灸,灸脐多样""虚致晕灸,以壮其神""诸病附灸,灸立奇效""灸疮护理,辨而处之""慢惊危证,急灸百会"五大灸疗学术特点。该病案选自《寿世保元》卷十,龚氏在此单列"灸法"一章,专门论述灸法的病症选穴、艾灸方法等。病案中龚氏通过灸法治疗黄疸、衄血、下血不止、肠风脏毒便血、脱肛等病症,均体现了龚氏"诸病附灸,灸立奇效"的灸疗学术特点。

第十节　龚居中灸疗学术特点与成就

一、生平与著作

龚居中,字应圆,别号如虚子、寿世主人,江西旴江流域金溪(今江西省抚州市金溪县)人,明朝著名中医学家,江西古代十大名医之一,具体生卒年月不详。龚氏曾任职于太医院,精研临床之余,笔耕不辍,著有《痰火点雪》《福寿丹书》《小儿痘疹医镜》《幼科百效全书》《外科百效全书》《女科百效全书》《外科活人定本》等,其中以痨瘵专著《痰火点雪》、导引养生专著《福寿丹书》最为著名。

龚氏擅治内、外、妇、儿等各科疾病,精于运用灸法和药物治疗阴虚痰火型痨瘵,在《痰火点雪》中详尽阐述灸治痨瘵的方法,尤其是创造性地用灸法治疗热病痨瘵,有效地扩大了灸疗的治病范围。

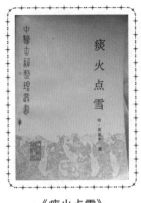
《痰火点雪》

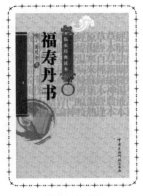
《福寿丹书》

二、灸疗学术特点

1. 病久根深，非灸不除

龚氏在继承前人经验的基础上，经过反复探索，认为多年旧病，毒邪深重，药力不能消除，必须借助艾火以攻毒拔邪，并总结出"病久根深，非灸不除"的治病经验，《痰火点雪》载："若年深痼疾，非药力所能除，必借火力以攻拔之。"并生动描述了灸治寒病、热病、虚病、实病、痰病各类顽疾的功效，"盖寒病得火而散者，犹烈日消冰，有寒随温解之义也；热病得火而解者，犹暑极反凉，自火郁发之之义也；虚病得火而壮者，犹火迫水而气升，有温补热益之义也；实病得火而解者，犹火能消物，有实则泻之之义也，痰病得火而解者，以热则气行，津液流通故也，所以灸法不虚人者，以一灼谓一壮，以壮人为法也"。如其在《幼科百效全书》中艾灸百会穴以回阳救逆、温养脏腑、疏散风寒治疗慢脾风，"又有慢脾风者，皆由慢惊传变，始因吐泻久而脾虚生风……若太冲有脉，当灸百会穴"。

2. 痰火瘰疬，四花六穴

"四花穴"属于经外奇穴，由膈俞、胆俞组成，左右各两穴，共四穴。艾灸"四花穴"治疗骨蒸病（即瘰疬）最早见于唐代崔知悌《骨蒸病灸方》。龚氏结合前人经验，主张在"四花穴"的基础上，配伍膏肓、肾俞、肺俞、足三里、合谷、膻中六个腧穴组成"四花六穴"共同灸治痰火瘰疬，即"凡痰火骨蒸、瘰疬梦遗、盗汗传尸等症，宜灸四花六穴、膏肓二穴、肾俞二穴、肺俞二穴、足三里二穴、手合谷二穴,或膻中穴"。瘵病病在脏属阴,而背部属阳,艾灸背部的膏肓、肾俞、肺俞为从阳引阴之义;足三里、合谷穴为阳明经要穴,阳明经多气多血,灸之能益气生血;膻中穴为宗气所聚之处,灸之能化气生津,故艾灸"四花六穴"能治疗阴虚痰火之瘵瘵,龚居中言:"予常见人初有此疾,即与依法灸之,无有不效。"

3. 取材考究,陈艾为佳

千百年来,人们通过反复实践证明艾叶是灸疗的最佳材料。且龚氏根据个人多年临床经验,认为艾灸应用陈年细软的熟艾,新鲜的生艾会损伤人体肌肉血脉,不宜用于灸疗,"凡用艾叶须陈久者,治令细软,谓之熟艾。若生艾灸火,则伤人肌脉"。其在《痰火点雪》中详细记载艾绒艾炷的制作方法,先挑选干净的艾叶,去除杂质,将其放入石臼,用木杵捣烂,去除残渣和艾叶中的白茎后,再用木杵将剩余艾叶捣烂成丝绵状,此种艾绒制作出的艾炷火力旺盛、穿透力强,"须拣取净叶,捣去尘屑,石臼中木杵捣熟,罗去渣滓,取白者,再捣至柔烂如绵为度,用炷燥则灸火有力"。

虽然"陈艾为佳"与前人孟子"七年之病,求三年之艾"的说法类同,熟艾制作艾绒、艾炷的方法也非龚氏首创,但龚氏将其载入著作中,即是龚氏考究灸材学术特点的体现。

4. 火源有则,慎而取之

龚氏根据个人临床经验,提倡首选阳燧取火法点燃艾草,即利用凹面铜镜聚焦阳光以取"太阳真火"点燃艾草,其次选择钻槐木取火点燃艾草,"其次钻槐取火为良";病情紧急,无法阳燧取火、钻槐木取火的时候,可用麻油灯火或蜡烛火点燃艾茎,然后用艾茎点燃艾炷取火,"若急卒难备,则真麻油灯或蜡烛火,以艾茎烧点于炷,滋润灸疮,至愈而不痛也"。此外,龚氏还认为火的属性取决于取火的物体。金石烈于草木,故金石之火烈于草木之火,"火无体,因物以为体,金石之火,烈于草木之火,是矣"。并总结出八种不宜用于艾灸取火的木材:松木燃烧的艾火使疾病难愈;柏木燃烧的艾火伤神、多汗;桑木燃烧的艾火损伤肌肉;柘木燃烧的艾火损伤血气与脉息;枣木燃烧的艾火损伤血液;橘木燃烧的艾火损伤营卫经络;榆木燃烧的艾火会伤骨及损伤精神状态;竹木燃烧的艾火伤筋及损伤视力,"八木者,松火难瘵,柏火伤神多汗,桑火伤肌肉,柘火伤气脉,枣火伤内消血,橘火伤营卫经络,榆火伤骨失志,竹火伤筋损目也",龚氏考究艾灸取火火源,详细论述取火方法及禁忌火源,为后人艾灸取火提供了可靠参考。

5.取穴定位,注重精准

龚氏考究腧穴的取穴方法,强调"但得穴真,无不验也",如其详细论述膏肓穴的取法,"若不能正坐,但伸两臂亦可,伏衣襆上,伸两臂,令人挽两胛骨使相推。不尔,胛骨遮穴不可得也。所伏衣襆,当令大小常定,不尔则失其穴"。其提倡"骨度折量定位法",认为"人有老少,体有长短,肤有肥瘦,皆须精思斟量,准而折之",建议医生"必择其素熟经络穴道者乃可",否则"差之毫厘,谬之千里,非徒无益,而反害之,岂以人命若草菅耶"。此外,龚氏还认为患者体位会影响取穴精准性,在《痰火点雪·论点穴》中指出艾灸取穴时要身体端正,四肢无歪斜,端坐艾灸则端坐取穴,平卧艾灸则平卧取穴,站立艾灸则站立取穴,"凡点穴法,皆要平正,四肢无使歪斜,灸时恐穴不正,徒坏好肉尔。若坐点则坐灸,卧点则卧灸,立点则立灸,反此,一动则不得真穴矣"。

三、学术影响和成就

龚氏在长期临床实践中形成了"病久根深,非灸不除""痰火瘰疬,四花六穴""取材考究,陈艾为佳""火源有则,慎而取之""取穴定位,注重精准"五大理论精辟、推陈出新的灸法特点,其中"病久根深,非灸不除"最具启迪性,龚氏简明扼要地阐述灸疗作用机制,从深层次补充和发展了艾灸学理论,对灸治瘰疬的推行及艾灸治疗范围的扩展具有重要意义。

四、灸疗医案

定四花六穴之法

崔氏灸骨蒸瘰疬,初得此疾,即如此法灸之,无不效者。但医多不得真穴,以致有误。今具真格,使学人一见了然无误。

先用细绳一条,约三四尺,以蜡抽之,勿令展缩,以病人脚底贴肉量,男取左足,女取右足,从足大拇指头齐起,从脚板底当脚根中心向后引绳,循脚肚贴肉直上,至膝腕曲叉中大横纹截断。次令病人解发分开两边,全见头缝,自囟门平分至脑后,乃平身正坐。取前所截绳子一头,从鸠尾齐引绳向上,正循头缝至脑后贴肉垂下,循脊骨引绳向下,至绳尽处当脊骨以墨点记(此墨不是灸穴),别以稻秆心,令病人合口,将秆心按于口上,两头至吻,却勾起秆心中心至鼻端根下,如人字样,齐两吻截断,将秆展直于先在脊中墨记处,取中横量点之,此是灸穴,名曰患门二穴。初灸七壮,累灸至一百壮,妙。初只灸此二穴,次令其人平身正坐,稍缩臂膊,取一绳绕项向前,平结喉骨,骨平大杼骨,俱以墨点记,向前双垂,下与鸠尾齐截断,灸鸠尾穴,无却翻绳向后,以绳头齐会处,以墨点记(此亦不是灸穴)。别取秆心,令其合口,无得动笑,横量两吻,截断,还于背上墨记处,折中横量两头点之,此是灸穴。又将其秆心循脊直量,上下点之,此是灸穴,名曰四花穴。初灸七壮,累灸至百壮,迫瘵疾愈。根依前法复灸至百壮,但当脊骨上两穴,切宜少灸。凡一次只灸三五壮,多灸恐人蜷背。凡灸此穴,亦要灸足三里,以泻火气为妙。若妇人缠绵裹足,以至中短小,则第一次患门穴难以量准,但取右手肩髃穴贴肉量至中指为尽亦可,不若只取膏肓穴灸之,其穴备于后,次灸四花穴,亦效。予常见人初有此疾,即与依法灸之,无有不效,唯恐病根深痼,亦依此法灸之,亦有齐愈者,况初病者乎!

选自《痰火点雪》

【按语】案例中龚氏详细描述"四花穴"的取穴方法,并强调取穴时须"平身正坐""无得动笑",由此可见龚氏"取穴定位,注重精准";其艾灸"四花六穴"治疗骨蒸痨瘵体现了龚氏"痰火痨瘵,四花六穴"的灸疗学术特点。

第十一节　喻昌灸疗学术特点与成就

一、生平与著作

喻昌,字嘉言,号西昌老人,江西盱江流域新建(今江西省南昌市新建区)人,江西古代十大名医之一,明末清初著名中医学家,与张璐、吴谦并称为清初三大医家。喻氏是位勤于著述的医家,著有《医门法律》《寓意草》《尚论篇》《尚论后篇》《伤寒抉疑》《痘疹生民切要》《喻选古方试验》《会讲温证语录》《温症朗照》等10余部医籍,其中《医门法律》是学习和研究中医学的必读之书,《寓意草》是我国最早详细规定医案书写内容的文献资料,首提"先议病,后用药"的诊疗程序。

喻氏在中医学理论研究方面颇有贡献,提出了"大气论""秋燥论""三纲鼎立"等学说。在临床治疗方面,喻氏生平虽善用经方,但其对灸法的运用亦有诸多独到的见解。

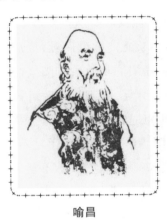

喻昌　　　　　　　　　《医门法律》

二、灸疗学术特点

1. 以脉言灸

自古以来,医家根据证或症来讨论艾灸相关内容,但喻氏作为仲景"伤寒学派"的继承人,发展继承了仲景以脉言灸的思想。在《尚论后篇》中治疗少阴病吐利时曰:"脉不至者,灸少阴七壮""下利,脉微涩,呕而汗出,数更衣反少者,阳虚而气下坠,血少而勤努责也,宜灸顶门之百会穴,以升举其阳也。"在《医门法律》中治疗伤寒厥证时曰:"伤寒脉促,手足厥逆者,有灸之之法""伤寒六七日,脉微,手足厥冷,烦躁,灸厥阴,厥不还者死。"治疗疟疾时曰:"脉弦紧者可发汗针灸也。"同时,喻氏还通过脉象来言艾灸是否适宜,在《尚论篇》和《尚论后篇》中赞同仲景"微数之脉,慎不可灸"的思想,提出微数脉患者灸后会阴虚更甚,阳盛更旺,"脉微而数,阴虚多热之征也,此而灸之,则虚者益虚,热者益热",从而导致血散脉中、焦骨伤筋,"脉见微数,则是阴虚而阳炽,重以火力追逐其血,有筋骨焦伤已耳"。在《尚论篇》中喻氏还认同仲景艾灸微数脉是导致太阳病中风衍生变证的观点,"(太阳病)不解肌而以火劫汗伤阴致变四法……一法辨脉微而数者不可灸"。此外,喻氏还在《尚论篇》中赞同仲景"浮脉忌灸"的思想,认为浮脉病位在表,艾灸会导致火邪郁闭在体内不得外出,出现上盛下虚、腰以下重痹的现象,"脉浮宜以汗解,用火灸之,邪无从出,因火而盛,病往接以下必重而痹"。

2. 灼艾通阳

喻氏强调"灼艾通阳",在其著作中多次提及。如《尚论篇》中运用艾灸通阳的功效治疗脉微、烦躁、阳微阴盛的伤寒厥证,"脉微而厥,更加烦躁,则是阳微阴盛,用灸法以通其阳",或运用艾灸通阳的功效治疗阳气内陷,脉见喘促,阴寒格阳,手足厥逆的伤寒厥证,"伤寒脉促,则阳气局蹐可知,更加手足厥逆,其阳必为阴所格拒而不能返,故宜灸以通其阳也"。且其在《尚论篇》中用"灼艾通阳"的思想阐述灸治少阴病吐泻暴作、脉不至伴手足不逆冷而反发热之证的原理,喻氏认为少阴病见呕吐、泄泻、手足逆冷、脉不至是正常现象,但若见呕吐、泄泻、手足发热则说明体内升降失常,气血逆乱,阳气不能续接故脉不至,因此须用温热疗法以温通阳气。而温热性质的中药易伤阴津,故艾灸足少阴肾经腧穴以温阳复脉,"既吐且利,手足逆冷者,其常也,若反发热,则阳气似非衰惫,然正恐真阳越出躯壳之外,故反发热耳,设脉不至,则当急温无疑,但温药必至伤阴,故于少阴本穴,用灸法以引其阳内返,斯脉至而吐利亦将自止矣"。

3. 灸药合用

艾灸与汤药是两种不同的治病方法,自古以来,就有医家提倡"唯针灸不用汤药"或"唯汤药不用针灸",然而喻氏却继承仲景"灸药合用"的思想,联合使用二者,最大化地发挥二者优势以提高临床疗效。如其在《尚论篇》中详细说明了少阴病阳虚寒湿内停证灸药合用、外内相攻的机理,患者体内无邪热故口中不苦不燥不渴,他处不恶寒、独觉背部恶寒说明阳气不足、阴寒内盛,属于阳虚寒湿内停证,宜外用艾灸内服汤药,外灸内温,灸药合用以温经散寒除湿,"口中和者,不渴不躁,全无里热,其背恶寒,则阳微阴盛之机,已露一班,故灸之以火,助阳而消阴,主之以附子汤,温经而散寒也"。在《医门法律》中主张先服用附姜白通汤,再艾炷灸关元穴、气海穴各二三十壮治疗阴盛阳虚证,"附姜白通汤:治暴卒中寒,厥逆呕吐,泻利色清气冷,肌肤凛栗无汗,盛阴没阳之证……又甚者,再用艾炷灸关元、气海,各二三十壮。内外协攻,务在一时之内,令得阴散阳回"。

4. 以灸防变

喻氏继承了张仲景的学术思想,擅长运用艾灸治疗已病。其在《尚论篇》《医门法律》中提倡在少阴伤寒初期,症状尚不明显时便用附子、干姜和艾灸治疗,"仲景于伤寒阳微阴盛恶寒之证,尚不俟其彰著,早用附子、干姜治之,并灸之矣",若伤寒三四日,寒邪深入少阴导致寒厥后再用,则会错失治疗的最佳时机,难以扭转疾病恶化的趋势,"若待至三四日,势必极盛难返,不可救药矣"。又如其在《尚论篇》中提倡在伤寒六七日,突发发热下利时运用艾灸以固护阳气,避免亡阳,"六七日不利,忽发热而利,浑是外阳内阴之象,此中伏有亡阳危机,所以仲景早为回护,用温用灸,以安其阳"。由此可以看出喻氏注重灸治已病,擅长"以灸防变"。

三、学术影响和成就

喻氏在继承仲景学术思想的过程中,形成了"以脉言灸""灼艾通阳""灸药合用""以灸防变"四大灸疗学术特点。虽其"微数之脉,慎不可灸"的说法值得商榷,但随着疾病医学向健康医学的转变,其"以灸防变"的思想受到越来越多人的重视。如洪霞等通过艾灸盒温灸足三里、关元穴后发现,艾灸可有效降低急性缺血性脑卒中患者压疮发生率;任小琴等通过温灸肩井穴后发现,艾灸能有效预防甲状腺患者术后手术体位综合征的发生;莫江峰等研究发现三伏穴位贴敷能显著增强慢性呼吸系统疾病患者的免疫功能,从而缓解病情,减少复发。

四、灸疗医案

1. 下利

下利而脉见阳微阴涩,为真阴真阳两伤之候矣。呕者,阴邪上逆也;汗出者,阳虚不能外固,阴弱不能内守也。数更衣反少者,阳虚则气下坠,阴弱则勤弩责也。是证阳虚,本当用温,然阴弱,复不宜于温。一药之中既欲救阳,又欲护阴,漫难区别,故于顶之上,百会穴中灸之,以温其上而升其阳,庶阳不致下陷以逼迫其阴,然后阴得安静不扰,而下利自止耳。此证设用药以温其下,必逼迫转加,下利不止而阴立亡,故不用温药,但用灸法,有如此之回护也。

选自《尚论篇》

【按语】该段文字是对张仲景《伤寒杂病论》"少阴病,下利,脉微涩,呕而汗出,必数更衣,反少者,当温其上,灸之"的注解,喻氏认为少阴下利,脉见微涩,微主阳气虚,涩主阴血少,故本证属阳虚气陷、阴血不足,阴阳两伤型下利。同时,由于阴弱气逆、胃失和降见呕吐;阳气虚弱、不能固表见汗出。阳气主升,虚则中气下陷,数更衣下利不止;阴液濡润,虚则津枯液燥,大便干结,努挣难下,量少等。因此本病病机为阳虚气陷,当采用温热的治法以温通阳气。然而补阳药物易伤阴,因此艾灸百会穴以温阳救急、升阳举陷、调养阴气、静复阴液,达到补阳不伤阴的目的。综上所述,该案例辨证时强调"脉见阳微阴涩",体现了喻氏"以脉言灸"的灸疗学术特点;艾灸百会穴以温阳救急治疗下利,体现了喻氏"灼艾通阳"的灸疗学术特点。

2. 血痢

血痢久不愈者,属阳虚阴脱,用八珍汤加升举之药。甚有阵阵自下,手足厥冷,脉渐微缩,此为元气欲绝,急灸气海穴,用附子理中汤,稍迟之则死。

选自《医门法律》

【按语】血痢日久,正气已虚,阳气不足,中气下陷,故用八珍汤加升举之药以益气补血、升阳举陷。严重者下利时发时止,手足厥冷,脉渐微缩,说明元气即将耗尽,故急灸气海穴并内服附子理中汤以补虚回阳、温中散寒。该案例治疗时强调"脉渐微缩",体现了喻氏"以脉言灸"的灸疗学术特点;利用艾灸气海穴以温阳救逆,体现了喻氏"灼艾通阳"的灸疗学术特点;在元气穷尽之前通过艾灸气海穴、口服中药附子理中汤以补虚回阳,体现了喻氏"灸药合用""以灸防变"的灸疗学术特点。

第十二节　陈当务灸疗学术特点与成就

一、生平与著作

陈当务,字惠民,江西盱江流域临川(今江西省抚州市临川区)人,清代著名中医学家,具体生卒年月不详,约生活在清朝康熙至乾隆年间。陈氏好学善文,业医数十年,博览群书,穷究医理,著有《证治要义》《内经纂义》《金匮晰义》和《本草条义》,四书合为《医学四义》丛书,现存世的仅有《证治要义》。

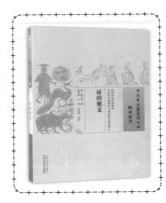

《证治要义》

《证治要义》约成稿于 1763 年,后经 3 次修改,终于 1775 年刊刻出版。该书是一部综合性的中医学著作,全书约 15 万字,分为辨证、论治、幼科、痘疹、脉法、妇科、药方、外科、杂证、急救十卷。书中内容详尽,纲目清楚,不仅载方数百首,还涉及针法、按法、揉法、温法、熨法、灸法、拔罐法等众多外治法,几乎每种疾病都会运用至少一种外治疗法治疗。

二、灸疗学术特点

1. 辨证施灸善变通

"辨证论治"是中医认识疾病和治疗疾病的基本原则,是中医学对疾病的一种特殊的研究和处理方法,是中医学理论体系有别于其他医学学科的独有特点。该词首见于陈氏《证治要义》,书中共有两处提到"辨证论治"词组,"本集前后共计三百八十七方。因古人一方可治数十病,而一病又兼数方,难以重复,故另汇于此。以仲景公之方列前,诸名医之方列后。凡集中辨证论治,旁边有厶角圈者,即是药方,细心查之自见""若喜惠民之学,辨证论治,妙义天开,能使不知医者,亦能知病之原委,诚有功于民生"。陈氏不仅注重对"辨证论治"内涵的论述,归纳总结出"寒证辨""热证辨""虚证辨""实证辨""表证辨""里证辨""燥证辨""湿证辨"和"阴阳辨证",同时强调知行合一,主张中医理论与实践经验紧密结合,在治疗具体疾病时,均先予以辨证,"叙明致病缘由,及病成而变之理",再论治,使"药证相对"。

在《证治要义》中运用灸法治疗各类疾病时亦如此,先辨证再论治,如其运用灸法治疗腹痛时,先根据腹痛兼症,将腹痛分为外感与内滞、虚证与实证、气分与血分等,然后才采用隔蜀椒饼灸治疗兼症不明显的患者,"腹痛以蜀椒为末,面粉调作饼,贴痛处,艾火灸饼上,痛自止";艾灸气海穴治疗少阴腹痛患者,"少阴腹痛,灸气海穴三壮,痛亦止";运用隔雄鸡灸法治疗伤寒夹阴,舌卷囊缩,腹痛欲死患者,"夹阴伤寒,舌卷囊缩,腹痛欲死者,以雄鸡剖开,贴腹上,艾火灸鸡上,得暖气入腹,自苏"。再如其根据中风脏腑的位置而选择不同的施灸部位,"风中脏腑,宜灸其俞,如心风灸心俞,肺风灸肺俞,皆可愈也"。

2.痈疽疗疮宜护灸

护灸法是隔物灸法的一种,其将大蒜、南星、半夏、附子、蛴螬等药物捣碎,贴于痈疽疗疮等患处,然后在药上放置艾炷点火施灸。该法不仅能联合发挥药物与艾灸的作用,取得最大的治疗效应,还可以解决直接灸疼痛难忍、易化脓感染、患者畏惧艾火等问题。陈氏在《证治要义》卷八外科痈疽论"外治用药诸法"中详细记载护灸法及其用药,并将"护灸药"单列为一条。

在运用护灸法治疗痈疽疗疮等外科疾病时,陈氏主张先"辨证"再"论治"。如其治疗痈疽时,先根据痈疽初起时的色泽、根部状态、温度等将痈疽分为阴毒和阳毒。疮疡初起疮上热气甚,色红肿,顶头高起,根脚不走散的属于阳毒;疮疡初起遍身酸痛,恶寒发热,皮肤鼓急,外不变色,按之冰冷,漫肿无头,根脚坚硬的属于阴毒。利用南星、半夏、附子、蛴螬性热,补火助阳、散寒止痛的功效治疗阴毒类痈疽；利用大蒜、皂角、豆豉解毒消肿的功效治疗阳毒类痈疽，"阳毒只要大蒜饼、皂角饼，阴毒必加南星、半夏、附子贴之""灸阴毒，宜用附子、脐蟥；灸阳毒，宜用蒜饼、豆豉"。同时，陈氏增加军姜、荜茇、川椒等助阳散寒药物作为护药治疗畏火型疮疡患者。在护灸操作过程中，陈氏认为良肉艾灸时疼痛，毒肉艾灸时不痛。此外，陈氏还运用护灸法治疗瘤、血证以及痔瘘，如"瘤有浅深……于初起之时，小者可用药线扎去之，或用护灸法灸之，或以针刺破之""凡吐血、鼻血、溺血、便血不止者，以生姜护灸囟会穴"。

三、学术影响与临床应用

陈氏注重对仲景学说的继承和运用，主张辨证施治，首提"辨证论治"一词，并将辨证论治的思想运用到艾灸中，为后世针灸学者运用灸法提供了临床思路。现代医务人员广泛运用"辨证施灸"思想指导临床工作，如中国中医科学院针灸医院陈仲杰等在《中医杂志》发表《辨证施灸治疗高脂血症49例临床观察》、新疆维吾尔自治区新疆医科大学附属中医医院任宇丁等在《新疆中医药》发表《辨证施灸治疗高血压病的临床研究》，中国中医科学院望京医院闫二萍等在《中国中西医结合肾病杂志》发表《辨证施灸方案改善维持性血液透析患者营养不良的临床观察》，由此可见陈氏"辨证施灸善变通"的学术特点对现代灸疗影响深远。

四、灸疗医案

脐为儿之根本，犹瓜果之蒂也，名曰神阙，喜温而恶寒，喜干而恶湿。若包裹不慎，寒湿入之必成脐风，看儿两乳，其中有小核者是其候也。若吮乳口松啼哭不止，摇头窜视，腹上有青筋，脐风发矣。其证面赤啼叫者心病，手足发搐者肝病，唇青口撮者脾病，牙关紧急者肾病。初起只宜焠火，以大蒜饼贴脐上，艾火灸蒜上，暖气入腹甚良。又或以生姜片贴长强、命门、阴交等穴，火灸姜上，亦良。而其甚者，则用全身灯火照后二图焠之，不唯专治脐风，即伤寒发痉，角弓反张，眼目斜视，手足搐搦，以及中恶客忤，一切风闭、寒闭、痰闭、气闭、陡然卒死等证，并皆焠之。

选自《证治要义》

【按语】陈氏认为脐风由寒湿之邪入侵而成,其按照脏腑辨证将脐风分为心病、肝病、脾病、肾病四大类型,运用隔蒜灸或隔姜灸法治疗脐风初起;运用全身灯火焠法后再隔蒜灸或隔姜灸法治疗严重型脐风。针对不同患者不同脐风病情给予不同的艾灸治疗方案体现了陈氏"辨证施灸善变通(同病异治)"的灸疗学术特点。同时陈氏认为全身灯火焠后再运用隔蒜灸或隔姜灸的治病方法不仅可用于治疗脐风,亦可用于治疗伤寒发痉、各类闭证,亦体现了陈氏"辨证施灸善变通(异病同治)"的灸疗学术特点。

第十三节　谢星焕灸疗学术特点与成就

一、生平与著作

　　谢星焕,字斗文,号映庐,江西盱江流域南城(今江西省抚州市南城县)人,清朝著名中医学家,江西古代十大名医之一。谢氏家族三世业医,少年时曾攻读儒书,后继承家业,弃儒从医,钻研医学。同治十一年《南城县志》卷八"人物志"载谢氏"精通医法,善治疑难奇险病证,诸医束手,焕至,立辨病源,决人死生,叙案立方,应手即愈"。谢氏博采众长,结合行医40年积累的临床经验,编纂成《得心集医案》,后因遭兵燹,散失过半,由其子谢甘澍整编成书,于咸丰年间刊刻出版。在流传过程中,该书更名为《谢映庐医案》。

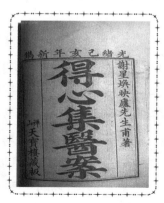

《得心集医案》

　　《得心集医案》全书共12万字,6卷,21门,载250余条医案,其中218条为谢氏治疗疑难危重病症的病案。谢氏在临床上不拘一格,善于运用涌吐、针灸、鼻饲、敷脐等多种方法治疗疾病,下面将详细论述谢氏特有的灸疗学术特点。

二、灸疗学术特点

1. 回阳火焠治重症

"火焠"法最早见于《灵枢》,书中运用火焠法治疗肩周炎、膝关节骨性关节炎等中医寒痹范畴疾患,"刺布衣者,以火焠之"。明代著名医学家张介宾进一步解释火焠法的范畴为雷火针、艾灸、隔蒜灸、火针等。

南城谢氏重视火焠法,认为火焠法具有回阳救逆的功效,可用于治疗暴中阴寒、阳缩、痰厥、气闭等重症急症。如其运用火焠法治疗少阴病下利、厥逆无脉之证;内服黑锡丸、外用火焠法治疗误用发汗药物导致的阴囊阴茎短缩、胁肋痛甚的肝肾阳亡证。此外谢氏还在代表作《得心集医案》中附有"回阳火图"和"回阳背面图",详细记载曲池、神门、少商、中冲、大敦、解溪、合谷等12个火焠法常用腧穴的定位,例如"合谷穴在虎口近叉骨处""中冲穴在中指甲内",以进一步指导后世运用此法治疗相关疾病。

2. 灯火灸法需辨证

灯火灸法又名灯草灸、油捻灸、灯芯灸、发爆疗法等,是用灯芯草蘸植物油点燃后,医者捻取灯芯草上1/3处,在油灯上点燃,然后迅速烧灼耳穴、腧穴或病变部位以治疗疾病的一种灸法。该治疗方法来源于民间经验,较早的临床应用记载见于元代危亦林《世医得效方》,书中运用灯火灸治疗痧证,后世明朝李时珍在《本草纲目》中、明朝龚廷贤在《小儿推拿秘旨》中、清朝夏鼎在《幼科铁镜》中、清朝熊应雄在《小儿推拿广意》中均运用此法治疗惊风,清朝赵学敏在《串雅内外编》中还运用此法治疗小儿脐风,清朝陈复正在《幼幼集成》中高度评价灯火灸法,认为此法有起死回生的功效,是幼科第一捷法。

谢氏不仅擅用灯火灸法治疗小儿惊风、脐风等急重危难病症,还提倡辨证运用灯火灸法,批判误用滥用灯火灸法造成危害的行为。《得心集医案》中共有10处涉及灯火灸法,其中5处涉及未正确辨明病情,误用滥用灯火灸法的不良后果。其批判当时部分医生治疗惊风时不分急慢虚实等具体病情,滥用凉散香疏汤药丸散、灯火灸法,导致患儿二便失禁、四肢冰冷甚至五脏衰竭而死,"复不分急慢虚实等情,以凉散香疏汤药丸散、灯火杂投,以致二便不禁、四肢冰冷、五脏竭绝而死";批判部分医生误用灯火灸法治疗阳证腹痛、囊胀、茎缩病患者,导致病情反复发作;批判部分医生误用清热化痰药和灯火灸法治疗表里不和、潮热不退,胸紧气促的患儿,导致患儿手足抽掣、角弓反张、烦扰啼哭、夜间尤甚。同时谢氏注重继承前人经验方法,在《得心集医案》中效仿夏鼎,用图文并茂的方式论述灯火灸的常用腧穴和操作方法,先详载夏氏十三燋灯火灸治小儿脐风的方法,"一见眉心、鼻准有黄色,即用灯火于囟门一燋,人中、承浆、两少商穴各一燋,脐轮绕脐六燋,脐带未落,于带口一燋,既落、于落处一燋,共十三燋,风便止而黄即退矣",再运用病案的方式说明其治疗方法及有效性,"许柱臣先生,初产一子,即患此症……眉心至鼻俱黄,口紧不哭,微有吹嘘而已,即以夏氏十三焦灯火治之,遂果苏,吮乳不辍"。在缺医少药的古代,谢氏大力推广简、便、廉、易的灯火灸并论述其禁忌证,不仅挽救了不少患儿的生命,还为后世医家运用灯火灸法提供了可靠的经验。

三、学术影响和成就

谢氏深受同乡先辈喻嘉言医学思想的影响,代表作《得心集医案》与喻嘉言《寓意草》先后辉映,是祖国医学医案园地里的两朵奇葩。此书在前人基础上继承发展灯火灸法,为后世运用灯火灸法提供了宝贵的经验。当今社会有不少医家扩大了此法的适应症,如湖南中医药大学第一附属医院李希君、湖南省石门县人民医院唐植纲、湖北省郧西县中医医院祁鹏、广州中医药大学第三临床医学院赵崇智等运用灯火灸分别治疗神经性皮炎、带状疱疹、小儿哮喘、流行性腮腺炎等疾病,由此可见谢氏灯火灸法对现代灸疗影响深远。

四、灸疗医案

吴聚群令爱,发热头昏,目珠上视,四肢逆冷,然唇燥溺短,病情已露于外。而医者泥其发厥,更见其软弱困倦,欲以灯火姜附急施。适余至而切止之。因辨之曰:此夹食伤寒证也。虽四肢为诸阳之本,因食停胃中,加以新寒外入,以致胃气抑郁不能四达,故发厥而昏沉,乃大实有羸状,即此类也。且既无吐泻之因又非汗下之后,此先热后厥,明是热深厥深之病,安得认为阴证耶。以槟榔丸一剂,下出胶黏之物一团,而人事遂醒。但厥回复厥,更以四逆散升散表邪,推泄里热,复微热微汗,而诸逆悉解。似此人鬼关头,不过先攻后和两法,未费周张,二剂以生。此阴阳疑似之症,最宜详辨。

选自《得心集医案》

【按语】谢氏推崇运用灯火灸法治疗急重危难病症,反对误用滥用灯火灸法治疗疾病。案例中吴聚群的女儿出现发热头昏、目珠上视、四肢逆冷等症状,其他医生遂认为这是厥症,主张采用灯火灸法治疗。谢氏将其辨证为伤寒夹食导致的"大实有羸状",先予一剂槟榔丸后服四逆散以升散表邪、推泄里热,两剂后患者痊愈,该案例生动体现了谢氏"灯火灸法需辨证"的灸疗学术特点。

第十四节　邹岳灸疗学术特点与成就

一、生平与著作

邹岳,字五峰,号东山,江西盱江流域南城(今江西省抚州市南城县)人,清代外科名医,具体生卒年月不详,约生活于清朝道光年间。邹氏在"博览群书,删繁就简,分门别类"的基础上,著有《医医说》(已佚)和《外科真诠》。《外科真诠》分为上下两卷,上卷记载疮疡总论、治疮疡要诀、膏散丹方和发有定位之各部位疮疡,共计271种外科疾病;下卷记载发无定位部、小儿部及怪症外科疾病案,共计95种外科疾病。因书中内容丰富、罗列细致,因此被赞誉为"虽《肘后》奇书,不是之过"。

邹氏作为"全生派"的代表医家,继承了清代王维德的外科学术思想,倡导运用温通疗法治疗外科疾病,反对滥用刀针和丹药。灸法具有温通散寒的功效,自古就被认为是温通疗法的代表,《外科真诠》中灸法内容丰富,并形成了独特的灸疗学术特点。

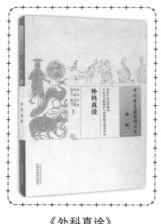

《外科真诠》

二、灸疗学术特点

1. 灸法多样,因病择灸

邹氏灸法多样,临床上常根据疾病类型选择不同的艾灸方法。如邹氏用艾丸直接灸疗苗治疗疔疮,"疔疮初起失治,或房劳梦遗损气……急当随走黄处按经找寻,有一芒刺直竖,即是疔苗。急用针刺出恶血,即在刺处用艾圆连灸三壮,以宣余毒,内服内托安神散加菊花治之"。又如邹氏选用隔蒜灸法治疗鱼脊疮,"鱼脊疮多生筋骨之间,初起白泡,渐长如鱼脊状,破流黄水,由阳气虚寒,复感湿热凝结而成。初治无论已破未破,宜蒜片艾灸,宣通阳气"。再如邹氏运用附子饼灸法治疗先天不足或经久不愈的多骨疽,"又有初生落草,身肉之中按之有如脆骨,由胎元受之,精血交错而致,迨其人长大后,必于脆骨所生之处,突然发肿,溃后多骨脱出,其口方收。有多骨出之不休者,名曰骨胀,难愈。以上二因,治法俱宜外用附子饼灸之,内用附桂地黄丸服之"。此外邹氏还选用雷火神针实按灸法治疗风寒湿气导致的痛疽和选用灯火灸法治疗红丝疗,"隔山雷火神针:专治一切风寒湿气,袭于经络,漫肿无头,皮色不变,筋骨疼痛,起坐艰难之症。先将艾叶打绒,用草纸七张,铺艾绒于上,次将丁香等药末掺之,卷筒收贮,临用以肖山纸七层垫患处,将针烧著针之""若是红丝疗,须先用灯心蘸烟油于红丝上,尽处灸一壮,再刺疔头,如上治法"。这些记载充分说明邹氏在外科病症的治疗中灸法多样,擅因病择灸。

2. 灸治百病，亦有禁忌

邹氏《外科真诠》中不仅运用灸法治疗红丝疗、鱼脊疮、多骨疽、骨槽风、黄鳅痈、脱疽等多种疾病，同时明确表明灸治外科疾病有禁忌证，误用灸法非但不能治疗疾病，反而会加重病情甚至危及患者生命。如邹氏认为长在手指等皮肉浅薄部位的蛇头疗误用灸法会导致皮裂胬肉翻出，疼痛加重，疾病难愈，因此不宜艾灸，"蛇头疗自筋骨发出，根深毒重，初起小疱色紫，疼痹坚硬如钉……但手指系皮肉浅薄之处，不宜灸法，亦不宜开早。若误灸开早，以致皮裂胬肉翻出，疼痛倍增者，不能速愈"。又如邹氏认为疔疮治疗时宜先放血以寒泄内毒，禁止艾灸以免毒邪内陷，故禁灸不禁针，"疔疮先刺血，内毒宜汗泄，禁灸不禁针，怕绵不怕铁"。这些表明邹氏灸疗外科疾病时，讲究疾病种类及发病部位，不滥用、误用灸法。

3. 阳燧锭灸，治疗疮疡

阳燧锭灸法是用硫黄、蟾酥、白砒等药物，熔炼成药锭后，放置于穴位上点燃施灸以治疗疾病的一种直接灸法。邹氏推崇阳燧锭灸法，《外科真诠》中多次运用此法治疗各类外科疾病。如运用阳燧锭灸法治疗骨槽风，"骨槽风生于膝盖上，并脚跗上腕，痛如刀割，痒似虫钻，急用阳燧锭灸疽上三五壮"；又如邹氏运用阳燧锭灸法治疗汗斑，"紫白癜风俗名汗斑，紫因血滞，白因气滞，总由热体被风湿所侵，留于腠理而成。多生面项，斑点游走，延蔓成片，初无痛痒，久之微痒。初宜外用陀僧散擦之，或用白瓜片蘸月石末擦亦可。甚者宜内服胡麻丸，外灸夹白穴阳燧锭二三壮，自当获效，非若白驳风之难疗也"。并详细记载"灸夹白穴法"，"先以墨涂两乳头，次令两手直伸夹之，染墨处是穴，即用阳燧锭灸之"；再如邹氏运用阳燧锭灸法治疗脱疽不痛者，"脱疽生足指上，手指生者，间或有之，盖手足十指，乃脏腑枝干……不痛者，宜先用阳燧锭灸之，日后调理，补中益气汤、六味地黄汤随宜酌用"。

三、学术影响与临床应用

明清时期，中医外科的发展进入全盛阶段，名家辈出，著作迭出，百家争鸣，形成"正宗派""全生派""心得派"等众多学术流派。邹氏作为清代中晚期"全生派"的代表医家，其充分挖掘各类灸法的优势，因病择灸；讲究疾病种类及发病部位,不滥用误用灸法;擅长运用阳燧锭灸法治疗各类外科疮疡,这些独特的灸疗学术思想对当今临床也不失借鉴意义,如王维佳运用阳燧锭隔姜灸法治疗棘间、棘上韧带损伤性腰背痛,取得了极佳的疗效。

四、灸疗医案

1. 黄鳅痈

黄鳅痈生于小腿肚里侧,疼痛硬肿,长有数寸,形如泥鳅,其色微红,由肝胆二经湿热凝结而成,初起外用阳燧锭,放头尾上各灸二壮,徐用乌龙膏敷之,内服五香流气饮。亦有生大腿外侧连臂处,治法如上。

选自《外科真诠》

【按语】黄鳅痈又名胫阴痈、胫阴疽,因疮肿形如泥鳅,色微红而得名"黄鳅痈"。该病案利用阳燧锭灸法解毒疗疮的功效治疗湿热留于肝脾二经所致的黄鳅痈。邹氏认为无论黄鳅痈发于大腿还是小腿,均可采用阳燧锭灸法治疗。该医案充分体现邹氏"阳燧锭灸,治疗疮疡"的灸疗学术特点;同时因为阳燧锭灸法属于灸法中的直接灸法,因此也体现邹氏"灸法多样,因病择灸"的灸疗学术特点。

2. 久毒

凡久毒成漏,宜内服大补气血之药,外用川乌洗净,蒸干切片二分厚,用口涎润湿,贴毒口上,用艾圆灸之,令毒口温暖,稍稍觉痛即住手勿灸,徐用八宝丹盖膏,灸法需用五七日为止。

选自《外科真诠》

【按语】邹氏《外科真诠》中"处处以经验为依归,辅以相当之理论"。该病案中患者因气血不足,导致痈疽疔疮,经久不愈,形成瘘管,因此宜内服大补气血的药物、外用隔川乌灸法治疗。隔川乌灸法并非临床常用的艾灸方法,邹氏详细记载其操作方法,用其治疗瘘管疾病,体现了邹氏"灸法多样,因病择灸"的灸疗学术特点。

第十五节　黄石屏灸疗学术特点与成就

一、生平与著作

　　黄石屏,名黄灿,号石屏,江西旴江流域清江(今江西省抚州市樟树市)人,清末民初著名针灸学家。黄氏一生只用金针针刺和艾灸,不用药石,注重针具材质、进针方式,因而形成了个性鲜明的"黄石屏金针流派"。黄氏弟子众多,著名的有《金针秘传》作者安徽方慎庵、侄孙黄翼昌、重孙黄岁松、侄曾孙黄伯康、故人之子湘江魏庭兰等。黄氏晚年撰《针灸诠述》,惜原手抄本意外被火焚毁,后同乡赵连仁医师恐黄氏针灸失传,按黄氏《针灸诠述》原貌,校刊发行现存版本《针灸诠述》。

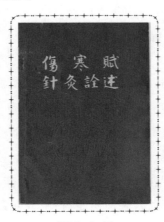

《针灸诠述》

　　黄氏因金针而闻名,但其临床亦重视灸法,认为灸法有"热达丹田,春回寒谷"的功效,并形成了独有的灸疗学术特点。

二、灸疗学术特点

1. 针灸相得益彰

黄氏认同唐代医家孙思邈"针而不灸、灸而不针,皆非良医"的观点,认为来自南北方向的针灸技术治病效果优于东方的砭石和西方的方药,"盖针灸自南北来,效捷于东石西药久矣",并提出"针灸相得益彰"的观点。其首先通过针刺、艾灸相互补充的案例说明"针灸相得益彰","络满经虚,灸阴刺阳;经满络虚,刺阳灸阴""患伏于血脉筋骨之间,非锃鈹不能立解;邪郁于腠理膏肓之际,非熨灼不能速宣"。然后,通过列举众人所知的针灸并用的医案印证"针灸相得益彰"的观点,如扁鹊运用针刺和艾灸治疗虢太子尸厥,华佗运用针刺和艾灸治疗魏武帝头风。最后黄氏结合当时社会背景,分析、批判了"弃针灸重汤药"的社会现象,"病家虑受无谓之灾,而求针灸者少;医界虑冒有形之险,而弃针灸者多""针灸为国粹所关,不提倡保存之,将见中医受东西医淘汰,而汤药一方面,亦终难独立于天演之秋",提出针灸真正重大的责任是挽救民族于危难之中,治病救人的责任反是其次的观点,"是针灸疗个人之疾苦者责尚轻,而系全国之光荣者任弥重也",再次说明"针灸相得益彰"的观点。

2. 药灸三益学说

药灸,即先在艾绒中添入各种芳香类中草药,然后搅拌均匀,用火点燃施灸的一种艾灸方法。临床医家可根据病情需要在艾绒中添加不同性味、剂量的药物,制成不同功效的艾条、艾绒施灸,从而增强灸疗临床治疗效果。黄氏认为艾草的功效比较薄弱,须添加药物以提高艾绒温通辛散的作用,"艾之能力终薄,而灸以掺妙药为功",并总结药灸具有兴奋、疏通、排泄三大功效,即"药灸三益学说"——"药灸之益亦有三:培元可助兴奋力,一益也;宣滞可助疏通力,二益也;攻坚可助排泄力,三益也"。此外,黄氏认为药灸贵在坚持,"用药灸亦难,贵用精力以透之",熟悉中医经典著作、灵活掌握历代针灸名家治病经验才能保证药灸疗效,"神而明之,存乎人融会于《灵枢》《素问》之中,变通于长桑丹阳之外"。

三、学术影响与成就

黄氏悬壶于扬州,应诊于上海、南通一带,因其治病常获奇效,故寻其就医者络绎不绝。黄氏曾获得北洋军阀领袖袁世凯、中国近代实业家张謇等政界、商界重要人士以及多位国外友人的赞誉,使得黄氏针灸技术驰名海内外,提高了针灸在我国上层社会与国际社会中的影响力。扬州市图书馆馆长刘梅先在《扬州杂咏》中有一首题为《黄石屏》的诗，"就医车马日盈门，争识扬州黄石屏。海市悬壶有期日，都云一指是神针"，生动地描述了黄石屏的业务状况。现代针灸学界仍有不少学者深受黄氏"针灸相得益彰""药灸三益学说"灸疗学术特点的影响，如黄氏金针流派第四代传承人叶成鹄重视艾灸工具的改进和古代灸法的开发，用温针灸、苇管器灸治疗面神经麻痹，用隔核桃皮壳眼镜灸治疗视神经萎缩，用骑竹马灸治疗痈疽。又如杜冬青等运用隔药灸治疗痛经，李玉婕等运用隔药灸脐法治疗实证便秘，王松梅等运用隔药灸神阙穴治疗溃疡性结肠炎等。

四、灸疗医案

王某，男，11岁，山西太谷县人。患痢疾7天，出现大便时直肠脱出肛门外，每次大便后，需用手将脱出的直肠送回，痛苦异常。

检查：舌苔薄白，脉细弱。

中医诊断：脱肛（虚证）。

治疗：先针足三里、气海、天枢穴，3次后腹痛泻痢明显好转，大便肉眼观察无脓血，唯脱肛症不减。又灸百会9壮，上巨虚9壮，大肠俞9壮，气海9壮。经治疗8次后，症状消除。

选自陈腾飞《黄石屏金针疗法传承录》

【按语】本医案选自陈腾飞编著，中国中医药出版社出版的《黄石屏金针疗法传承录》卷六"金针流派第四代传人——叶德明、叶成鹄等"之"叶成鹄灸法医案"。叶成鹄作为黄氏金针流派的传承人，擅长灸法。病案中的王某因痢疾多日导致脱肛，叶氏根据"急则治其标，缓则治其本"的原则，先针刺足三里、气海、天枢穴以益气健脾、和中止泻治疗痢疾；然后艾灸百会、上巨虚、大肠俞、气海穴以益气健脾、升阳举陷治疗脱肛。这种针刺、艾灸结合治疗疾病的方法体现了黄氏"针灸相得益彰"的灸疗学术特点。

第四章
盱江医学灸疗在临床
各科的应用

自古以来,旰江医家善用灸疗,将灸疗广泛运用到临床各科疾病的治疗中,如席氏针灸学派艾灸天突穴、尾窍骨尖治疗内科呼吸系统疾病哮证;龚廷贤艾灸长强穴治疗外科疾病痔漏;陈自明艾灸至阴穴治疗妇产科疾病难产;万全擅用灸法治疗儿科疾病小儿急慢惊风;沙图穆苏运用隔苍术灸法治疗五官科疾病耳聋等。下面将详细论述旰江医学灸疗在内、外、妇、儿、五官各科中的应用特色,以更好地传承、发展、创新旰江灸疗。

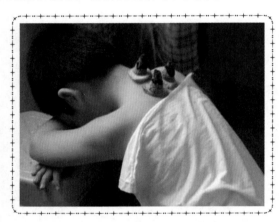

隔姜灸

第一节　旰江医学灸疗在内科中的应用

一、总论

　　旰江医家重视内科学,他们撰写的众多医学著作中都有运用灸法治疗内科疾病的记载,如葛洪的《肘后备急方》、危亦林的《世医得效方》、李梴的《医学入门》、沙图穆苏的《瑞竹堂经验方》、龚信的《古今医鉴》、龚廷贤的《万病回春》《寿世保元》《鲁府禁方》、龚居中的《痰火点雪》《福寿丹书》、喻昌的《医门法律》《寓意草》《尚论篇》《尚论后篇》、陈当务的《证治要义》等。为进一步分析、总结旰江医家灸疗医学实践成果,以下将依据肺系、心系、脾胃系、肝胆系、肾系、气血津液病证、肢体经络病证病的特点,分别阐述旰江医家运用灸疗治疗内科病的特点。

二、肺系病证

肺主气,司呼吸,开窍于鼻,外合皮毛,故风寒燥热等六淫外邪由口鼻、皮毛而入,首先犯肺。同时肺为华盖,气贯百脉而通他脏,故内伤诸因,除肺脏自病外,他脏有病亦可影响到肺。肺系病证发病原因有外感、内伤两大方面,主要病机为肺失宣降,具体为六淫外侵,肺卫受邪则感冒;内、外之邪侵肺,肺气上逆则咳嗽;瘵虫蚀肺则病痨;痰邪阻肺,肺失宣降则哮喘;肺热生疮则肺痈;久病伤肺,肺气不能肃降则肺胀;肺叶痿而不用则肺痿。旴江医家对肺系病证的艾灸治疗集中在咳嗽、肺痨两方面。

1. 擅灸直骨治咳嗽

直骨穴是经外奇穴,位于乳头直下一横指处,主治小儿温疟、咳嗽日久等。本穴出自《备急千金要方》,"治小儿温疟……灸两乳下一指三壮"。旴江医家善灸直骨穴治疗咳嗽,如葛洪艾灸直骨穴百壮治疗咳嗽,"治卒得咳嗽方……灸两乳下黑白肉际各百壮,即愈";危亦林《世医得效方》、龚信《古今医鉴》和龚延贤《寿世保元》中亦有相似记载,如《世医得效方》载:"灸法:上气咳逆,短气,胸满多唾,唾恶冷痰……灸两乳下黑白际各百壮,即瘥。"《古今医鉴》中更是详细记载直骨穴的取穴方法,"灸法:治久患咳嗽,百药无效,可用此法。将病者乳下,大约离一指头,看其低陷之处,与乳直对不偏者,此名直骨穴。其妇人即按其乳头所到之处,即是直骨穴也",并详细描述艾灸直骨穴治疗咳嗽的操作方法,"艾灸三壮,其艾圆如小豆大。男左女右不可差,其咳即愈。如不愈,其病再不可治矣"。

2. 擅灸四花治肺痨

四花穴为经外奇穴,是膈俞与胆俞两穴的合称。因膈俞、胆俞均位于背部,艾灸治疗时两穴四处同时起火,宛如四朵灿烂红花,故名四花穴。膈俞穴位于足太阳膀胱经上,内应于膈,又为八会穴之血会,具有宽胸利膈、降逆止呕、调节气血、活血化瘀的功效;胆俞穴亦位于足太阳膀胱经,是胆腑经气输注的穴位,具有疏肝利胆,清热化湿的功效。两穴相配,在功能上相互协调,具有宽胸利膈、调节气血等作用,可治疗妇女绝经后潮热、肺痨、肺痿等病症。

肺痨是一种具有传染性的慢性疾病,以咳嗽、咯血、潮热、盗汗及身体逐渐消瘦为主要临床特征。在古代医籍中或以骨蒸、劳嗽、劳瘵、瘵疾、伏连等症状特点命名,或以尸注、虫疰、传尸、鬼疰等具有传染性的物体命名。盯江医家善用灸法治疗此病,且取穴基本一致,常选用四花穴治疗。如席氏针灸学派《神应经》中将"灸四花穴法"单列一节,详细记载四花穴的取穴方法;李梴《医学入门》中认为瘵虫位于肺脏,处于膏肓之间,针之不到,药之不行,须早灸四花治疗,"瘵虫须分五脏,尝居肺间,正所谓膏之上,肓之下,针之不到,药之不行,只宜早灸膏肓、四花为佳"。而龚居中在《痰火点雪》中用"四花六穴"(即四花穴与膏肓、肾俞、肺俞、足三里、合谷、膻中)治疗肺痨,载"凡痰火骨蒸痨瘵,梦遗盗汗传尸等症,宜灸四花六穴,膏肓二穴,肾俞二穴,肺俞二穴,足三里二穴,手合谷二穴,或膻中穴",并详细描述四花六穴的取穴方法。

三、心系病证

心为血之本,神之舍,脉之宗,主血脉,主神明,既能推动血液在脉管中运行,流注全身而发挥营养和滋润作用,又能主宰人体一切生理活动和心理活动。心系病证的病理变化主要为虚实两方面,心气虚、心阳虚、心血虚、心阴虚、心火亢盛、痰火扰心、心血瘀阻等证候易导致心悸、胸痹、失眠、痫证、癫狂、痴呆等心系病变。盯江医家善于运用艾灸治疗心痛、癫狂两大心系病证。

1. 隔物灸法治心痛

心痛,又称胸痹心痛,是由体虚、饮食、情志、寒邪等引起痰浊、瘀血、气滞痹阻心脉,以心前区或左胸部发作性憋闷、疼痛为主要临床表现的一种病证。灸法具有温通经脉的作用,因此常用于治疗心痛病。如席氏针灸学派在《神应经》中主张艾灸至阴穴、上脘穴治疗心痛,"卒心疼不可忍,吐冷酸水:灸足大指次指内纹中各一壮,炷如小麦大,立愈";危亦林《世医得效方》载:"灸法:心痛有三虫,多涎,不得反侧,上脘穴主之。"盯江医家还擅长运用隔物灸法治疗心痛,如龚信用隔花椒灸法治疗心痛,《古今医鉴》载:"治一切心腹胸腰背疼痛和锥刺(秘方):花椒为细末,醋和为饼,贴痛处,上用艾捣烂铺上,发火烧艾,痛即止。"龚延贤用隔水粉灸法灸曲池穴治疗心痛,《万病回春》载:"灸心痛神法,两手肘后陷处酸痛是穴。先用香油半钟,重汤煮温服,即用艾入水粉揉烂为炷。每处灸五壮,其痛立止。"由此可见,盯江医家擅于运用隔物灸法治疗心痛。

2.善灸井穴调神志

中医认为手足末端为阴阳相接部位,多为井穴,可交通阴阳、调理脏腑,是神志病急救要穴,盱江医家擅于艾灸四末井穴治疗癫、狂、痫等神志病证。如葛洪在《肘后备急方》中艾灸足大趾大敦穴、足小趾至阴穴治疗卒发癫狂病,"灸足大趾本聚毛中七壮,灸足小趾本节七壮";席氏针灸学派在《神应经》中艾灸四肢末端少商穴、大敦穴治疗癫痫,"狐魅神邪迷附癫狂:以两手两足大拇指,用绳缚定,艾炷着四处,尽灸。一处灸不到,其疾不愈,灸三壮"。危亦林艾灸井穴大敦穴、少商穴治疗精神失常,《世医得效方》载:"卒中邪魅,恍惚振噤,灸鼻下人中及两手足大指爪甲本,令艾丸半在爪上,半在肉上,各七壮,不止,十四壮,艾炷如雀粪大。卒狂鬼语,针其足大拇指爪甲下,入少许即止。"龚延贤在手足末端井穴上施灸治疗神志疾病,《寿世保元》载:"承祖灸鬼法:治一切惊狂谵妄、逾垣上屋、骂詈不避亲疏等症,以病者两手大拇指,用细麻绳扎缚定,以大艾炷置于其中,两介甲及两指角肉四处着火,一处不着即不效,灸七壮神效。"

四、脾胃系病证

脾主运化,主升清,主统血,主肌肉;胃主受纳腐熟水谷,主通降,二者互为表里,五脏六腑、四肢百骸皆赖其所养,故二者有"后天之本"之称。若脾胃受纳、运化、升降、统摄等功能异常,则导致脾运化水谷精微功能减退,出现便溏、腹胀、倦怠、消瘦等病变;若脾胃运化水湿功能失调,则产生湿、痰、饮等病理产物,发生泄泻、倦怠、身体沉重等病症;若胃受纳腐熟水谷及通降功能失常,则出现口臭、胃痛、痞满、大便秘结、食欲减退等病症;若胃气失降而上逆,则出现嗳气、恶心、呕吐、呃逆等病症。盱江医家灸治脾胃系病证有以下四大特色:

1.炼脐灸法保脾胃

炼脐灸法,又称隔药灸脐法,即在肚脐上隔药灸,该治法将药物制成适当剂型填敷于肚脐而施灸,利用肚脐皮肤薄、敏感度高、吸收快的特点,借助艾火的纯阳热力,药物的特定药效,以调和气血,疏通经络,从而达到防病健体的目的。

李梴在《医学入门》中首次明确提出"炼脐灸法"概念,并详细记载了炼脐灸法的操作方法、适应病症,认为炼脐灸法可"立法蒸脐固蒂",达到"荣卫调和,安定魂魄,寒暑不侵,身体可健"的目的,故将此法用于防病保健中,如"凡一年四季,各熏一次,元气坚固,百病不生""凡用此灸,则百病顿除,益气延年"。李氏还通过"温脐种子方"炼脐灸法治疗霍乱欲死及小便不通,其方法为将五灵脂、白芷、青盐(各二钱),麝香(一分)为末,用荞麦粉和水制成脐灸饼子,填于脐中,其上以艾火灸之,又以巴豆、黄连制成脐灸饼子艾灸治疗结胸危证,"灸结胸法:用巴豆十粒研烂,入黄连末一钱,又研匀捻作饼子,纳脐中,艾炷如手指大灸之,轻者一炷,重者不过再灸,俟腹中微热,取下恶物立效"。龚廷贤十分推崇炼脐法,在危氏炼脐灸法的基础上发展出蒸脐、熏脐和温脐等脐灸疗法,并将此法广泛用于脾胃疾病的治疗中,如《寿世保元》中用巴豆肉制作脐灸饼子,通过炼脐灸法治疗肠鸣泄泻,"腹中有积,及大便闭结,心腹诸痛,或肠鸣泄泻,以巴豆肉捣为饼,填脐中,灸三壮,可至百壮,以效为度"。陈当务《证治要义》以蜀椒为末,面粉调作饼,脐灸气海穴及痛处治疗腹痛,"腹痛以蜀椒为末,面粉调作饼,贴痛处,艾火灸饼上,痛自止。又少阴腹痛,灸气海穴三壮,或以吸筒吸腹脐上,痛亦止"。综上所述,盱江医家充分利用药物、穴位、灸法的功效,三者合一,提出炼脐灸法,通过炼脐灸法以健脾止泻、和胃降逆治疗胃痛、反胃、痞满、呕吐、泄泻等脾胃系统疾病。

2. 任脉施灸疗脾胃

任脉为人体奇经八脉之一,为阴脉之海,能统任诸阴脉气血。其起于胞中,下出会阴,经阴阜沿腹部正中线向上经过关元等穴,到达咽喉部。其循行经过脾胃部,根据"经脉所过,主治所及"理论,任脉可用于治疗脾胃系统疾病。

盱江医家擅灸任脉腧穴治疗脾胃病,如席氏针灸学派在《神应经》中艾灸任脉膻中穴治疗脾消,"食气饮食闻食臭:百会、少商、三里、灸膻中";危亦林在《世医得效方》中艾灸任脉神阙穴及关元穴治疗泄利,"灸法:泄利不止,灸脐中名神阙穴五壮或七壮,艾炷如小箸头大。及关元穴三十壮,其穴在下三寸";艾灸足阳明胃经乳根穴、任脉水分穴、足少阴肾经然谷穴治疗吐逆不止,"治吐逆不止……灸法:两乳下各一寸,以瘥为度。又灸脐上一寸二十壮。又灸内踝下三指稍斜向前三壮";艾灸任脉丹田、神阙穴、关元穴治疗泄痢不禁,"泄痢不禁,小腹绞痛,灸丹田百壮,其穴在脐下一寸。又灸脐中一二十壮,灸关元穴百壮"。李梴在《医学入门》中艾灸任脉气海穴治疗泻痢危症,"治病痢忽昏仆,目上视,溲注而汗泻,脉无伦次。公曰:此阴虚阳暴绝也,得之病后犯酒色。与灸气海,顷之手动,又顷唇动;更以人参膏三服而苏"。龚廷贤在《寿世保元》中艾灸任脉气海穴治疗脾胃系疾病呃逆及阴毒腹痛、吐泻日久垂死者,"呃逆灸气海三五壮,气海直脐下一寸半""治阴毒腹痛,脉欲绝者,先以男左女右,手足中指头尽处,各灸三壮,又灸脐下一寸五分,名气海穴。脐下三寸,名关元穴。各灸七壮极效""一论小儿大人吐泻日久垂死者:天枢、气海、中脘";在《万病回春》中艾灸任脉中脘穴、膻中穴及足厥阴肝经期门穴治疗泻痢发呃与伤寒结胸发黄又发呃者,"大抵发呃不止,将乳香纸卷烧烟熏鼻中及灸中脘、膻中、期门三处即效"。曾鼎在《妇科指归》中艾灸任脉气海、丹田二穴及口服四顺附子汤治疗脏腑虚寒,腹痛呕逆者,"腹痛呕逆,手足俱冷,六脉微细,为脏腑虚寒,急服四顺附子汤,灸气海、丹田二穴"。由此可见,盱江医家常灸任脉关元穴、膻中穴、神阙穴、水分穴以理气健脾、温脾止泻治疗脾胃系疾病。

3. 擅灸百会治泄泻

百会穴为督脉要穴,位于人体至高正中之处,即在头顶正中线与两耳尖连线的交点处。该穴首见于《针灸甲乙经》,因其是督脉与足太阳膀胱经、足少阳胆经、手少阳三焦经、足厥阴肝经相交的地方,故别称为"三阳五会"。该穴具有交通阴阳、升阳益气的功效,可治疗脱肛、久泄、脏器下垂等。

盱江医家擅灸百会穴治疗久泄不止,如李梴《医学入门》中艾灸百会穴治疗多年泄泻,"富翁病泄泻弥年,公延医浃旬不效……乃气不能举,所以脱下。即为灸百会穴,未三四十壮而泄止矣"。龚廷贤在《寿世保元》《万病回春》中认为只有艾灸百会穴才能治疗多年泄泻,"治泄泻三五年不愈者,唯灸百会穴五七壮即愈",若艾灸无效,可增加施灸壮数,"有灸至二三十壮而愈者";其在《万病回春》中还通过艾灸百会穴、天枢穴、中脘穴、气海穴治疗滑泻不止,"滑泻不止,灸百会一穴、天枢二穴、中脘一穴、气海一穴"。

4. 隔盐灸法治霍乱

霍乱是指感受时行疫疠之邪而发病急骤的一种急性疾病。其以发热、剧烈腹痛、频繁呕吐、水样泄泻等证候为主要临床症状。中医的霍乱既包括着西医学的传染病霍乱，也包括夏秋雨湿较盛时期的季节性急性胃肠炎。本病多因饮食不慎而感受时行疫疠之邪，秽浊疫毒阻遏中焦，清浊相混，损伤脾胃而致。如龚廷贤《万病回春》载："夫霍乱者，有湿霍乱、有干霍乱，皆是内伤饮食生冷、外感风寒暑湿而成。"陈当务《证治要义》中载："天时久晴则燥气胜，久雨则湿气胜。人于夏秋间，感冒湿热，而为上吐下泻者，谓之霍乱症也。"

隔盐灸法是指将纯净干燥的食盐（以青盐为佳）敷于神阙穴，使其略高于脐，上置艾炷施灸的一种治疗方法。因其具有回阳、救逆、固脱的功效，故被盱江医家用于治疗霍乱，如葛洪《肘后备急方》中通过隔盐灸脐法治疗霍乱烦闷凑满者，"卒得霍乱……若烦闷凑满者……以盐纳脐中上，灸二七壮"；危亦林《世医得效方》亦用此法治疗霍乱，"灸法：治霍乱，转筋欲死，气绝，唯腹中有暖气者可用，其法纳盐于脐中令实，就盐上灸七壮即苏"。龚信《古今医鉴》、龚廷贤《寿世保元》《万病回春》中均有隔盐灸法治疗霍乱的记载，"论霍乱已死，而腹中尚有暖气者，以盐纳脐中，以艾灸，不计其数"。陈当务《证治要义》中运用隔盐灸法治疗霍乱转筋，"今因吐泻伤其津液，营卫失养，是以转筋，甚至四肢不得屈伸者……再将食盐塞脐中，灸热自愈"。

五、肝胆系病证

擅用灸法治疟疾

肝主疏泄，主藏血，主筋，开窍于目。胆附于肝，内藏精汁，为中清之府。若机体气血壅结，肝体失和，腹内结块，则形成积聚；若湿邪壅滞，肝胆失泄，胆汁泛溢，则发生黄疸；若肝脾肾失调，气血水互结，则酿生鼓胀；若肝气失疏，络脉失和，则为胁痛；若风阳上扰，或阴血不承，则致头痛、眩晕；若风阳暴升，夹痰夹瘀，气血逆乱，上冲于脑，则为中风；若感受疟邪，邪正相争，阴阳相移，则为疟疾。盱江医家对肝胆病的艾灸治疗主要集中在疟疾方面。

疟疾是指因感受疟邪，导致邪正交争，出现以寒战壮热、头痛、汗出、休作有时为临床特征的传染性疾病，多发于夏秋季。由于该病是一种严重危害百姓健康的传染病，因此我国古代医家十分重视此病，早在春秋战国时期就有该病的记载，如《黄帝内经·素问》（后简称"《素问》"）中有《疟论》《刺疟论》

两部专篇详细讨论疟疾的病因、病机、症状及针灸治法。

盱江医家重视疟疾,擅于运用艾灸治疗疟疾,如危亦林《世医得效方》中将疟疾单列为一篇,将灸法列为疟疾危重时刻的首选治疗方法,"治疟作时仆厥,撼拽不醒,是心中抑郁,阴阳交战所致,先根据灸法",并主张艾灸大椎穴,或第三骨节处,或大陵穴,或乳下一寸处治疗疟疾,《世医得效方》载:"痎疟……灸法:大椎,在第一椎下陷中宛宛中,灸三七壮至四十九壮止。或灸第三骨节亦可。大陵穴在掌后两骨间,灸三壮,立效""疟疾……灸法:两乳下一寸各三壮";或艾灸百会穴、气海穴、关元穴治疗疟疾,"痎疟……灸法:头上百会穴四十九壮,兼脐下气海、丹田穴三百壮,觉身体温暖即止";或外用艾灸,内服汤药治疗疟疾,"痎疟……又方:生姜自然汁半盏,酒一盏,煎令百沸,灌二服,却用灸"。李梴在《医学入门》中记载间使穴可灸治疟疾,"间使:主脾寒之证,及九种心痛,脾疼,疟疾,口渴"。龚廷贤在《育婴家秘》中艾灸大椎、内庭治疗疟疾,"疟疾……灸法:如久不止,灸大椎一穴,内庭二穴,在足大指次指外间陷中各一壮"。陈当务在《证治要义》中艾灸大椎穴、间使穴治疗疟疾,"灸大椎三壮,自愈。不愈,再灸三椎间使"。由此可见,盱江医家擅用灸法治疗疟疾。

六、肾系病证

肾系疾病灸法多

肾藏精,为人体生殖之源,生命活动之根,故称为先天之本。由于肾所藏之精是机体生长、发育和生殖的主要物质基础,因此肾的藏精功能减退,精关不固可致早衰、遗精、早泄,肾精不足可致阳痿、不育。肾主水液,若肾蒸腾气化功能失司,可致水液的运化障碍,出现水肿、癃闭;肾与膀胱相通,二者气化失司,而致水道不利,小便频急、淋沥不尽、尿道涩痛。盱江医家对肾系病证的艾灸治疗集中在水肿、癃闭、淋证、阳痿等方面。

自古以来,盱江灸疗方法种类繁多,如隔盐灸、脐灸、隔明矾灸等。盱江医家灸治肾系疾病的记载虽比其他内科疾病的少,但灸治肾系疾病的艾灸方法种类繁多。如危亦林直接灸膏肓俞、气海穴治疗虚性淋病,《世医得效方》载:"诸淋……灸法:诸虚极,灸膏肓俞、气海穴,壮数愈多愈妙";李梴运用隔盐灸法治疗产妇产后小便不通，《医学入门》载："小便不通，腹胀满者，用盐填脐中，葱白一束，切作一指厚放盐上，以艾炷灸之，热气入腹即通；"龚廷贤运用熨脐法、隔明矾灸法治疗二便不通，《万病回春》载："熨脐法：用葱头缚一把，切去叶留白根，切饼二寸许，连缚四五饼，先将麝香、硫黄二字填于脐中，放葱饼于脐上，以熨斗盛火于葱饼上熨之。如饼烂，再换饼再熨，热气入腹。以通阳气，如大小便不通，以利即止。"《寿世保元》载："一治大小便不通，明矾末一匙，安脐中，冷水滴之，冷透腹中，自然通"；若仓促无明矾，亦可用隔盐灸法、隔蒜灸法治疗，"若仓卒无矾，以盐烧过入脐内，蒜片上灸之"。由此可见，盱江医家以艾灸治疗肾系疾病的方法种类繁多。

七、气血津液病证

气血津液病证是指在外感或内伤等病因的影响下，机体的气、血、津、液运行失常，输布失度，生成不足或亏损过度，从而出现郁证、血证、消渴、痰饮等病症的一类疾病。如气机郁滞引起的郁证；血溢脉外引起的血证；水液停聚引起的痰饮；阴津亏耗引起的消渴；津液外泄过度引起的自汗、盗汗；气血阴阳亏虚或气血水湿郁遏引起的内伤发热；气血阴阳亏损，日久不复引起的虚劳；气虚痰湿偏盛引起的肥胖以及正虚邪结，气、血、痰、湿、毒蕴结引起的癌病等。盱江医家对气血津液病证的艾灸治疗集中体现在厥证、血证方面。

1. 灸任脉以治厥证

厥证是指以突然昏倒、不省人事、四肢逆冷为主要临床表现的疾病，其主要病机是阴阳失调，气机逆乱，此病相当于西医学的心源性休克、高血压脑病、低血糖昏迷等。

任脉起于胞中，止于下颌，最早记载于《黄帝内经》，因"言人身之阴阳，则背为阳，腹为阴"，而任脉处于人体腹部正中线上，且主要功效为调节阴经气血，与女子关系密切，故有"阴脉之海"的称呼。此外还可调节阴阳，治疗各类厥证。如葛洪艾灸膻中穴治疗尸蹶，《肘后备急方》载："尸蹶之病，卒死而脉犹动……若妇人，灸两乳中间……又方，灸膻中穴二十八壮；"艾灸承浆穴、水沟穴、神阙穴治疗猝死，"救卒中恶死方：灸其唇下宛宛中，承浆穴，十壮，大效矣……又方，灸鼻人中，三壮也……又方，灸脐中，百壮也"。李梴艾灸关元穴治疗心寒足踡,鼓颔厥冷,《医学入门》载:"心寒足踡,鼓颔厥冷,便溺妄出,不知人事,纯乎阴而阳败,遂成寒证。宜理中、四逆,甚则养正丹,并灸关元穴。"艾灸气海穴治疗四肢拘挛强直厥冷,"昏倒,四肢拘挛强直厥冷,与中风相似,牙紧,四肢不动为异耳。急用葱饼熨脐,并灸气海,手足温暖则生。如极冷唇青,厥逆无脉,舌卷囊缩者,须臾即死"。龚信艾灸关元穴、气海穴治疗厥冷,《古今医鉴》载:"若寒邪直中本经,一日便发吐利,少腹痛,寒甚者唇青、厥冷、囊缩,急宜温之,并着艾灸丹田、气海以温之。"龚廷贤艾灸神阙穴、关元穴治疗厥证,《万病回春》载:"卒中暴厥者,卒然不省人事也……宜艾灸脐中百壮。""阴厥者,始得之,身冷脉沉,四肢厥逆,足踡卧,唇口青,或自利不渴,小便色白,此其候也,仍速灸关元百壮,鼻尖有汗为度。"喻昌艾灸关元穴治疗手足厥冷,《尚论篇》载:"病者手足厥冷,言我不结胸,小腹满,按之痛者,此冷结在膀胱关元也。"关元穴、气海穴、神阙穴、膻中穴、承浆穴均为任脉要穴,能调理三焦气机,益气健脾、补肾温阳、回阳固脱,因此盱江医家常灸任脉腧穴治疗厥证。

2. 随症施灸治血证

血证指由于外感或内伤原因引起火热熏灼或气虚不摄,致使血液不在脉管内循行,或向上溢出口鼻诸窍,或向下泄于前后二阴,或渗出于肌肤所形成的疾患。血溢、咳血、呕血、便血、衄血、尿血、紫斑等病症均属其范畴。

盱江医家常根据出血部位及症状,选取不同的腧穴艾灸治疗血证,即"随症施灸治血证"。如危亦林在《世医得效方》中艾灸胃脘穴治疗虚劳吐血;艾灸肺俞穴治疗吐血、唾血;艾灸上星穴治疗脑衄;若衄血不止则艾灸足大指节,"虚劳吐血,灸胃脘三百壮;吐血,唾血,上气咳逆,灸肺俞随年壮……口鼻出血不止,名脑衄,灸上星穴五十壮,入发际一寸。衄不止灸足大指节横理三毛中十壮,剧者百壮"。龚廷贤在《万病回春》中艾灸命门穴治疗便后下血,"灸法:治下血无度,灸脊中对脐一穴五壮或七壮,永不再发";在《寿世保元》中艾灸风府穴治疗衄血,"论衄血良法:项后发际,两筋间宛宛中,灸三壮立止",或艾灸足小指治疗衄血,"治衄秘法,急用绵一条,缠足小指,左孔取左,右孔取右,俱出则俱取,于指头上灸三壮,如绿豆大",若衄血不止,则艾灸手大拇指骨节尖治疗,"若衄多时不止者,屈手大指,就骨节尖上灸,各三壮,左取右,右取左,俱衄则俱取";若下血不止,则艾灸命门穴治疗,"论下血不止秘法，命门一穴，用篾一条，自地至脐心截断，令患人平立取之，即向后自地比至脊尽处是穴，又须按其突出酸痛方可灸。不痛则不灸也，灸可七壮止，永断根不发"；若肠风脏毒便血则艾灸平脐的椎体或椎体旁开一寸的穴位治疗，"论灸肠风脏毒便血久不止者，以患人平立量脊骨与脐平处，椎上灸七壮。或年深者，更于椎上两旁各一寸，灸七壮，无不除根"。陈当务通过隔姜灸囟会穴治疗各类血证，《证治要义》载："凡吐血、鼻血、溺血、便血不止者，以生姜护灸囟会穴，"认为止血不宜拘泥于凉法还是温法，针刺还是艾灸或是按摩导引，可疏通经络即有效，"但止血原有活法，热则凉之，寒则温之，针之灸之，以及按摩导引诸法，皆所以活其经络，不拘方也"。

八、肢体经络病证

善用灸法治腰痛

肢体经络病证是指由于外感或内伤等因素，导致机体病变，出现肢体功能障碍、结构失常等肢体经络相关症状的一类疾病。肢体经络病证主要病因病机是经络受邪，痹阻不通或脏腑受损，脉络受病。

盱江医家对肢体经络病证的艾灸治疗集中在腰痛病上。如葛洪艾灸腰眼穴七壮治疗腰痛，《肘后备急方》载："治肾腰痛……灸腰眼中，七壮。""葛氏，治卒腰痛诸方，不得俯仰方。正立倚小竹，度其人足下至脐，断竹，及以度后，当脊中，灸竹上头处，随年壮，毕，藏竹，勿令人得矣。""治诸腰痛，或肾虚冷，腰疼痛阴萎方……去穷骨上一寸，灸七壮，其左右一寸，又灸七壮"。席氏针灸学派艾灸脚曲穴治疗腰痛不可忍，《神应经》载："腰重痛不可忍，及转侧起卧不便，冷痹，脚筋挛急，不得屈伸：灸两脚曲腘两纹头四处各三壮，一同灸，用两人两边同吹至火灭。若午时灸了，至晚或脏腑鸣，或行一二次，其疾立愈；"艾灸仆参穴三壮治疗腰痛不能举，《神应经》载："腰痛不能举：仆参（二穴在跟骨下陷中，拱足取之，灸三壮）。"危亦林艾灸命门穴、肾俞穴治疗腰背痛，《世医得效方》载："腰痛不得俯仰者，令患人正立。以竹挂地，度之脐断竹。乃度背，灸竹上头处，随年壮。灸讫藏竹，忽令人知。灸肾俞穴亦可。"沙图穆苏擅用封脐艾、代灸膏治疗寒性腰痛，《瑞竹堂经验方》载："封脐艾：治腰膝痛，脐腹冷痛，老人、弱人、妇人、小儿泄泻，又宜用之，每日熨烙为效。""代

灸膏:治老人衰弱,元气虚冷,脏腑虚滑,腰脚冷痛沉重,饮食减少,手足逆冷,不能忍者。"龚信在《古今医鉴》中艾灸膏肓穴治疗白带病伴腰背疼痛,"如白带、白淫、白浊时下,俗云下寒……如不能服药,灸中极七壮,极效……劳甚,腰背疼者,灸膏肓二穴各七壮"。由此可见,旴江医家擅用灸疗治疗肢体经络病腰痛。

九、旴江医学灸疗内科验案举隅

1. 癫狂

一女子年十五,因气恼,患语言颠倒,欲咬人打物,偷藏东西,时哭时笑,心怕胆小,饮食不知饥饱,身体发热,以防风通圣散加生地黄、牡丹皮,二服即安。秦承祖灸鬼法,治一切惊狂谵语,为邪鬼恶物所附。此因气血两虚,邪乘虚入,如癫如痫之症。以病者两手大拇指用细麻绳扎缚定,以大艾炷置于中两介甲及两指角肉,四处着火,一处不着即无效,灸七壮,神验。

选自《古今医鉴》

【按语】古人认为神志疾病犹如鬼神附体,故将治疗神志疾病的穴位称为鬼穴,如孙思邈的十三鬼穴。龚氏认为医案中女子因气血两虚,致使外邪乘虚而入,从而产生如癫如痫的症状。治疗时,龚氏采用秦承祖灸鬼法,即灸两介甲及两指角肉处,即少商穴,又名手鬼哭。秦承祖灸鬼法中亦有足鬼哭,即隐白穴。而少商穴和隐白穴分别为手太阴肺经和足太阴脾经的井穴。《灵枢》云:"病在脏者取之井,"井穴是阴阳二经出入相交之处,取之可交通阴阳,调理脏腑。此外《素问》曰:"诸躁狂越,皆属于火,"癫狂病多为热扰,艾灸井穴可泄热,因此取得"神验"的治疗效果,本医案体现了旴江医家"善灸井穴调神志"的灸疗学术特点。

2. 腹痛

腹痛方:偶感风寒而腹痛者,以小筒烧纸于内,将筒口向肚脐上吸之,谓之吸筒。若胃脘胸腹痛甚者,以花椒为末,醋调,面粉捏成饼子,贴于痛处,艾火灸饼上,得暖气入,腹痛自止。若腹痛有声,如蛙鸣者,俗名盘肠气痛,以葱白、生姜、食盐,同捣烂炒热,绢包擦痛处,要擦得痛止方住。虫痛者,食花椒、芜荑,或服金匮乌梅丸。其有寒滞腹痛之甚,但用理中丸合平胃散,乘热服之自愈。

115

选自《证治要义》

【按语】花椒性味辛温,归脾、胃、肾经,既可温胃散寒以止痛,又能温脾燥湿以止泻,适用于中寒腹痛、寒湿吐泻。医案中陈当务以花椒为主要材料,制作脐灸饼子,通过脐灸疗法治疗风寒型腹痛,体现了盱江医家"炼脐灸法保脾胃"的灸疗学术特色。

3. 厥证

寒中厥阴者,则小腹至阴疼痛也。

四逆汤:治即病太阴,自利不渴及三阴症脉微欲绝、手足厥冷。四逆名者,即四肢厥冷也。

大附子(一枚,去皮脐,切作八片,生用),甘草(炙,六钱),干姜(五钱)

上锉三剂,水煎温服,取少汗乃愈。

灸阴症法:气海穴在脐下一寸五分,丹田在脐下二寸,关元在脐下三寸,用艾火灸二七壮,但手足温暖、脉至知人事,无汗要有汗,汗出即生。不暖不省者死。

蒸脐法:用麝香、半夏、皂荚各一字为末填脐中,用生姜切薄片贴脐上,放大艾火灸姜片上蒸,灸二十壮,灸关元、气海二十壮。热气通于内,寒气逼于外,阴自退而阳自复矣。

熨脐法:用葱头缚一把,切去叶留白根,切饼二寸许,连缚四五饼,先将麝香、硫黄二药填于脐中,放葱饼于脐上,以熨斗盛火于葱饼上熨之。如饼烂,再换饼再熨,热气入腹,以通阳气,如大小便不通,以利即止。

揉脐法:用吴茱萸二三合、麸皮一升、食盐一合,拌匀热炒,以绢包之,于腹上下热揉熨之,自然有效也。

选自《万病回春》

【按语】厥证属于气血津液病,临床上根据临床症状将其分为寒厥、热厥、气厥、血厥等。病案中患者以四肢厥冷、小腹疼痛为主要症状,故属于寒厥,宜温中散寒、回阳救逆,故内服四逆汤,外用灸阴症法、蒸脐法、熨脐法、揉脐法治疗。各种灸法的施灸部位均位于任脉上,由此可见,盱江医家重视"灸任脉以治厥证"。

十、总结

纵观整个旴江医学史,旴江医家灸治内科病的记载甚多,并首次提出"炼脐灸法"的概念;详细叙述"四花六穴"治疗痰火瘰疬的艾灸方法,对针灸学及中医内科学理论发展和临床技术体系完善有重要的影响力。现代旴江医家仍在不断继承和创新中医内科疾病艾灸疗法,如江西中医药大学陈日新教授运用热敏灸技术治疗支气管哮喘(慢性持续期);江西中医药大学附属医院付勇教授运用热敏灸技术治疗腹泻型肠易激综合征。

第二节 旴江医学灸疗在外科中的应用

一、总论

旴江医家重视外科学,撰有众多外科专著,如陈自明《外科精要》、万全《万氏秘传外科心法》、龚居中《外科活人定本》《外科百效全书》、龚廷贤《复明眼方外科神验全书》、邹岳《外科真诠》等,同时重视灸疗在外科病症中的运用,如陈自明在《外科精要》中开篇即论灸法。为进一步分析、总结旴江医家灸疗医学实践成果,现将外科病分为疮疡、肛肠疾病、急症及虫兽伤、其他四大类,分别阐述旴江医家灸治外科疾病的特点。

二、疮疡

疮疡是指各种致病因素侵袭人体后引起表皮发生感染性化脓性疾病的总称,是中医外科范围中最普遍、最常见的疾病,其主要分为痈、疽、疔、疖、疥、癣、疮、毒、痘、疹等。在古代,疮疡因致病危急,被推为杂病之首,"凡痈疽之疾,真如草寇,不守律法,出意凶暴,待之稍宽,杀人纵火,无可疑者"。旴江医家认为艾灸有拔病除毒、起死回生的功效,推崇运用灸法治疗疮疡。下面将简要总结旴江医家灸治疮疡的特色。

1. 病种丰富

盱江医家提倡用灼艾法治疗各类疮疡，如东晋葛洪《肘后备急方》载"一切毒肿,疼痛不可忍者"皆可用灸,书中运用灸法治疗痈疽发背、石痈,"诸痈疽发背及乳方,比灸其上百壮""石痈,当上灸百壮,石子当碎出,不出者,可益壮"。

后世席氏针灸学派在《神应经》中运用"八穴灸法"治疗痈疽疔疖瘰等,头部二穴治疗头部诸疮;手部二穴治疗手部诸疮;背腹部二穴治疗背腹部诸疮;足部二穴治疗足部诸疮。此外,还记载了不同部位疗疮的艾灸位置,"疗疮生面上口角,灸合谷;生手上,灸曲池;生背上,灸肩井、三里、委中、行间、通里、小海、太冲、临泣""痈疽发背,肩井、委中(以蒜片贴疮上,灸)"。席氏学派认为无论痈疽是否破溃皆可运用灸法治疗,艾灸新发的痈疽可避免痈疽溃破,艾灸溃破的痈疽可生肌止痛、减少再发,"痈疽,始发而灸,则不溃而自愈;已溃而灸,则生肌止痛,亦无再发"。

南宋陈自明认为艾灸痈疽疮疡的功效优于药物,"治疽之法,灼艾之功胜于用药,盖使毒气外泄",其在《外科精要》中详细记载了头项疮、背疽、脑疽、颈项疽、乳痈等外科疾病的艾灸治疗方法,背疽用"大蒜十颗,淡豉半合,乳香钱许,研烂置疮上,铺艾灸之";脑疽及颈项疽不可用隔蒜灸,"恐引毒上攻","宜灸足三里穴五壮,气海穴三七壮……或以骑竹马穴法灸之";头项疮宜采用"骑竹马灸法"及艾灸足三里。此外,陈氏还认为痈疽不论早期还是晚期,脓成还是未成,未溃还是已溃,均可施灸,"痈则皮薄肿高,疽则皮厚肿坚,初发并宜灼艾""若顽疮痼疾,脾胃虚弱,营气不能滋养患处,以致寒邪内袭而不愈,宜用小艾炷频灸疮口,以祛寒邪,补接营气";疮疡已溃用灸可补接阳气,疮疡未溃用灸可拔毒外泄,"凡灸法,未溃则拔引郁毒,已溃则补接阳气"。

万全在《万氏秘传外科心法》中运用灸疗治疗肚腹痛、脚跟发、腮毒、肩疽、蝼蛄串、脚心痛、耳根痛、核痛等外科疾病,其认为艾灸可减轻肚腹痛病情,"肚腹痛……初起根脚如盘,寒热发战,宜用艾灸,可使重变轻也";艾灸可治愈脚跟发,"脚跟发……初起,勿视容易,始生多痒,多将艾灸,十余日自愈";艾灸颊车穴、肩井穴治疗腮毒效果特佳,"腮毒……如初起时觉痒,用艾灸六七壮,并颊车肩井穴内各灸三壮,甚效";艾灸肩井穴、肘尖穴、曲池穴治疗蝼蛄串,"蝼蛄串者……又以艾灸肩井穴,并肘尖、曲池各五七壮";艾灸疮口四周治疗中背发，"中背发……初起宜疮口四围多着艾灸，勿使长益"。

龚廷贤在《寿世保元》中运用艾灸治疗脑项后疽、发背痈疽、疔疮等各类疮疡，"论脑项后疽，一名天疽，俗名对口，男左女右，脚中指下俯面第三纹正中，用好蕲艾灸七壮""论发背痈疽，初起未破，用鸡卵半截，盖疮上，四围用面饼敷住，上用艾灸卵壳尖上""灸疗疮，用大蒜捣成膏，涂疗四围，留疮顶，以艾炷灸之，以爆为度。如不爆，难愈，宜多灸百余壮，无不愈者"。由此可见，盱江医家善用灼艾的方法治疗疮疡众疾。

2. 灸时宜早

盱江医家认为灸法可破结化坚、引毒外出，功效胜于用药，"治疽之法，灼艾之功胜于用药"，并提倡"疮疡外治，灸时宜早"。

南宋陈自明在《外科精要》中载："痈则皮薄肿高，疽则皮厚肿坚，初发并宜灼艾""痈疽始作……宜急断口味，利去其毒，用骑竹马灸法，或就患处灼艾……其效甚速""附骨疽及臀腿诸毒初起未明者，寻头用灸，多自内消。"

万全在《万氏秘传外科心法》中多次强调在疮疡初起运用艾灸，如肩疽初觉时可艾灸治疗，"肩疽生于两肩之上……初觉时，以艾火灸之，内服海马崩毒流气饮，外用敷药，脓尽上生肌散"；核痈初起赤肿如盘时可艾灸治疗，"核痈生于地角之下，由心肺积热。初起赤肿如盘，多着艾灸可消"；耳根痈初起时可艾灸颊车穴、肩井穴治疗，"耳根痈生于耳根下牙根上，……更灸颊车、肩井穴各三壮"；疰腮毒初起瘙痒时可艾灸颊车穴、肩井穴治疗，"疰腮毒……如初起时觉痒，用艾灸六七壮，并颊车、肩井穴内各灸三壮，甚效"。

李梴在《医学入门》中不仅提倡"外治初起灸最妙""早觉早灸为佳"，还说明了"疮疡外治灸宜早"的原因，"一日二日，十灸十活；三日四日，十灸七活；五日六日，十灸四活；过七日，则不可灸矣"。

龚信在《古今医鉴》中认为痈疽早期用艾灸治疗可减轻病情，"凡痈疽始发，即以艾多灸之，可使轻浅"。

龚廷贤在李梴"疮发七日不可灸"观点的基础上，提出"凡痈疽等项大疮毒初起……患处即用灸法灸之。疮初出至七日内皆可灸，七日外不可灸"；"最要早觉早灸为上。方发一二日者十灸十愈，三四日者六七愈，五六日者三四愈，过七日则不可灸矣"的观点。

由此可见，历代盱江医家均提倡"疮疡外治，灸时宜早"。

3. 灸法多样

盱江医家不仅擅长运用艾灸治疗疮疡,且灸法多样,下面简要论述盱江医家治疗疮疡的特色灸法。

（1）骑竹马灸法

盱江席弘针灸学派善于运用骑竹马灸法治疗痈疽疮毒,在《神应经》中详细描述骑竹马灸法的取穴及操作方法,先用薄篾量取患者肘横纹尺泽穴至中指尖的距离,然后令患者骑上竹杠,从患者骶尾骨尖向上标记薄篾量取的距离,该记号两边各一寸的位置就是骑竹马穴,"用薄篾量患人手上尺泽穴,横纹比起,循肉至中指尖止,截断。外用竹杠一条,以竹杠两头置凳上,令患人去衣,骑竹杠以足微点地。以先比篾安杠上,竖篾,循背直上,篾尽处以墨点记。只是取中,非灸穴也。更以薄篾量手中指节两横纹为一寸,将篾于所点墨上两旁各量一寸是穴"。并指出因诸痛疮疡皆属心火,而此二穴是心经经过之处,故艾灸二穴可流通心火、消散毒邪,"盖此二穴,心脉所过,凡痈疽之疾,皆心气留滞,故生此毒,灸此则心脉流通,即时安愈,可以起死回生,有非常效"。南宋陈自明受席氏影响,尤重视骑竹马灸法,《外科精要》中不仅多处记载骑竹马灸法,还专辟一节讨论骑竹马灸法。陈氏认为骑竹马灸法可治疗一切疮疡,"治一切疮疡,即用此法,无有不愈"。此外,还详细描绘骑竹马灸法的步骤图以指导后人正确运用骑竹马灸法。后世危亦林、龚信、龚廷贤亦有运用骑竹马灸法治疗痈疽疮毒的记载,如龚信《古今医鉴》载:"凡痈疽始发,即以艾多灸之,可使轻浅。或以骑竹马灸法最妙,盖火畅达,拔引郁毒,此从治之意。"

（2）隔蒜灸法

隔蒜灸法是用大蒜做间隔物而施灸的一种灸法,大蒜辛温而散,可消肿散结、拔毒止痛,借助艾火的热力,达到快速消散毒邪的目的。其最早见于东晋葛洪《肘后备急方》,"灸肿令消法,取独颗蒜,横截厚一分,安肿头上,炷如梧桐子大,灸蒜上百壮"。席氏针灸学派《神应经》载:"痈疽发背,肩井、委中(以蒜片贴疮上,灸)。"南宋陈自明在《外科精要》中多处使用隔蒜灸法治疗疮疡,"凡患背疽,漫肿无头者……可用大蒜十颗,淡豉半合,乳香钱许,研烂置疮上,铺艾灸之""凡用蒜饼灸者,盖蒜味辛温有毒,主散痈疽,假火势以行药力。有只用艾炷灸者,此可施于顽疽痼发之类。凡赤肿紫黑毒甚者,须以蒜艾同灸为妙""凡疮初发一二日,须用大颗独蒜切片三分厚,贴疮顶,以艾隔蒜灸之,每三壮易蒜""夫痈疽发背,皆有所因……或隔蒜灸,不论壮数,则邪无所容,而真气不损"。危亦林在《世医得效方》中记载:"诸痈疽毒,开阔不止,以艾炷四枚,围着所作处,同时下火,各灸七壮,多至十一壮佳,大蒜头横切如钱,贴其中心,顿小艾炷灸之五壮而止"。李梴《医学入门》载:"凡头上痈疽,宜服降火化痰、消肿托里之药,不可针灸,唯初起隔蒜灸之则可,但艾炷宜小而少。"龚廷贤认为隔蒜灸法可"治一切恶疮毒、大痛或不痛、或麻木",《万病回春》载:"灸法,治疗疮恶毒。用大蒜捣烂成膏,涂肿处四围,留露肿顶,以艾炷灸之,以爆为度。如不爆稍则难愈,宜多灸百余壮,无不愈者。"《寿世保元》载:"一人脚面生疗……以隔蒜灸五十余壮,痒遂止,再灸片时乃知痛。"陈当务《证治要义》载:"痘疗者,与众痘独异,根脚散漫,坚硬如石,痛如刀割。宜以药针挑松四围根脚,胭脂米涂之,或以蟾酥拌雄黄点入,或以巴豆合朱砂点入,或以大蒜贴于疗上,艾火灸之。"

(3)其他灸法

旴江医家不仅使用骑竹马灸法、隔蒜灸法治疗疮疡,还使用桑枝灸法、隔槐皮灸法、黄柏灸法、豆豉灸法等治疗疮疡。

桑枝可利关节、祛风湿、通经络,南宋医家陈自明《外科精要》中用其活血化瘀的功效,艾灸治疗瘀血不散、阳气虚弱型背疮和色赤作痛、气血虚败型手足甲疽,"一男子背疮溃而瘀血不散,此阳气虚弱也。用参、芪、归、术峻补,更以桑枝灸,又用托里散加肉桂,疮口自敛,此补接阳气之法也""治手足甲疽,或因修甲伤肉,或因损足成疮,溃烂上脚……色赤作痛者,先用隔蒜灸,活命饮、托里散,再用十全汤、大补汤加减八味丸;色黯不痛者,隔蒜灸,桑枝灸"。李梴在《医学入门》中使用桑枝灸法治疗各类痈疽,"或不痛,或赤痛,或不赤,或内脓不溃,或外肉不腐者,气血虚败,桑枝灸法"。

槐皮可化毒气、散脓汁、生肌肉、止痛痒,万全用隔槐皮灸法治疗溃烂型上中下三发背,《万氏秘传外科心法》载:"上中下三发背既溃,周围以面条围住,将槐皮一大块,钻多眼铺于面条上,又将艾铺于槐皮上蒸之。"黄柏可清热燥湿、解毒疗疮,万全用黄柏灸法治疗外臁,"外臁……黄柏一两,以猪胆汁搽,黄柏灸之,灸干,又搽又灸,以透为度"。淡豆豉可疏散表邪、清热解毒,李梴认为淡豆豉苦寒无毒,可制成灸饼用于治疗发背痈肿等病症,《医学入门》载:"淡豆豉苦寒无毒……作饼灸发背痈肿。"龚廷贤亦运用豆豉灸法治疗疮疡,《万病回春》:"豆豉饼,治疮疡肿硬不溃及溃而不敛,并一切顽疮恶疮。用江西豆豉为末,以唾调作饼子三文钱厚,置患处上,将艾壮灸之,干则易之。如疮势大及背发,用水漱口,水调作饼,置患处,以艾铺饼上灸之。"

4. 灸量有度

灸量与灸效密切相关,适宜的灸量也是获得良好灸效的重要因素。早在东晋葛洪《肘后备急方》就有相关记载,"一切毒肿,疼痛不可忍者……灸令彻痛,即立止",即灸治疮疡灸量以疼痛为度,彻痛方止。席氏针灸学派在其基础上有所发展,以"疼者至不疼,不疼者至疼"为适宜灸量,《神应经》载:"痈疽发背:肩井、委中(以蒜片贴疮上,灸。如不疼,灸至疼;疼,灸至不疼)。"南宋陈自明认为初灸即痛是毒气轻浅的表现,灸而不痛是毒气深重的表现,"若初灸即痛者,由毒气轻浅;灸而不痛者,乃毒气深重",主张"灼艾之法,必使痛者不痛,不痛者痛",还提倡灸治痈疽"不可不痛,又不可大痛",认为"闷乱不知痛者,难治"。万全不仅以痛,还以痒为灸治痈疽的参考灸量,《万氏秘传外科心法》载:"要灸得痛至痒,痒至痛方住,再上三白膏。"龚信及龚廷贤亦有以疼痛为灸治痈疽灸量标准的记载,如《古今医鉴》载:"凡痈疽始发……若其身必痛,灸至不痛,不痛,灸至痛。"《万病回春》载:"痛者,灸至不痛;不痛者,灸至痛时方住。"《寿世保元》载:"灸诸疮法,一切疮毒大痛,或不痛,或麻木,如痛者,灸至不痛,不痛者灸至痛,其毒随火而散,盖火以畅达拔引郁毒,此从治之法也,有回生之功。"综上可见,众多旴江医家灸治疮疡时以痛痒定艾灸灸量。

5. 热证可灸

自张仲景于《伤寒杂病论》首提"火逆""火劫"的观点后,热证禁灸这一观点便沿袭成风,但旴江医家葛洪等认为艾叶性味辛温,点燃后,火之热与艾之辛温叠加,可深透肌表、疏散郁热。如《肘后备急方》载艾灸可拔引郁毒,治疗一切毒肿、疼痛,"一切毒肿,疼痛不可忍者,搜面团肿头如钱大,满中安椒,以面饼子盖头上,灸令彻痛,即立止"。《痰火点雪》中载:"灸法去病之功,难以枚举。而其寒热虚实,轻重远近,无往不宜……热病得火而解者,犹暑极反凉,犹火郁发之之义也。"而陈自明、危亦林、万全等均直接将灸法用于阳证、热证病的治疗中,南宋医家陈自明运用隔蒜灸法治疗热毒蕴结的背疽患者,"一儒者患背疽,肿焮痛甚,此热毒蕴结而炽盛,用隔蒜灸而痛止""凡初觉赤肿,先从背脊骨第二陷中两旁,相去同身寸各一寸五分,名热腑穴,二处各灸七壮,此能疏泄诸阳热气,永无痈疽之苦"。李梴艾灸骑竹马穴疏泻心火,"骑竹马穴,专主痈疽发背,肿毒疮疡,瘰疬、疬风诸风,一切无名肿毒,灸之疏泻心火"。万全在《万氏秘传外科心法》中艾灸治疗脾热、心火旺盛所致的肚腹痛,湿热流注而成的脚跟发,肺脾积热而致的肩疽,伏热于内、湿热下流而致的脚心痛,湿热蕴蓄而成的丫指毒,湿热生痰而成的痰核及瘿瘤并马刀疮等,"又有痰核、瘿瘤并马刀疮之类,皆是湿热生痰,痰甚生火,火甚生风,风甚生热,热甚极而病作矣。宜清痰降火之剂,宣热拔毒之方,初觉以艾灸之,切勿妄行烂割"。现代江西中医药大学魏稼教授经过多年理论研究和临床观察后于1980年在《中医杂志》上发表《热证可灸论》,提出"热证可灸"的学术观点,引起我国针灸界对热证可灸进行深入探讨。盱江医家运用灸法治疗热证、阳证与当时主流思想"若夫阳病灸之,则为大逆"相违背,由此可见盱江医家实事求是,大胆突破,坚持科学的精神。

三、肛肠疾病

中医肛肠病学历史悠久,早在殷商时期的甲骨文中就有肛肠病的记载,西周时期有了肛肠病"痔"的记载,春秋战国时期提出了痔的分类法以及手术疗法、药物疗法。盱江医学中有大量运用灸疗治疗肛肠疾病的记载,现总结如下:

1.善灸长强

长强穴,别名尾闾、龟尾、穷骨、下极之俞、气之阴郄等,属督脉络穴,位于尾骨端与肛门之间,可治疗便血、痔疮、脱肛、泄泻、便秘、腰脊痛、小儿惊风、尾骶骨痛、痫症等病症,尤擅长治疗肛肠类疾病,《玉龙赋》载:"长强承山,灸痔最妙。"

盱江医家善灸长强穴治疗肛肠疾病,如《神应经》载艾灸长强穴治疗肠风,"肠风尾,穷骨尽处,灸百壮即愈";危亦林《世医得效方》载:"治脏热肛门脱出……灸法:顶上旋毛中三壮,即入。又灸尾翠骨三壮""脱肛历年不愈,灸横骨百壮,又灸脊穷骨上七壮""五痔便血失屎,灸回气百壮,穴在脊穷骨上。"万全艾灸长强穴治疗脱肛,《育婴家秘》载:"脱肛不收,灸尾翠骨穴神效。"龚廷贤《寿世保元》中艾灸长强穴治疗痔漏,"一论痔漏肿痛,脓水黏,痛不可忍,用艾炷如梧子大,灸尾闾骨尖上七壮,全愈"。

2. 灸洗结合

盯江医家擅长将灸疗与熏洗结合,以灸洗结合的方法治疗肛肠疾病,他们认为二者合用,可活血化瘀、消肿止痛、收敛止血、止痒。如《世医得效方》中用柳枝煮汤熏洗痔核再艾灸患处的方式治疗痔疾,"治痔疾大如胡瓜,贯于肠头,热如燂灰火,发则僵仆。以柳枝浓煎汤洗后,以艾炷灸其上三五壮";万全《育婴家秘》中外用洗法、托法、灸法治疗脱肛,"脱肛者……外用洗法、托法、灸法";龚廷贤《寿世保元》中艾灸百会穴、鸠尾穴配合桃柳枝汤熏洗患处治疗脱肛,"百会一穴,鸠尾一穴,各灸三壮,炷如小麦大。当正午时,用桃柳枝煎汤浴净,灸之立效";《寿世保元》中运用韭菜汤和艾灸治疗痔疮,"一痔疮突出,疼痛不止,立坐不便,先用韭菜洗净,以沸汤煎,于瓦木器内熏之,通手沃洗即愈";龚廷贤《万病回春》中用隔矾灸法和熏洗法共同治疗痔漏,"隔矾灸法,治痔漏神效……上药和匀一处。以冷水调,量疮大小作饼子,贴疮上,将艾炷灸三四壮。灸毕,就用熏洗药先熏后洗,日六度"。

3. 辨证施灸

盯江医家根据患者病程长短、病势轻重、年龄大小等具体情况,辨证给予肛肠疾病患者不同的治疗方法。首先,盯江医家认为肛肠疾病患者年龄不同、病灶大小不同其灸量亦不同。如危亦林在《世医得效方》中根据患者年龄给予不同的施灸壮数,"病寒冷脱肛出,灸脐中,随年壮""治脏热肛门脱出……灸脐中,随年壮"。龚廷贤根据漏疮大小给予不同大小的艾炷,《寿世保元》载:"漏大者艾炷亦大,漏小者艾炷亦小。"《万病回春》载:"量疮大小作饼子,贴疮上。"其次,盯江医家根据肛肠疾病患者临床症状、病程长短、患病部位而选择不同的施灸部位。危亦林依据五痔不同的临床症状选择不同的艾灸部位,如《世医得效方》载:"久冷五痔便血,灸脊中百壮;五痔便血失屎,灸回气百壮。"其又依据病程长短而给予不同的施灸部位,"治痔疮肿胀,作热如火……灸法:平立量脊骨与脐平,椎上灸七壮。或年深,更于椎骨两旁各一寸,灸如上数,无不除"。万全依据不同的患病部位而给予不同的方法治疗,如《万氏秘传外科心法》载:"治外痔之法,始生用艾隔蒜灸三四壮,去蒜贴肉灸三四壮,可不劳而愈……治内痔之法,宜凉血、解毒、升提其坠气,可愈。"

四、急症及虫兽伤

旴江医学中有大量运用灸疗治疗虫兽咬伤及溺水、自缢等急症的记载，并形成了特色。

1.急症灸神阙涌泉百会

神阙穴,位于肚脐中央,又名"脐中""气舍"。中医学认为,脐为先天之结蒂,后天之气舍,是人体生命之根,神气通行的门户,如《苏沈良方》载:"人之在母也,母呼亦呼,母吸亦吸,口鼻皆闭,而以脐达,故脐者生之根也。"同时神阙穴为任脉要穴,位于身体前正中部,为阴阳上下升降的枢纽,因此神阙穴可回阳救逆,治疗各类急症、重症。旴江医家擅长艾灸神阙穴治疗溺水患者,席弘《神应经》载:"溺水死,经宿可救:即解死人衣带,灸脐中。"危亦林《世医得效方》载:"救溺水,急解去死人衣带,灸脐中即活。"龚廷贤《万病回春》中亦有艾灸神阙穴治疗溺水的记载,"溺水者……急解死人衣带,艾灸脐中即活"。

涌泉穴为足少阴肾经井穴,《灵枢·本输》载:"肾出于涌泉,涌泉者,足心也,"意思是肾经经气犹如源泉之水,来源于足下,涌出灌溉周身四肢各处,因而得名为"涌泉",该穴可益肾开窍、平肝熄风。旴江医家龚廷贤艾灸涌泉穴救治自缢气已脱者,《寿世保元》载:"自缢气已脱,极重者,只灸涌泉穴,男左女右,灸脚三壮即活。"

百会穴位于人体头顶至高正中之处,为督脉要穴。督脉为阳脉之海,入于脑与元神相系,又与足太阳膀胱经、足少阳胆经、手少阳三焦经、足厥阴肝经相交,故名"三阳五会",可交通阴阳、升阳益气、益脑宁神、开窍通络、回阳固脱、调整经络,用于治疗各类急症、重症。龚廷贤在《寿世保元》中艾灸百会穴治疗外力所致濒临死亡者,"一人被人打死或踢死,急救百会穴,在头顶中,艾灸三壮立苏"。现代研究表明艾灸百会穴不仅能改善局部血管的痉挛状态和提高机体新陈代谢功能,还可以通过大脑皮层的反射调节自主神经,增强脑皮层相关部位的兴奋性,发挥急救功效。

2.隔胡桃壳灸破伤风

破伤风病是破伤风杆菌经皮肤或黏膜的伤口侵入人体内,在缺氧环境下生长繁殖,产生毒素而引起肌痉挛的一种特异性感染,是一种创伤性、中毒性人畜共患型传染病。传统医学认为破伤风病因是皮肤破伤后,风毒乘机侵入,流窜肌肤腠理经脉,引动肝风而致局部或全身抽搐。旴江医家擅用隔胡桃壳灸治疗破伤风,如沙图穆苏《瑞竹堂经验方》载:"疯狗咬,用核桃壳半个,将野人干(即人之大粪也)填满,以榆皮盖定,掩于伤处,用艾于桃核上,灸二七十四炷即愈,永不发作。"后世龚信《古今医鉴》、龚廷贤《鲁府禁方》《寿世保元》《万病回春》中均有运用隔胡桃壳灸治疗破伤风的记载,且两位医家均认为隔胡桃壳灸后"若遍身汗出,其人大困则愈",多年破伤风亦可用此法治疗,"远年者,将伤处前灸之,亦已""若远年,只在疮上灸之亦愈"。

3.灸治各类虫兽伤

旴江医家善用灸法治疗虫兽伤,且灸法多样。葛洪在《肘后备急方》中首选灸法治疗疯狗咬人,"先嗍却恶血,灸疮中十壮,明日以去,日灸一壮,满百乃止"。其亦运用灸法治疗被鼠、马、蛇、射工毒虫、沙虱等虫兽所伤,"以龟壳、炙甘草、桂心、雄黄、干姜、炙狸骨,六物分等。捣,下蜜和,纳疮中,无不瘥。先灸作疮,后与药,良""马嚼人作疮,有毒……灸疮及肿上,瘥""毒蛇螫人方……嚼盐唾上讫,灸三壮。复嚼盐,唾之疮上""一切蛇毒,急灸疮三五壮,则众毒不能行""江南有射工毒虫,一名短狐,一名蜮……若见身中有此四种疮处,便急疗之。急周绕遍,去此疮边一寸,辄灸一处百壮,疮亦百壮则瘥……又方,葫蒜,令敷以拓疮上,灸蒜上千壮,瘥""又疗沙虱毒方,以大蒜十片,着热灰中,温之令热。断蒜及热拄疮上,尽十片,复以艾灸疮上,七壮则良""已深者,针挑取虫子,正如疥虫,着爪上映光方见行动也。若挑得,便就上灸三四壮,则虫死病除"。席弘针灸学派《神应经》中运用隔蒜灸法治疗毒蛇咬伤,"蛇伤,灸伤处三壮,仍以蒜片贴咬处,灸蒜上",书中还有艾灸疮口治疗狗咬伤的记载,"狂犬伤人,灸咬处疮上"。危亦林《世医得效方》记载了八脚虫伤灸方,"八脚虫方……灸法,凡猘犬所啮,未尽其恶血毒者,灸上一百壮,已后灸,每日一壮。若不血出,刺出其血,百日灸乃止",并认为八脚虫伤艾灸后禁饮酒及食用猪、犬肉,"禁饮酒及猪、犬肉",此外其认为毒蛇咬伤亦可艾灸伤口治疗,"蛇伤亦灸伤处"。万全在《万氏秘传外科心法》中运用灸法治疗泥鳅毒,"泥鳅毒,生于指中,初起宜用艾灸,将猪油调雄黄搽之"。龚信亦用艾灸治疗癫狗咬伤,《古今医鉴》载:"治癫狗咬……以伤处去三寸,灸之三壮,永不再发,神效。"龚廷贤亦用此法艾灸治疗疯狗咬伤,《寿世保元》载:

"癫狗咬方……于疮口下去三寸,灸三壮,效"。此外,龚廷贤还运用隔蒜灸法治疗蛇鼠咬伤,《寿世保元》载:"如被蛇咬,食蒜饮酒,更用蒜杵烂涂患处,加火于蒜上灸之,其毒自解,凡毒虫伤并效。"《万病回春》载:"鼠疮甚效……次日,用大蒜瓣切薄片,围疮上,用麦子大艾炷灸蒜上。如痒再灸,以痛为止,渐渐自愈。"

五、白癜风

盱江医家运用灸法治疗的外科疾病种类繁多,不仅局限于疮疡、肛肠疾病、急症及虫兽伤,还用艾灸治疗白癜风。

白癜风是一类因后天性皮肤及黏膜色素脱失而致的皮肤疾患,多以局部或广泛性色素减退为主要的临床症状,此病好发于四肢、面颈部及躯干等处。"多白则寒",故中医认为白癜风与寒邪密切相关,常用艾灸以温经散寒治疗白癜风,如孙思邈在《备急千金要方》中载:"治白癜方,灸左右手中指节去延外宛中三壮。"盱江医家不仅继承了上述思想,并扩大了该方法的运用,如危亦林在《世医得效方》中艾灸双手中指第二指关节治疗白癜风及赘疣诸痣等皮肤病,"治白癜风,灸左右手中指节宛中三壮,未瘥,报之。凡有赘疣诸痣,但将艾炷于上灸之,三壮即除"。李梴《医学入门》中亦有类似记载,"灸癜风,左右手中指节宛宛中"。

六、盱江医学灸疗外科验案举隅

1. 背疽

秋官高竹真,患背疽,色黯坚硬,重如负石,神思昏愦可畏。其亲廷评郑沙村请同往治。郑云:竹真先任湖广某县时,以某河涉险不便,竹真为整治有功。其民为立生祠,凡渡河者,无不祷祭。竹真患此,悉疑立祠致祟。余曰:不然,病因元气虚寒,积毒炽盛所致。遂以杵蒜摊患处,用钱大艾炷灸二十余壮,尚不知。乃摊蒜补艾灸,亦不知。乃着肉灸,良久方知。再灸方痛,内服参附大补之剂而起。

选自陈自明《外科精要》

【按语】高竹真为某地方官员,因整治某河道有功,百姓为其立祠祷祭。后患背疽,其他医生迷信认为患病原因为立祠祷祭,陈自明却认为病因为元气虚寒,积毒炽盛所致。遂以隔蒜灸法治疗,先制作蒜泥,将蒜泥贴敷于患处,再在蒜泥上放置钱币大小艾炷,艾灸治疗二十余壮后患者仍无感觉,遂更换蒜泥贴敷部位,继续艾灸,仍无感觉,便改为艾绒直接灸背疽患处,待感觉疼痛后停止艾灸,最后服用参附大补汤以补接阳气。该医案充分体现陈氏"灼艾之法,必使痛者不痛,不痛者痛,则其毒随火而散"的治病理念,是旰江医家外科灸疗"灸量有度""灸法多样"的具体体现。

2.痔漏

隔矾灸法:治痔漏神效。

皂矾(一斤用瓦一片,两头用泥作一次,再用香油置瓦上焙干,再着皂矾瓦上煅枯,去砂为末)、川山甲(一钱)、木鳖子(二钱半)、乳香、没药(各钱半,为末,临灸时加服)。

上药和匀一处。以冷水调,量疮大小作饼子,贴疮上,将艾炷灸三四壮。灸毕,就用熏洗药先熏后洗,日六度。三五日如前法灸妙,以瘥为度。

熏洗方:前法灸毕,以此方熏洗。

皂矾(制法如前,为末,约手块二把)、知母(四两,焙干为末,取一两)、贝母(四两,为末,取三两,净)、葱(七茎,另煎汤)。

上件先将葱用水煎三四沸,倾入瓶内,再入前药。令患者坐于上瓶口熏之。待水温,倾一半洗疮,留一半候再灸再熏洗,以瘥为度。

选自龚廷贤《万病回春》

【按语】皂矾可解毒敛疮、杀虫化痰、补血止血,木鳖子可散结消肿,攻毒疗疮,乳香和没药可调气活血,消瘀止痛,四药研磨合用做饼贴疮上,然后在饼上艾灸以解毒敛疮、活血调气。艾灸后,用皂矾、知母、贝母、葱熏蒸痔漏,以温通气血。隔矾灸与熏蒸结合体现了旰江医家"灸洗结合"治疗肛肠疾病的用灸特色。而依据痔漏疮面大小定灸饼大小,则体现了旰江医家"辨证施灸"的用灸特色。

3.狗咬伤

凡春夏初交,犬多发狂,但见其尾,直下不卷,口中流涎,舌黑者,即是癞狗。若被所伤,不可视为泛常,乃九死一生之患。急用针刺去血,以小便洗刮令净,用核桃壳半边,以人粪填满,掩其疮孔,着艾于壳上灸之。壳焦粪干,则易之灸,灸之百壮,次日又灸百壮,灸之三五百壮,为佳。灸后用生南星、防风等分为末,再以口嚼浆水洗净伤处,用绵拭干掺之,更不作脓,其内须服后药,以散其毒可也。

孙真人曰:春末夏初,狗多发狂,被其所伤者,无出于艾灸。其法只就咬处牙迹上灸之。一日灸三壮,直灸至一百二十日乃止。常宜食灸韭菜,永不再举发,亦良法也。

选自龚信《古今医鉴》

【按语】春夏初交时期,狗易发狂,被口中流涎、尾巴不卷、舌头发黑的癫狗咬伤,易得破伤风。龚信认为癫狗咬伤后,运用隔核桃壳灸可预防破伤风,这体现了盱江医家"隔胡桃壳灸破伤风"的灸疗学术特色。

七、总结

纵观整个医学史,江西盱江流域的医学名家对中医外科理论发展和临床技术体系完善具有重要的贡献,盱江医家运用灸疗治疗外科病的记载甚多,这与盱江医家重视灸疗的思想密切相关。现代盱江流派医生仍在不断继承和创新中医外科疾病艾灸疗法,如江西中医药大学附属医院王万春教授运用隔蒜灸法治疗蝮蛇咬伤、龚丽萍教授运用热敏灸联合中药的方法治疗带状疱疹神经痛等。

第三节　盱江医学灸疗在妇科中的应用

一、总论

据史料记载,盱江医学中共有96位擅长妇科的医家,19部妇科专著,有代表性的妇科大家、妇科专著有临川陈自明《妇人大全良方》、南城傅常《产乳备要》、南昌万全《万氏妇人科》、金溪龚居中《女科百效全书》、金溪龚廷贤

《内府秘传经验女科》、进贤舒诏《女科要诀》、南昌曾鼎《妇科指归》、南丰刘文江《妇科讲义》等,此外南丰危亦林《世医得效方》、金溪龚廷贤《寿世保元》和《万病回春》、李梴《医学入门》等综合性医学著作中亦有涉及妇科的专篇论述。旴江众多妇科大家中当首推南宋医家陈自明,陈氏综合三代业医的家传验方及自身的临床经验,编成我国历史上第一部系统的大型妇产科专著《妇人大全良方》,为宋以后我国妇科学发展奠定了基础,对我国中医妇科学做出了巨大贡献。

从古至今,旴江医家重视艾灸,不仅将艾灸作为妇科病的常用治疗手段之一,且形成了独特的妇科灸疗学术特色。为进一步分析、总结旴江医家灸疗医学实践成果,以下将依据妇科病的特点,将其分为月经病、带下病、妊娠病、产后病、杂病五大类,分别阐述旴江医家运用灸疗治疗妇科病的特点。

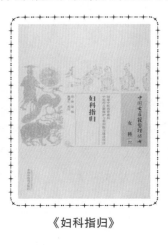 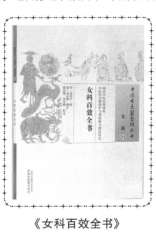

《妇科指归》　　　　　　　　　《女科百效全书》

二、月经病

月经病是妇科临床中的常见病,被列为妇科病之首,其以妇女月经的经期、经色、经质、经量异常为主要表现,常见的月经病有月事不利(月经先期、月经后期、月经先后不定期、闭经)、痛经、崩漏等。旴江医家对月经病的艾灸治疗大多集中在月事不利及崩漏两方面。

1. 月事不利,熏脐灸之

月事不利指月经超龄不至或月经的周期、经期、经量发生异常,或伴随月经周期出现明显不适症状的一类疾病,该病是妇科临床的常见病和多发病,对妇女的健康和生育造成了重大影响。月经先期、月经后期、月经先后无定期、月经过多、月经过少、经期延长、崩漏、闭经、痛经、月经前后诸症、绝经前后诸症等均属于其范畴。其主要是由外感六淫、内伤七情或多产房劳、劳逸失常等因素致使脏腑功能失常、气血失调、冲任督带损伤而成,如陈自明《妇人大全良方》载:"夫妇人月水不调者,由劳伤气血致体虚,风冷之气乘也。"

炼脐灸法,即熏脐法,常用于防病保健中,如李梴《医学入门》载:"凡一年四季,各熏一次,元气坚固,百病不生。""凡用此灸,则百病顿除,益气延年。"龚廷贤在《万病回春》中运用熏脐法治疗月事不利,"每年中秋日熏蒸一次,却疾延年,彻上部之火邪,去心肠之宿疾,妇人月信不调、赤白带下,男子下元亏损、遗精白浊、阳事不举,并皆熏之",并详细记载了熏脐的具体方法,用面粉制作脐灸饼子,在饼子内放置药物,以槐皮覆盖药物,在槐皮上放置艾柱进行艾灸,"用荍麦面水和捏一圈径过寸余,如脐大者三二寸,内入药末;用槐皮一块,去粗皮,止用半分厚覆圈药之上",龚廷贤认为用此法艾灸可疏通血脉,开通毛窍,"如豆大艾壮灸之,百脉和畅,毛窍皆通,上至泥丸,下至涌泉";同时龚廷贤认为艾灸后若感到饥饿,可先进食再继续艾灸,"冷汗如雨,久之觉饥,再食再灸",艾灸时不可令患者感觉到疼痛,以免损伤真气,"不可令痛,痛则反泄真气"。

2. 崩中漏下,灸量宜大

崩漏为妇科病中的常见特色病种,主要症状为女性在非行经期阴道突然大量出血或淋漓不断。突然出血、来势急骤、血量多者称"崩",淋漓不断、来势缓慢、出血量少者为"漏"。盱江医家陈自明在其《妇人大全良方》中详细阐述了该病病机,其认为崩漏由气血亏虚,损伤冲脉、任脉,导致气虚不能固摄血液循行于脉管中所致,"夫妇人崩中漏下者,由劳伤血气,冲任之脉虚损故也。……若劳伤冲任,气虚不能制其经脉,血非时而下,淋沥而不断,谓之漏下也"。后世医家亦多赞同此观点,主张调理气血,温补冲任治疗崩漏。

关元穴为任脉要穴,与足三阴经交会,有调冲任、理气血的功效;三阴交穴为足三阴经交会穴,取之可通调三经,补气血,益肝肾。盱江医家常艾灸关元穴、三阴交穴治疗崩漏,且多为重灸,施灸百壮方止。如陈自明《妇人大全良方》艾灸关元穴百壮治疗冲任虚衰型崩漏重症,"若经候过多,其色瘀黑,甚者崩下,吸吸少气,脐腹冷极则汗出如雨,尺脉微小。由冲任虚衰,为风冷客乘胞中,气不能固,可灸关元百壮"。危亦林在《世医得效方》中艾灸关元穴、三阴交穴百壮治疗崩漏，"灸法：治血崩。小腹横纹当脐空直下，百壮。又灸内踝上三寸，左右各百壮，名三阴交"。龚廷贤《寿世保元》中亦有相似记载，"脐腹冷极，则汗出如雨，尺脉微小，由冲任虚衰，为风冷客乘，胸中气不能固，可灸关元百壮"。综上可见，盱江医家主张通过重灸治疗崩漏。

三、带下病

妇科带下，宜灸中极

女性带下量明显增多或减少，且出现色、质、味的异常，或伴外阴、阴道瘙痒、灼热、疼痛等，称为带下病。女性从青春期开始，阴中即有少量无色透明或白色、无臭的阴液，俗称"白带"。白带的出现和月经初潮一样，是步入青春期的标志。西医学的阴道炎、宫颈炎、盆腔炎性疾病等均属于本病范畴。中医认为本病的病因是湿邪，有"诸带不离湿"的说法。临床上常将带下分为脾虚湿困、肾阳虚、阴虚夹湿、湿热下注和湿毒蕴结五种类型。陈自明在《妇人大全良方》中根据带下色泽，将其分为足厥阴肝型、手少阴心型、手太阴肺型、足太阴脾型、足少阴肾型，"若伤足厥阴肝之经，其色则青如泥色；若伤手少阴心之经，其色赤如红津；若伤手太阴肺之经，其色则白形如涕；若伤足太阴脾之经，则其色黄如烂瓜；若伤足少阴肾之经，则其色黑如衃血"，这种根据妇人带下色泽进行经络脏腑辨证的方法，对后世带下病的诊断具有重大意义。

中极穴为任脉要穴，艾灸此穴可使胞宫得以温煦，从而健脾益气、升阳除湿、温肾培元、固涩止带，治疗带下、痛经、癃闭等妇科、泌尿系疾病，如李梴《医学入门》载："中极：主妇人下元虚冷虚损，月事不调，赤白带下，灸三遍令生子。"龚信在《古今医鉴》中认为带下病为浊气所致，可艾灸中极穴治疗带下，"如白带、白淫、白浊时下，俗云下寒，非寒也。乃妇人素虚，浊气下陷故也。……如不能服药，灸中极七壮，极效"。其子龚廷贤继承了该观点，《医林状元济世全书》云："白带、白淫、白浊时下……灸中极七壮极效。"

四、胎产病

女性妊娠期间，发生与胎产有关的疾病，称为胎产病。妊娠恶阻、胎漏、胎动不安、滑胎、异位妊娠、子痫等均属其范畴。胎产病不仅影响孕妇的身体健康,还妨碍胎儿的正常发育,造成堕胎、小产等,因此受到盱江医家的重视。盱江医家对胎产病的艾灸治疗集中在胎病和产病两方面。

1. 胎病之治,辨证施灸

阳施阴化,故而有胎;荣卫调和,则经养周足,胎儿成长。若气血虚损,不能养胎,则致使胎病。临床上常见的胎病有胎堕、不孕、妊娠恶阻、胎漏、胎动不安、欲断产等。

盱江医家辨证施灸治疗胎病首先体现在妇人妊娠时,不灸其经。如南宋陈自明在《妇人大全良方》中明言妇人妊娠一至九月,皆不可针灸其经,"又妊娠一月,足厥阴脉养,不可针灸其经。……又妊娠二月,足少阳脉养,不可针灸其经。……又妊娠三月,手心主脉养,不可针灸其经。……又妊娠四月,手少阳脉养,不可针灸其经。……又妊娠五月,足太阴脉养,不可针灸其经。……又妊娠六月,足阳明脉养,不可针灸其经。……又妊娠七月,手太阴脉养,不可针灸其经。……又妊娠八月,手阳明脉养,不可针灸其经。……妊娠九月,足少阴脉养,不可针灸其经。"席弘、万全、龚居中亦对此持有相同观点。如万全《广嗣纪要》载:"怀胎者,不可灸刺其经,必堕胎。"龚居中在《女科百效全书》载:"妊后勿乱服药,勿过饮酒,勿妄针灸,勿向非常地便,勿举重登高涉险。"其次体现在盱江医家根据胎病类别,选取不同的腧穴艾灸,如席弘针灸学派《神应经》中艾灸石门穴以避孕,"欲断产:右足内踝上一寸。又一法,灸脐下二寸三分,三壮";陈自明在《妇人大全良方》中艾灸膝下一寸处治疗数堕胎(习惯性流产),"疗妊娠二个月数堕胎法,灸膝下一寸,七壮",七壮为阳数,灸以补阳化气,以求阴成形;龚信在《古今医鉴》中艾灸关元穴治疗不孕症,"如妇人子宫久冷不孕,加干姜、肉桂各五钱,何以知其冷? 丈夫交会之际,当自觉之。如冷甚,灸丹田七壮,神效,穴在脐下三寸";龚廷贤《医林状元济世全书》中亦有相同记载。

2. 产病之治,至阴独阴

产病主要有难产、胎衣不下等。妊娠足月胎儿不能顺利从阴道中分娩而出,称为难产。孕妇分娩之后,胎盘长时间不能剥离而出称为胎衣不下。盱江医家艾灸治疗难产、胎衣不下的记载较多,且选穴基本一致,即分别选取至阴穴、独阴穴治疗。如《神应经》中艾灸至阴穴三壮治疗难产,"横生手先出:

右足小趾尖(三壮),立产,炷如小麦大"。陈自明在《妇人大全良方》中则进一步认为难产病机多为气滞血瘀、气血亏虚或寒凝血滞,其亦艾灸至阴穴治疗难产,"疗横生、逆产,服诸符药不捷者,灸右脚小指尖头三壮,艾炷如小麦大"。危亦林在《世医得效方》中记载:"灸法:治横生逆产,诸药不效,灸右脚小指尖头三壮,艾炷如小麦大,下火立产"。龚信在《古今医鉴》中记载:"治难产及胞衣不下,于左脚小指尖头上,即至阴穴,灸之,炷如小麦大,三五壮立产。"龚廷贤在《寿世保元》中记载:"急于产妇右脚小指尖上,灸三壮,炷如小麦大,立产。"而万全经验独到,其艾灸独阴穴以益肾气、理胞脉,治疗产后胎衣不下,《万氏妇人科》载:"凡子死腹中,并胎衣不下,宜灸独阴穴,凡三壮,即下。独阴在足第二趾第三节宛中。"综上可知,旴江医家擅灸至阴穴、独阴穴治疗胎产病。

五、产后病

产妇在产褥期内发生的与分娩、产褥有关的疾病,称为产后病。产后发热、恶露不绝、缺乳等均属其范畴。旴江医家对产后病的艾灸治疗集中在缺乳、产后小便不通、产后阴脱三方面。

1. 产后缺乳,宜灸膻中

产后缺乳是指产妇在哺乳期内,乳汁甚少或全无,不能满足哺育婴儿的需要。乳汁为气血所化生,因此本病的主要机制为气血虚弱、化源不足或肝郁气滞迫使乳汁生成、运行受阻。如巢元方《诸病源候论》曰:"妇人手太阳、少阴之脉,下为月水,上为乳汁……既产则水血俱下,津液暴竭,经血不足,故无乳汁也。"陈自明《妇人大全良方》亦载有相同观点,"凡妇人乳汁或行或不行者,皆由气血虚弱,经络不调所致也"。

膻中穴为任脉要穴,位于人体前正中线两乳头连线的中点上,此穴既是手厥阴心包经的募穴,也是宗气聚会之处,为八会穴的气会穴,因此艾灸此穴不仅可宽心顺气,亦可养血生乳,治疗产后缺乳病,如《神应经》中云:"无乳:膻中(灸)、少泽,补此二穴神效。"

2. 小便不通,隔盐灸之

产后小便不通为产后常见病,指胎儿产出后,产妇发生排尿困难,小便点滴而下,甚则闭塞不通,小腹胀急疼痛,故此病又称为"产后癃闭",该病相当于西医学的"产后尿潴留"。本病主要为膀胱气化功能失职所致,因膀胱气化与肺气通调、脾气传输和肾气开合息息相关,故此病与肺、脾、肾三脏功能密切相关。陈自明认为此病病因为寒凝胞宫,致使胞动不顺,或产后气虚,膀胱气化功能失职所致,其在《妇人大全良方》中记载:"盖缘未产之前,内积冷气,遂致产时尿胞运动不顺",并借助艾灸温经散寒,葱走经络,利小便,盐入肾软坚的功效,用隔盐灸法治疗妇人产后小便不通,"用盐于产脐中填,可与脐平。却用葱白剥去粗皮、十余根作一缚,切作一指厚,安盐上,用大艾炷满,葱饼子大小,以火灸之。觉热气直入腹内,即时便通,神验不可具述"。后世医家危亦林、李梴亦用此法治疗该病,如《世医得效方》载:"灸法:治产后小便不通,腹胀如鼓,闷乱不醒……可用隔盐灸。"《医学入门》载:"小便不通,腹胀满者,用盐填脐中,葱白一束,切作一指厚放盐上,以艾炷灸之,热气入腹即通。"由此可见,盱江医家善用隔盐灸法治疗妇人产后小便不通。

3. 产后阴脱,宜灸关元

产后阴脱,即西医学产后子宫脱出、产后子宫不收,主要是由于分娩用力太过,或气虚下陷,或湿热下注等损伤胞络所致,《诸病源候论》载:"产后阴下脱候:产而阴脱者,由宿有虚冷,因产用力过度,其气下冲则阴下脱也。"陈自明《妇人大全良方》中亦有相似记载,"妇人趣产劳力,弩咽太过,至阴下脱若脱肛状。乃阴挺下出,逼迫肿痛"。

关元穴为任脉要穴,位于人体正中,脐下三寸处。其为先天之气海,是养生保健之要穴,有培元固本、补益下焦的功效,盱江医家认为可艾灸此穴以调理冲任、益气固胞,治疗妇人产后阴脱,《妇人大全良方》载:"治产后阴下脱:以铁精粉上推,内之。又灸脐下横纹二、七壮。"综上可见,盱江医家主张艾灸关元穴治疗产后阴脱。

六、妇科杂病

凡不属于经、带、胎、产疾病范畴,但又与女性解剖、生理、病理特点密切相关的疾病,称为"妇科杂病"。阴疝、乳痈、脏躁等均属此范畴。

乳痈,中医病名,相当于西医的乳腺急性化脓性感染,以乳房红肿、疼痛为主要特征。陈自明在《妇人大全良方》中认为该病是由气血凝滞所致,"夫妇人乳痈者,由乳肿结聚,皮薄以泽,是成痈也。足阳明之经脉则血涩不通,其血又归之,气积不散,故结聚成痈"。其推崇运用隔蒜灸法艾灸乳房治疗乳痈,《外科精要》载:"若治乳痈,当审其因。盖乳房属阳明胃经,乳头属厥阴肝经。若怒动肝火,阳明血热,宜疏肝清热。焮痛寒热,宜发表散邪。肿焮痛甚,宜清肝消毒,并隔蒜灸。"危亦林在《世医得效方》中艾灸痈疡中心治疗乳痈,"痈疽高肿坚硬不破,名曰石痈,当上灸百壮。诸痈疽毒,开阔不止,疼楚殊甚,……大蒜头横切如钱,贴其中,顿小艾炷灸之,五壮而止"。龚信在《古今医鉴》中艾灸痛处治疗乳痈,"乳硬者,多因乳母不知调养所致……治以青皮,疏厥阴之滞,石膏清阳明之热……若加艾火三壮,于痛处灸之,尤妙。华元化灸三里穴三壮,甚妙"。可见,旴江医家均在乳房附近选取施灸点,治疗乳痈。

七、旴江医学灸疗妇科验案举隅

不孕

治妇人血气久冷无子,及数经堕胎,皆因冲任之脉虚损,胞内宿挟疾病,经水非时,暴下不止,月内再行,或前或后,或崩中漏下,三十六疾,积聚癥瘕,脐下冷痛,小便白浊,以上疾证,皆令孕育不成,以致绝嗣。

灸法:妇人绝子。灸然谷五十壮,在内踝前直下一寸。

又法:绝嗣胞门闭塞,灸关元三十壮,报之。妇人妊子不成,数堕,腹痛漏下,灸胞门五十壮,在关元左边二寸是也,右边二寸名子户。

选自危亦林《世医得效方》

【按语】危氏认为妇人素体虚寒,反复流产,损伤冲任而出现月事不利、脐下冷痛、小便白浊等症状,并最终导致绝嗣,不能孕育,故艾灸然谷穴治疗绝嗣。若胞门闭塞则艾灸关元穴治疗,若兼有反复流产则艾灸胞门治疗。由此可见,危氏辨别不孕病因后选择在不同的腧穴上施灸治疗,体现了旴江医家灸治妇科疾病"胎病之治,辨证施灸"的灸疗学术特点。

八、总结

纵观整个中医妇产科发展史可发现,使用灸法治疗妇产科疾病的论述并不算多,而旴江医家在此方面的论述尚属丰富,这可能与旴江医家重灸的思想密不可分。当代旴江医家在灸治妇科疾病方面也取得了一些突破、创新,如现代医家江西中医药大学附属医院章海凤副教授等通过简单随机、单盲、同期试验表明热敏灸治疗原发性痛经明显优于辨证穴位灸法;现代医家江西中医药大学附属医院张波副主任中医师等通过灸感法探查热敏腧穴,表明原发性痛经患者热敏腧穴的出现具有普遍性,且与原发性痛经疾病状态具有高度相关性;热敏腧穴高发区在关元穴、子宫穴,其次在次髎穴、三阴交穴。

第四节　旴江医学灸疗在儿科中的应用

一、总论

旴江医学历史源远流长,经过长期的发展和经验的积累,旴江医家不仅留下了丰富的儿科专著,如万全著《幼科发挥》《育婴家秘》《片玉心书》,龚廷贤著《痘疹金镜录》《小儿推拿秘旨》,龚居中著《小儿痘疹医镜》《幼科百效全书》等,而且在儿科医学方面取得了诸多突破性的学术成就,如万全提出"五脏有余不足论""三有余四不足论",由此可见旴江医家极大地促进了我国儿科学的发展。

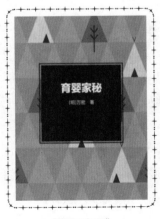

《育婴家秘》

旴江医家灸治儿科疾患的记载甚多,为进一步分析、总结旴江医家在儿科方面的灸疗实践成果,以下将儿科疾病分为惊风、小儿疝气、脐风、疳证、龟背五大类,分别阐述盱江医家灸治儿科病症的特点。

二、惊风

"惊风"是儿科常见急重病,以抽搐、昏迷为主要特征,伴下腹部肿大疼痛、啼哭不止等。宋朝钱乙《小儿药证直诀》中将其分为"急惊""慢惊",认为急惊乃"因热生于心……盖热盛则风生。风属肝,此阳盛阴虚也",或因"闻声非常,则动而惊搐矣";慢惊则多由脾虚所致。盱江医家在前人基础上,对小儿惊风提出了新的见解,如万全认为急惊风病因有内因、外因、不内外因,感冒风寒温湿之气而发热者,为外因;内伤饮食而发热者,为内因;惊恐客忤中恶得之者,为不内外因,《片玉心书》载:"急惊风,小儿元气素实,或因恐怖,或因风,或因饮食而发,要审明白,详察症侯,而施治"。

1. 急慢惊风,灸穴各异

盱江医家重视灸疗在小儿惊风中的运用,常根据惊风的类别选取不同的腧穴艾灸。

首先,盱江医家认为急惊风多为实热证,井穴具有泄热、醒神、苏厥、开窍的功效,故常在井穴上艾灸治疗急惊风。如万全主张艾灸中冲穴、少商穴治疗急惊风,《幼科发挥》载:"肝主风,急惊风,搐搦振掉,肝之本经气动所生也,当急治之。得心热则发……或掐人中,或掐大陵,或灸中冲,待其醒而药之;""予初习医,治一儿二岁发搐而死……此儿面色未脱,手足未冷,乃气结痰壅而闷绝,非真死也,取艾作小炷,灸两手中冲穴,火方及肉而醒,大哭"。《片玉心书》载:"凡急惊发时,牙关紧闭不醒着,急用艾炷灸两手大指头少商穴(在甲旁),合而灸之,即醒,而后施治法;""灸法:先以两手大指相合,于甲侧缝中处,烧三壮;又以两手中指相合,于甲侧缝中心,烧一、二壮;""急惊卒然大热,因而热则生风。痰涎哽塞角张弓,口眼歪邪沉重……合灸少商与中冲"。

然后,盱江医家认为慢惊风多因虚寒所致,病程较久,易损伤脾胃,故常在调理脾胃的腧穴上艾灸治疗慢惊风。如万全《片玉心书》载:"慢惊先由久病,精神渐减脾虚,恹恹沉困气长吁,口眼张开不乳。搐搦时时齐发……艾灸左乳(即期门穴);""凡慢惊风不醒不退者,灸百会、三里,男左女右乳下"。

"乳下""左乳"即是现代针灸学的期门穴,该穴具有健脾疏肝、理气活血的功效。"三里",指足三里穴,该穴为足阳明胃经的下合穴,具有调理脾胃、补中益气、通经活络、疏风化湿、扶正祛邪的功效。

对于慢惊危证,盱江医家认为宜通过艾灸百会穴治疗,《寿世保元》载:"痰滞咽喉如牵锯状,口鼻气冷,唇缓面青,涎流口角……四肢厥冷者,名曰慢脾风,极危笃,速用回阳之药,手足渐温,复以醒脾散理之。其服药不效,太冲脉尚有者,灸百会穴。""慢惊、慢脾危恶之症,药力不到者,但看两脚面中间陷处有太冲脉,即灸百会穴三五壮,炷如小麦大,灸后仍与醒脾之剂调之。"若慢惊危证患儿脏腑传变已极,更要急灸百会穴,《寿世保元》载:"论慢惊,乃元气虚损而致昏愦,急灸百会穴,若待下痰不愈而后灸之,则元气脱散而不救矣,此乃脏腑传变已极。"

综上可见,盱江医家灸治惊风,灸穴各异,主要体现在"急惊灸井穴""慢惊灸脾胃""慢惊危证灸百会"三方面。

2. 灸治惊风,考究次第

自古以来,盱江医家重视施灸次序,此点在灸治小儿惊风上亦有所体现。首先,盱江医家重视腧穴施灸的先后顺序,如危亦林《世医得效方》中灸治惊风重症时,先灸乳中穴后灸囟会穴,"治急慢惊风,危极不可救者:先当两乳头上,男左女右灸三壮。次灸发际眉心囟会三壮";其次,盱江医家重视不同治疗方法的使用顺序,如万全在《育婴家秘》中根据惊风病情轻重按不同顺序而给予不同的方法治疗,轻者,先掐按、艾灸治疗,后口服中药治疗;重者,先将嚏惊散吹入鼻中,后口服中药治疗,"治有次第,初发搐时,卒然昏绝,牙关紧急,俗用掐法、灸法以醒其惊者……轻者可掐可灸即醒,重则先用嚏惊散吹鼻中,嚏出可治……然后进药,急慢同法"。综上可见,盱江医家灸治惊风,考究施灸次序。

三、小儿疝气

小儿疝气是小儿外科的常见疾病之一,指小儿腹腔内脏器或组织通过先天或后天形成的薄弱点、缺损或孔隙进入另一部位的一类疾病。该病主要临床症状为腹股沟区或脐孔区出现时有时无,时大时小的包块,甚或偏坠一边,伴脐下绞痛,啼哭不止。中医学将小儿疝气分为气疝、水疝、狐疝三种,认为其常见病因为先天禀赋不足,脏腑虚弱,外感寒湿风邪、内伤生冷致气机不畅,寒邪凝滞,邪束于外而成。如李梴《医学入门》载:"气疝,上连肾俞,下及阴囊,得于号哭忿怒,气郁而胀,或劳役坐马,致核肿胀,偏有大小者,难治。"此病相当于现代医学的腹股沟斜疝、睾丸鞘膜积液、阴囊肿胀。

独阴穴属于经外奇穴,因是独一无二的只有阴而没有阳的腧穴而得名。该穴位于足第二趾的跖侧远侧趾间关节的中点,具有行气止痛、温肾固阳、调理冲任的功效。盱江医家在前人经验基础上,擅灸独阴穴治疗小儿疝气。如葛洪在《肘后备急方》中艾灸独阴穴五壮治疗小儿疝气,"葛氏,男子阴卒肿痛方,灸足大趾第二节下横纹理正中央,五壮,佳"。席氏针灸学派亦通过艾灸独阴穴治疗小儿疝气,并制订了"男左女右"的治疗原则,即灸治男孩疝气宜首选左侧独阴穴,灸治女孩疝气宜首选右侧独阴穴,《神应经》载:"小腹急痛不可忍及小肠气、外肾吊、疝气、诸气痛、心痛:灸足大指次指下中节,横纹当中,灸五壮。男左女右极妙,二足皆灸亦可。"后世医家李梴亦运用此法治疗小儿疝气,《医学入门》载:"灸疝痛……取足大趾、次趾下中节横纹当中,男左女右灸之。"危亦林则艾灸足大拇指中节横纹和独阴穴治疗小肠气(即小儿疝气),《世医得效方》载:"灸法:治诸气心腹痛,小肠气,外肾吊痛,疝气小腹急痛不可忍,足大拇指、次指下中节横纹当中,灸五壮。"此外席氏针灸学派在《神应经》中还运用"三角灸法"治疗小儿疝气,"疝气偏坠:以小绳量患人口两角为一,分作三,折成三角,如△样。以一角安脐心,两角在脐下,两旁尽处是穴。患左灸右,患右灸左,二七壮,立愈。二穴俱灸亦可",龚信在《古今医鉴》中艾灸筑宾穴治疗先天不足型疝气,"或小儿亦有此疾,俗云偏坠,气得其父,阴痿精怯,强力入房,因而有子,胎中病也。此疝不治,唯宜灸筑宾一穴,在内上五寸、分肉中,灸五壮"。综上可见,盱江医家擅长艾灸奇穴独阴穴治疗小儿疝气。

四、脐风

脐风,又称为"四六风""七日风",为新生儿常见疾病,属现代医学新生儿破伤风。系由破伤风杆菌侵入脐部,产生毒素而导致的以新生儿牙关紧闭和全身肌肉僵直性痉挛为特征的急性感染性疾病。常见病因有断脐不慎、护理不当等,婴儿哭闹、吸吮无力、牙关紧闭、面肌紧张、"苦笑"面容等是其常见症状。如万全《育婴家秘》载:"小儿脐带未落时,不可频浴,浴则水入脐中,脐风、撮口皆从此起。"龚廷贤《寿世保元》载:"论脐风,多因断脐为风湿所乘,或者胎元有热毒。"

1. 脐灸疗法防脐风

艾灸具有良好的预防保健功效,可有效预防疾病的发生,盱江医家亦重视"灸治未病"的功效,并将此法运用到小儿脐风病的防治上。如万全认为断脐后宜运用脐灸疗法防止外邪侵入脐部,《育婴家秘》载:"断后,艾炷从断处烧三壮,令暖气入腹,可免脐风之疾。"龚廷贤通过艾灸以坚固脐蒂,保存正气,预防断脐后,因脐窍不闭而损伤婴儿正气,《万病回春》载:"剪脐落地,犹恐脐窍不闭有伤婴儿之真气,随用艾火熏蒸,外固脐蒂之坚牢,内保真气而不漏。"同时,盱江医家认为艾灸预防脐风,灸量不宜大,以免惊痫,《妇人大全良方》载:"三日烙脐带或灸之外,不可别加火艾,恐成惊痫。"控制灸量,预防病变体现了盱江医家"已病防变"的思想,亦属于"灸治未病"的范畴。

2. 灯火灸法疗脐风

灯火灸法来源于民间经验,其操作方法为医生先将灯芯草蘸取植物油,然后在油灯上点燃灯芯草,迅速用灯芯草烧灼患儿体表穴位或病变部位,该法主要用于治疗小儿脐风与惊风。龚廷贤运用灯火灸法治疗脐风,"则儿下胎时,视按其脐必硬直,定有脐风,必自脐发出一道青筋,行肚则分两岔,行至心者必死。于青筋初发,急用灯心点油燃于灯上;自青筋头并岔行尽处燎之,以截住不致攻心",在此基础上还艾灸中脘穴以健脾祛风,口服万亿丸以疏泻胎毒,"更以外灸中脘三壮,内服万亿丸一二粒以泄其胎毒也"。又如谢星焕在《得心集医案》中载:"脐风症初发,吮乳必口松,两眼角眉心处忽有黄色,宜急治之,治之最易……一见眉心、鼻准有黄色,即用灯火于囟门一燋,人中、承浆、两少商穴各一燋,脐轮烧脐六燋,脐带未落于带口一燋,既落于落处一燋,共十三燋,风便止而黄即退矣。"灯火灸法虽好,但谢氏还尤为强调滥用灯火灸法的危害,《得心集医案》中共有10处关于灯火灸法的记载,其中5处涉及误用滥用灯火灸法的不良后果,如误用清热化痰药和灯火灸法治疗表里不和、潮热不退、胸紧气促的患儿,导致病情加重,出现手足抽掣、角弓反张、烦扰啼哭、夜间尤甚的症状。由此可见,盱江医家虽重视灯火灸法,但不滥用灯火灸法。

五、疳证

疳证,中医病名是由喂养不当,或先天禀赋不足,导致脾胃受损,气液耗伤而形成的一种小儿慢性病证,首见于隋朝巢元方《诸病源候论》,"蒸盛过伤,内则变为疳,食人五脏"。本病相当于西医的营养不良病,如龚廷贤认为疳证与患儿饮食失调,积滞肠胃导致肠胃通降功能失调密切相关,《寿世保元》载:"夫癖块者,婴儿饮食失调,三焦关格,以致停滞肠胃,不得宣通,初得为积。"万全则认为疳证与寄生虫有关,《育婴家秘》载:"病瘵疳者,虫食脊膂,发热赢黄,积中生热,烦渴下痢,拍背如鼓鸣,脊骨如锯齿,或十指皆疮,频啮爪甲……盖五疳成有停食成积,积外成虫,或如丝发,或如马尾。"该病以形体消瘦,面黄发枯,精神萎靡或烦躁,饮食异常,大便不调为主要临床表现。

盱江医学著作中运用灸法治疗疳证的记载虽不多,但灸治疳证的方法却多种多样。如万全在三伏期间通过艾灸和沐浴治疗虫积疳证,《育婴家秘》载:"三伏内用桃柳枝煎水浴儿,于午时当日中,灸儿尾翠骨上三寸陷中,三壮后用青帛拭之。有见疳虫随汗出也,此法甚效。"龚信《古今医鉴》中通过挑筋灸癖法治疗疳证,其利用马蜂窝、黄蜡、香油制成麻醉纸,然后用麻醉纸擦拭施灸部位,使其皮肉麻木,再"用艾灸一炷,将大布针穿丝线一条,将针放斜,横刺入皮",继而用针斜入横挑,过线勒断白筋四五条,用少许三七末掩盖出血处,在此艾灸三壮后贴敷膏药,治疗疳证效果很好,"用真三七末少许,掺上血即止,再用艾灸三壮,用前膏药贴之,当时热退,指日癖消,神效"。而盱江医家龚廷贤在内服汤药的基础上,亦结合此法治疗疳证,《寿世保元》载:"积癖……治先除去寒热,次用消坚散结、和脾益胃之剂理之。更用灸法贴药,久之自然收效。"综上可见,盱江医家通过多种灸治方法治疗疳证,为后世医家治疗该病提供了良好的借鉴意义。

六、龟背

龟背为中医病证名,指小儿脊骨弯曲突起,形如龟背。该病多见于3岁以内的儿童,由小儿先天不足,肾督二脉空虚,脊柱软而无力引起。该病以小儿脊柱弯曲隆起、状如龟背、步行伛偻、形瘦羸弱为主要临床表现,严重者见四肢不温,面色㿠白,发育迟缓,骨骼软弱,舌淡脉细弱,甚至智力低下。本病类似西医的佝偻病或脊椎结核,中医以培补脾肾为主要治疗思路。

旴江医家多认为龟背为婴儿护养不当或幼儿坐立过早,风邪入脊所致,主张艾灸肺俞穴、心俞穴和膈俞穴治疗此病,如李梴《医学入门》中艾灸肺俞穴、膈俞穴治疗龟背,"龟背客风松蕊验:婴儿生下不能护背,客风吹脊,入于骨髓所致,或小儿坐早,伛偻,背高如龟,多成痼疾。间有灸肺俞、膈俞,炷粟米大艾,三五壮收功";万全在《幼科指南》以内服松蕊丹,外灸肺俞、心俞、膈俞的方式治疗龟背,"婴儿坐早,被客风吹入脊膂,遂致伛偻曲节,背高其状如龟,往为终身痼疾。内服松蕊丹缓缓调治,外用圣惠灸法灸三穴,肺俞、心俞、膈俞三五壮。"在《片玉心书》中则首选灸法治疗龟背,"龟背者,坐卧伛偻,状如龟背,由客风吹脊入于骨髓,此症多成痼疾。间有灸肺俞二穴(第三椎骨节下两旁各寸半)、膈俞穴(第七椎骨下两旁各寸半),如此而收功者;"而龚廷贤则认为龟胸多由肺热胀满,攻于胸膈而成,《万病回春》载:"龟胸者,肺热胀满也,"龚氏通过内服龟背丸,外灸肺俞、心俞、膈俞治疗此病,《寿世保元》载:"论小儿龟背者,由儿生下,风邪客入于脊,入于骨髓……龟背丸……如黍米大,每服十五六丸,看儿大小,以米汤食后服。仍灸肺俞穴,在三椎下两旁各一寸半;心俞穴,在五椎下两旁各一寸半;膈俞穴,在七椎之下两旁各一寸半。各灸三壮,以小儿中指节为一寸,艾炷以小麦大,灸五壮愈。"综上可见,旴江医学常通过肺俞穴理气祛风、心俞穴活血调心、膈俞穴散热化血治疗龟背,且形成"龟背宜灸肺心膈"的灸疗特色。

七、旴江医学灸疗儿科验案举隅

1. 脐灸疗法防脐风

安脐法:治脐中血水汁出,或赤肿痛。当归为末,或白石脂末,蛤蟆油,头发烧灰,皆可敷之。灸肚筋法:儿生七朝,患此者必自发出青筋一道,行至肚,必生两岔,待行至心,不治。知者常视其青筋初发,速照青筋头上灸三炷,或行至生两岔处,亦照两岔头上截灸六炷,青筋自消,儿必活矣。

炼脐法:药方见第一卷。凡初生下时,用绵裹脐带,离肚三寸处。以线扎住,却于线外将脐带剪断,片时去线,待血流尽,看近肚处,脐有两小孔,一大孔,用鹅毛管送炼脐药一二分入大孔内,以手指轻轻揉散,艾灸脐头三炷,结作疙瘩,软帛腰裹,切不可时常揭看,待脐落去,自无风矣。又法:落胎之时,视其脐软者,不须治,如脐硬直者,定有脐风,急用银簪于脐根旁刺破一二处,入麝香末少许,艾灸三炷,极妙。

选自李梴《医学入门》

【按语】《医学入门》是一部综合性医学著作,书中涉及内外妇儿各科疾病。医案中,李氏通过灸肚筋法治疗脐风,艾灸神阙穴法预防脐风,由此可见,李氏擅于运用灸法防治小儿脐风病,体现了盱江医学"脐灸疗法防脐风"的儿科灸疗特点。

2. 灯火灸法疗脐风

脐为儿之根本,犹瓜果之蒂也,名曰神阙,喜温而恶寒,喜干而恶湿。若包裹不慎,寒湿入之必成脐风,看儿两乳,其中有小核者是其候也。若吮乳口松啼哭不止,摇头窜视,腹上有青筋,脐风发矣。其证面赤啼叫者心病,手足发搐者肝病,唇青口噤者脾病,牙关紧急者肾病。初起只宜焠火,以大蒜饼贴脐上,艾火灸蒜上,暖气入腹甚良。又或以生姜片贴长强、命门、阴交等穴,火灸姜上,亦良。而其甚者,则用全身灯火照后二图焠之,不唯专治脐风,即伤寒发痉,角弓反张,眼目斜视,手足搐搦以及中恶客忤,一切风闭、寒闭、痰闭、气闭、陡然卒死等证,并皆焠之。焠后身暖脉和者生。若青筋不散,腹硬而冷,撮口吐沫,爪甲青黑者,是秉气不足,犹蒂枯而果败也。至于焠火禁忌,详见《内经》针灸图穴,而村姬乱焠乱灸,恐火气入内,焦骨伤筋,血难复也。

选自陈当务《证治要义》

【按语】陈氏详细探讨脐风的发病原因、主要症状、发病脏腑、治疗方法及焠火禁忌,认为脐风为护理不当所致,"包裹不慎,寒湿入之必成脐风"。其根据脐风病情轻重给予不同的施灸方法,病症轻者,隔姜灸法、隔蒜灸法治疗;病症重者,灯火灸法治疗。由此可见,陈氏擅长运用灯火灸法治疗脐风重症,体现了盱江医学"灯火灸法疗脐风"的儿科灸疗特点。

八、总结

盱江医家广泛运用灸法治疗小儿急惊风、慢惊风、脐风、疳证、疝气、龟背等各类疾病,不仅形成了"急慢惊风,灸穴各异""灸治惊风,考究次第""擅灸独阴疗疝气""脐灸疗法防脐风""灯火灸法疗脐风""多种灸法疗疳证""龟背宜灸肺心膈"等灸疗特色,还在继承前人灸治儿科疾病的基础上,发明出三角灸法治疗小儿疝气,为后世医家运用灸法治疗儿科疾病提供了更多地选择和借鉴。时至今日,仍有众多盱江医家运用灸法治疗小儿疾病,如江西中医药大学张静东通过头针配合艾灸治疗小儿遗尿。

第五节 盱江医学灸疗在五官科中的应用

一、总论

历史上,盱江医学在五官科方面成就诸多,如盱江流域诞生了我国第一位喉科医生——范叔清,其不但开创了"喉科"医学,还对中医眼科的发展有突出贡献,首次系统提出眼科五轮八廓学说,其徒危亦林在《世医得效方》中设"眼科"及"口齿兼咽喉科"专篇。后世盱江医家在此基础上编写了众多五官科专著,如万全《万氏秘传眼科》、龚廷贤《复明眼方外科神验全书》《秘授眼科百效全书》。

盱江五官科灸疗起源较早,晋代葛洪所撰《肘后备急方》中就有运用灸法治疗五官疾病的记载,此后,盱江流域不仅涌现了席弘、陈会、刘瑾、陈自明、危亦林、黄明生、李梴、龚信、龚廷贤、龚居中等擅长运用灸疗治疗五官疾病的名医大家,还诞生了《世医得效方》《神应经》《妇人大全良方》《医学入门》《育婴家秘》等众多涉及灸治五官疾病的医学著作。为进一步分析、总结盱江医家灸疗医学实践成果,以下将按部位将五官科疾病分为眼、鼻、耳、咽喉、口腔五大类,分别阐述盱江医家灸治五官病症的特点。

二、眼科疾病

眼睛，又称为目，为肝之窍，通过经络的连接贯通作用，与脏腑保持着有机联系。《灵枢》曰："目者，宗脉之所聚也""十二经脉，三百六十五络，其血气皆上于面而走空窍，其精阳气上走于目而为睛。"肝经风热、肝胆湿热、肝阳上亢、心火上炎等是眼科疾病常见病因；祛风清热、泻火解毒、疏肝理气等是眼科疾病常用治疗方法。临床上常见的眼科疾病有赤眼、雀目、目翳等。

盱江医家重视中医眼科学，不仅首次提出"眼科"一词，还重视灸法在眼科疾病中的运用。如席氏针灸学派《神应经》中通过艾灸经外奇穴拳尖穴治疗眼翳，"风生卒生翳膜，两目疼痛不可忍者：睛明、手中指本节间尖上，三壮"；通过艾灸经外奇穴手大拇指指甲后治疗小儿雀目，夜不见物，"灸手大指甲后一寸内廉，横纹头、白肉际各一壮"。后世医家龚廷贤《寿世保元》中亦有相似记载，"论小儿雀目，夜不见物，灸手大指甲后一寸内臁横文头、白肉际，各一炷，如小麦大"。危亦林《世医得效方》中亦通过艾灸拳尖穴治疗风翳，"风翳，患右目灸右手中指本节头骨上五壮，炷如小麦大，左手亦如之"，此外危氏还通过艾灸经外奇穴大指节横纹治疗目翳，即左眼目翳艾灸右手大指节横纹，右眼目翳则艾灸左手大指节横纹，"目卒生翳，灸大指节横纹三壮，在左灸右，在右灸左，良"。

盱江医学中亦有通过艾灸中枢穴治疗眼暗的记载，如危亦林《世医得效方》载："眼暗，灸大椎下数节第十，当脊中安灸二百壮。唯多愈佳，至验。"此外危氏还通过艾灸上星穴、譩譆穴、风池穴治疗目痛不能视，"目中痛不能视，上星穴主之，其穴直鼻上入发际一寸陷者中，灸七壮。仍先灸譩譆穴，其穴在肩膊内廉第六椎两旁三寸，其穴抱肘取之，灸二七壮。次灸风池，其穴在颞颥发际陷中与风府正相当，即是侧相去各二寸"；通过艾灸巨髎穴治疗青盲，"灸法：青盲无所见，远视䀮䀮，目中淫肤白膜覆瞳子，巨髎主，其穴在鼻孔下侠水沟旁"。综上可见，盱江医家灸治眼疾的相关记载甚多，但主要是通过艾灸奇穴治疗眼疾。

三、鼻科疾病

鼻为肺之窍,连于喉,接气道,下通于肺,具有助肺行呼吸、主嗅觉、协发音、司清化的功能。鼻通过经络与五脏六腑发生密切联系,其中与肺、脾、胆、肾的关系最为密切。因鼻是呼吸的门户,直接与外界空气广泛接触,故外邪最易侵犯鼻窍。外感邪毒、内伤饮食、七情内伤等是鼻科疾病常见病因,内服中药、针刺、艾灸、推拿等是鼻科疾病常见的治疗方法。临床上,常见的鼻科疾病有鼻鼽、鼻渊、鼻衄、鼻痔等。

1. 擅灸通天疗鼻痔

鼻痔,在现代医学中属鼻息肉范畴,以鼻阻塞或鼻分泌物增多为常见临床表现,伴面部疼痛或肿胀感,嗅觉减退或丧失。李梴在《医学入门》中指出其病机为风热郁于上焦鼻道,"内生息肉,谓之鼻痔;流涕不止,谓之鼻渊。皆上热下虚也",后世医家亦多赞同此观点。通天穴归属于足太阳膀胱经,可宣通肺气而通利鼻窍、疏散表邪、疏泄风热,盱江医家常用此穴治疗鼻痔,并根据《黄帝内经》"左病右取,右病左取"的治疗理论,认为鼻痔宜"左臭灸右,右臭灸左"。危亦林在《世医得效方》中载:"灸通天,在囟会上一寸两旁各一寸,灸七壮,左臭灸左,右臭灸右,俱臭俱灸。曾用此法灸数人,皆于鼻中去臭积一块如朽骨,臭不可言,去此全愈。"李梴在《医学入门》中亦通过艾灸通天穴治疗鼻痔,"通天:主鼻痔。左臭灸右,右臭灸左,左右臭,左右灸。鼻中去一块如朽骨,臭气自愈"。综上可见,盱江医家擅灸通天穴治疗鼻痔。

2. 擅灸督脉疗鼻衄

鼻衄,俗称鼻出血,指血液不循常道,上溢鼻窍,渗于血络外,以鼻出血为主要症状的一种疾病。临床上鼻衄的常见病因有鼻部外伤、鼻黏膜干燥、鼻窦炎以及凝血障碍、肺心病等。盱江医家多从热论鼻衄,如陈自明认为鼻衄的病因是产后虚热,《妇人大全良方》载:"产后气消血散,荣卫不理,散乱入于诸经,却还不得,故令口鼻黑起及变鼻衄。此缘产后虚热,变生此证;"万全在《育婴家秘》中阐述鼻衄病因为脏腑积热乘肺所致,"鼻衄者,血与气相随而行。若脏腑积热,乘于气血,则热气逼血而妄行,自鼻孔出,谓之衄血""一病有搐时鼻血不止者,此肺热症,肝乘肺也。又有心火上炎者,以心火乘肺也"。

后世龚居中在《幼科百效全书》中提出鼻衄病因为"脾胃传热于肺而不能统也",在《寿世仙丹》中从热毒入血论治鼻衄,认为鼻衄是由热毒入血,灼伤血络,血热妄行所致。

盱江医家擅用灸疗,认为艾灸不仅具有温经散寒的功效,还能泻热拔毒。而督脉起于少腹,"上巅,循额,至鼻柱",故有通鼻的功效,同时督脉为阳脉之海,可清热通阳,故常艾灸督脉腧穴治疗鼻衄。如席氏针灸学派在《神应经》中通过艾灸督脉上星穴、风府穴治疗鼻衄,"鼻衄:上星(灸二七壮)、绝骨、囟会。又一法:灸项后两筋间宛宛中";危亦林《世医得效方》中通过艾灸督脉上星穴治疗鼻衄,"口鼻出血不止,名脑衄,灸上星穴五十壮,入发际一寸";李梴《医学入门》中亦通过艾灸督脉上星穴治疗鼻衄,"鼻渊鼻衄虚者,专补上星";龚廷贤在《鲁府禁方》及《寿世保元》中通过艾灸督脉风府穴治疗鼻衄,"灸衄血方:灸项后发际两筋间宛中,三壮立止。盖自此入脑注鼻中"。综上可见,盱江医家擅于通过艾灸督脉腧穴治疗鼻衄。

四、耳科疾病

耳为肾之窍,是经脉聚会之处,通过经络与五脏六腑、全身各部联结成一个整体,如《灵枢》云:"耳者,宗脉之所聚也。"不同经络、脏腑的生理功能和病理变化,均会影响耳的功能,而耳部的病变,也可波及所属经络、脏腑。肾、肝、胆、心等与耳关系较为密切。耳部疾病常见病因有外感风热、脏腑热盛、肾元亏损、脾虚湿困,具有病程长、易复发等临床特点。临床上,常见的耳科疾病有耳鸣、耳聋、聤耳等。

擅灸耳周疗耳聋

耳聋是指听觉系统的传音、感音功能异常所致的听觉障碍或听力减退。盱江医籍中耳聋相关记载较多,如葛洪《肘后备急方》载:"杜壬方,治耳聋,因肾虚所致,十年内一服愈。"席弘《席弘赋》载:"但患伤寒两耳聋,耳门听会疾如风。"龚廷贤《寿世保元》载:"耳聋不聪,颊肿,是肝气之实也""耳聋嗌干,是为肺气之虚也""耳鸣苦聋,是为肾气之虚也。"盱江医家亦在著作中阐述了耳聋相关病机,如危亦林《世医得效方》中认为痰浊、肝虚可致耳聋,"治男子妇人气厥,上盛下虚,痰饮、风寒伏留阳经,偏正头疼,痛连脑巅,吐逆目眩,耳聋""肝虚则头晕、耳聋、目眩"。李梴在《医学入门》中将耳聋分为新旧两种类型，"新聋多热，少阳、阳明火多故也，宜散风热、开痰郁之剂；旧聋多虚，肾常不足之故也，宜滋补兼通窍之剂"；并指出耳聋与耳鸣的区别，"耳鸣乃是聋之渐，唯气闭多不鸣便聋"；还根据耳聋的发病原因来探讨耳聋的发病部位，"两胃怒左相火右。厚味动胃火，则左右俱聋；忿怒动胆火，则左耳聋；色欲动相火，则右耳聋。三者，忿怒为多"，后世龚信、龚居中亦有相似论述，且他们还提出"妇人多左耳聋，男子多右耳聋，肥甘厚腻者多两耳聋"的观点，《古今医鉴》载："盖左耳聋者，妇人多有之，以其多忿怒故也；右耳聋者，男子多有之，以其多色欲故也；左右俱聋者，膏粱之家多有之，以其多肥甘故也。总三者而论之，忿怒致耳聋者为多。"

虽盱江医家对耳聋的认知颇多，但运用灸疗治疗耳聋的记载较少，且有限的记载均是艾灸耳朵周围部位、腧穴治疗耳聋。沙图穆苏《瑞竹堂经验方》从隔苍术灸耳内治疗耳聋，"用苍术一块，长七分，将一头削尖，一头截平，将尖头插于耳内，于平头上安箸头大艾炷灸"。听宫穴属于手太阳小肠经经穴，位于人体面部，耳屏前，下颌骨髁状突的后方，张口时该处凹陷。此穴为手足少阳、手太阳之会，可用于治疗耳鸣、耳聋、聤耳、牙痛等病症，龚廷贤《寿世保元》中即艾灸听宫穴治疗耳聋，"治耳聋……以灸耳前陷中七壮"。综上可见，无论沙图穆苏隔苍术灸法还是龚廷贤艾灸听宫穴，均是通过艾灸耳朵周围部位、腧穴治疗耳聋。

五、咽喉科疾病

咽喉是一个上宽下窄的腔隙，上连口腔，下通肺胃，是经脉循行的要冲，具有司饮食、行呼吸、发声音的功能。中医认为咽喉的生理功能以脏腑功能为基础。脏腑功能旺盛，则咽喉通利，饮食、呼吸和发音正常，故郑梅涧的喉科专著《重楼玉钥》载："夫咽喉者，生于肺胃之上，咽者，咽也，主通利水谷，为胃之系，乃胃气通道也；喉者空虚，主气息出入呼吸，为肺之系，乃肺气之通道也，"由此可见五脏六腑中，咽喉与肺、胃关系最为密切。临床上，常见的咽喉科疾病有咽食不下、咽喉生疮等。

喉痹是以咽喉及其邻近部位痛肿、疼痛、吞咽困难、高热等为主要临床表现的咽喉病，此病发展迅速，甚则阻塞呼吸道并发急喉风而威胁生命。《灵枢》载:"痈发于嗌中,名曰猛疽。猛疽不治,化为脓,脓不泻,塞咽,半日死。"万全《万氏秘传外科心法》载:"结喉风痈,生于结喉之间,号曰海门第一关。其毒最危,由心、肝、脾、肺、肾火热上炎,毒气攻喉。"现代临床根据痈肿部位,将喉痈分为喉关痈、会厌痈、里喉痈等。

盱江医家亦知此病凶险,不仅采用汤药治疗此病,亦采用灸法治疗此病。葛洪《肘后备急方》中艾灸膻中穴以通畅上焦气机、泻热拔毒治疗喉痈引起的咽食不下症,"咽食不下:灸膻中"。危亦林在《世医得效方》中艾灸喉下咽管口治疗咽喉生疮,"咽喉生疮,冷闭声不出者,秘传降气汤去陈皮,加黄芩煎,仍于喉下咽管口灸三壮,即愈"。综上可见,盱江医家擅用灸法治疗喉痈。

六、口腔科疾病

口腔位于面部,是构成人体五官的重要组成部分,部位表浅,内含口、齿、唇、舌。口为脾之外窍,舌为心之苗,齿乃骨之余,危亦林《世医得效方》载:"口为身之门,舌为心之官,主尝五味,以布五脏焉""口之津液,通乎五脏;脏气偏盛,则味应于口。"由此可见,口腔与五脏六腑均有联系,其中与脾、心、肾、肝等脏腑经络联系密切。其具有进水谷、辨味道、泌津液、磨谷食、助消化、发声音的功能。临床上,常见的口腔科疾病有牙痛、牙宣、牙痈、口疮、唇风等。

齿痛,又名牙痛,是口腔疾病中最常见的病症。该病主要由牙齿及周围组织病变引起,常见于西医的龋齿、急慢性牙髓炎、牙周炎等疾病。中医认为牙痛常见病因有风热侵袭、胃火上蒸、虚火上炎,故常将牙痛分为风火牙痛、胃火牙痛、虚火牙痛三大类。

盱江医家治疗牙痛的方法不仅有口服中药、外敷草药,还有艾灸承浆、太溪、郄门等腧穴。如席氏针灸学派著作《神应经》载:"牙疼:曲池、少海、阳谷、阳溪、二间、液门、颊车、内庭、吕细(在内踝骨尖上),灸七二壮。""下牙疼:龙玄(左侧腕交叉脉)、承浆、合谷、腕上五寸两筋中间,灸五壮"。其中吕细穴为太溪穴的别称,是足少阴肾经原穴,位于足内侧,内踝后方与脚跟骨筋腱之间的凹陷中,主治牙痛、喉咙肿痛、气喘、支气管炎等病症。而腕上五寸两筋中间为郄门穴,为手厥阴心包经的郄穴,位于人体前臂掌侧,当曲泽穴与大陵穴的连线上,腕横纹上五寸处,主治心痛、心悸、呕血、胸胁痛等。由此可见,席氏针灸学派无论艾灸治疗全牙痛还是下牙痛,均选用阴经腧穴。旴江医家还艾灸承浆穴治疗牙痛日久,牙床腐烂,如《神应经》载:"牙疳蚀烂生疮:承浆,炷如小箸头大,灸七壮。"后世医家危亦林《世医得效方》中亦有相似记载,"治口齿蚀生疮者,承浆一穴,在颐前唇下宛宛中,可灸"。而承浆穴亦为阴经腧穴,属任脉要穴,位于颏唇沟的正中凹陷处,常用于治疗口眼歪斜、面肿、龈肿、齿痛、口腔溃疡、三叉神经痛等。

此外龚廷贤《寿世保元》中还艾灸足少阳胆经曲鬓穴治疗头痛连齿,"头痛连齿,时发时止,连年不愈,谓之厥逆头痛。曲鬓二穴,在耳上,将耳卷前,正尖之上,可灸五七壮。左痛灸左,右痛灸右";艾灸肩尖或耳门尖治疗牙痛,"一论牙疼痛,随左右所患肩尖,微近后骨缝中,小举臂取之,当骨解陷中,灸五壮,灸毕,项大痛,良久乃定,永不发";"一论牙齿痛百药不效,用艾炷如麦大,灸两耳当门尖上,三壮立已"。综上所述,旴江医家善用灸法治疗各类齿痛,且主要是艾灸承浆穴、太溪穴、郄门穴等阴经腧穴来治疗齿痛。

七、旴江医学灸疗五官科验案举隅

喉病

第一穴风府穴,脑后入发际一寸。治咽喉诸证,及毒气归心等项恶证,并皆治之,无有不效,针入四分。穴高主晕,恐伤人,不可不知,须令人扶护乃针。第二穴少商穴,在手大指表近虎口一边指甲与根齐,离爪如韭叶许。针入二分,病甚则入五分,咽喉诸证皆治。第三穴合谷穴,穴法口授。治牙关不开,则阳灵穴应针,各刺一刺出血,入二分,关窍即开。又有一证潮热者,有作寒者,于合谷穴用针,左转发寒,右转发热。第四穴是上星穴,在顶前入发际一寸。治颊肿及缠喉风等证,又气急者,实热针足三里,虚热灸足三里。从手约膝取中指梢尽处是穴,根脚咽喉常发者,耳垂珠下半寸近腮骨,灸七壮,二七尤妙。及灸足三里,穴在膝下三寸骱骨外。

选自危亦林《世医得效方》

【按语】旴江医家重视五官科疾病,尤重视喉科疾病,这与旴江流域繁荣的戏曲文化密切相关。医案中危亦林首先论述了喉科的四大要穴,然后列举了喉科常见疾病的艾灸治疗方法。其针刺足三里穴治疗实热颊肿及缠喉风,艾灸足三里穴治疗虚热颊肿及缠喉风,艾灸牵正穴、足三里穴治疗喉痈反复发作,由此可见,旴江医家擅用灸法治喉痈。

八、总结

纵观整个医学史,旴江医学对我国五官学科的形成和发展产生了深远的影响。时至今日,旴江医家仍在不断继承和创新中医五官科学,如当代旴江五官科代表人物谢强教授,在针灸治疗耳鼻喉科疾病方面取得了显赫成就,其发明"五官飞针术"治疗五官科疾病,运用醒醐灌顶针灸法治疗耳鼻咽喉虚火证,采用热敏灸疗法治疗慢性单纯性鼻炎。由此可见,从古至今,旴江医家重视五官科疾病,并广泛运用艾灸治疗各类五官科疾病。

第五章
旴江医学灸疗传承与
创新

自古以来，盱江医家重视灸疗，诞生了葛洪、席弘、陈会等擅长灸疗的医家，取得了众多灸疗学术成果。如首创了隔物灸、炼脐、熏脐、蒸脐、温脐等灸法，首提"晕灸"一词。

当代盱江医家在继承前人灸疗学术思想和经验的基础上，不断发扬与创新现代灸疗。如20世纪80年代由江西中医研究所余鹤龄等组成的"艾灸至阴穴矫正胎位研究协作组"，研究艾灸至阴穴矫正胎位的临床规律及原理，发现艾灸至阴穴矫正胎位疗效确切，提出人体主要是通过垂体－肾上腺素系统实现艾灸转胎的机理，该项研究于1987年荣获卫生部中医药重大科技成果甲等奖。又如江西中医药大学陈日新教授在《内经》腧穴敏化理论的基础上创立了探感定位、消敏定量的热敏灸技术，大幅度提高了艾灸的临床疗效，改变了全国灸疗日趋萎缩的临床现状，开创了"北看天津针，南看江西灸"的针灸学术新局面，为中医走向世界做出了巨大的贡献。

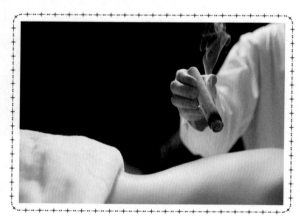

热敏灸技术

第一节　热证可灸论及其理论渊源

千百年来，我国众多医家奉行灸法只宜用于寒证而忌用于热证的观点，然而江西中医药大学魏稼教授在其临床工作中发现灸法治疗热证亦可获得惊奇疗效，经过多年理论研究和临床观察后于1980年在《中医杂志》上发表《热证可灸论》，提出"热证可灸"的学术观点。

一、魏稼教授简介与热证可灸论渊源

　　魏稼,教授,当代著名针灸学家,江西省九江市都昌县人。自幼跟随叔父魏荷生学习中医,继承家传医技。20世纪50年代,魏稼教授相继在江西中医进修学校(江西中医药大学前身)及南京中医学院深造,师从国内针灸名家徐少廷、赵尔康。1958年以优异成绩留任江西中医药大学,后一直在江西中医药大学及江西中医药大学附属医院从事临床、教学、科研工作。

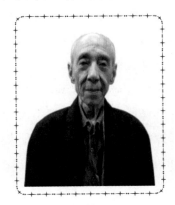
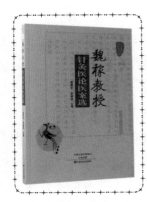

魏稼教授　　　　　　　《魏稼教授针灸医论医案选》

　　魏氏在多年临床工作中发现,热证患者运用灸疗不仅不会出现"火逆""火劫"等不良后果,反而可取得神奇疗效。因此,魏氏翻阅众多中医书籍,在详细分析热证忌灸论与热证可灸论理论渊源后,提出"热证可灸"的学术观点。

二、热证忌灸论与热证可灸论理论渊源

　　热证能否艾灸,从古至今,一直是中医学界长期存在的一个争议。然魏氏并不直接回答热证能否艾灸,而是先探究热证忌灸论与热证可灸论的理论渊源。

1. 热证忌灸论理论渊源

　　魏氏认为,"热证忌灸论"来源于东汉末年张仲景《伤寒论》,书中首次提出热证禁灸的观点。如"微数之脉,慎不可灸,因火为邪,则为烦逆,追虚逐

实,血散脉中,火气虽微,内攻有力,焦骨伤筋,血难复也""脉浮热甚,而反灸之,此为实,实以虚治,因火而动,必咽燥吐血"。并进一步指出热证施灸后可产生发黄、谵语、惊痫、便血、口干、舌烂、烦躁等"火逆""火劫"病症。

张仲景是众所周知的医圣,盛名之下,故后世众多医家将"热证禁灸"奉为信条。如金元四大家之一的张从正认为热病用灸是"两热相搏,犹投贼以刃""以热投热,毋乃太热乎"。温补学派代表人物张景岳在《类经图翼》中记载:"其有脉数、躁烦、口干、咽痛、面赤、火盛、阴虚内热等证,俱不宜灸。"新安医学奠基人汪机在《针灸问对》中曰:"若身热恶热,时见躁作,或面赤面黄,嗌干咽干口干,舌上黄赤,时渴,咽嗌痛,皆热在外也,但有一二证,皆不可灸。"清代温病医家王孟英则提出"灸可劫阴"的说法。

然而,魏氏却提出"热证忌灸论值得商榷"的观点,认为不少人误把疾病本身自然发展趋向或由其他疗法引起的不良反应强加给灸法,使灸法蒙受了"莫须有"的罪名,并用急性传染性肝炎出现黄疸之前、暴发型流行性脑脊髓膜炎出现惊痫前予以灸法,后出现黄疸、惊痫的病例说明其"伪罪"。此外,魏氏用《温灸涌泉治疗肺结核咯血60例的报告》,说明张仲景提出的发黄、谵语、出血等艾灸并发症的不合理性。

2. 热证可灸论理论渊源

魏氏大量阅读古代文献发现,早在《内经》中就有灸法用于热证的记载;《大观本草》《本经别录》《本草纲目》等均称灸能治百病,并未指出灸法不适用于热证;《千金要方》《骨蒸病灸方》《痰火点雪》等更是直接运用灸疗治疗热证。魏氏按照内、外、妇儿、五官科的顺序,详细举例说明古代医籍中热证用灸的相关记载。

(1)灸治内科热证疾病

唐代孙思邈在《千金翼方》中用灸法治疗胃热病,"治胃中热病,膝下三寸各三里,灸三十壮";唐代王焘《外台秘要》用灸法治疗热结小便不通,"疗热结小便不通利方……取盐填满脐中,大作艾炷,灸令热为度良";唐代崔知悌在《骨蒸病灸方》中记载"予尝三十日灸活一十三人,前后瘥者,数逾二百";宋代严用和《济生方》及宋代陈自明《妇人大全良方》均盛赞艾灸四花穴治疗肺痨的功效;元代朱震亨《丹溪心法》中用灸法治疗肺痨咯血、发热肌瘦;明代龚居中《痰火点雪》中认为"灸法去病之功,难以枚举,而其虚实寒热,轻重远近,无往不宜",并盛赞灸法治疗肺痨有"拔山之力"。

（2）灸治外科热证疾病

宋代太医院编写的《圣济总录》中用灸法治疗外科疾病痈疽发背,"凡痈疽发背初生……须当上灸之一二百壮,如绿豆许大。凡灸后却似燃痛,经一宿乃定,即火气下彻。肿内热气被火导之,随火而出也";明代温补派薛立斋在《外科枢要》中用灸法治疗三例热证脱疽患者,一例是"足三阴虚而火内动"症,一例是"三阳经积热"症,另一例是"三阳经湿热下注"症;清代太医吴谦负责编修的《医宗金鉴》中提到痈疽七日以内未成脓者,不论阳毒阴毒,均宜用灸。

（3）灸治妇儿科热证疾病

宋代窦材《扁鹊心书》中用灸法治疗妇人产后发热不退,"妇人产后热不退,恐渐成痨瘵,急灸脐下三百壮";宋代官修方书《太平圣惠方》中用灸法治疗小儿热毒风盛症,"小儿热毒风盛,眼睛痛,灸手中指本节头三壮,名拳尖也";宋代无名氏《小儿卫生总微方论》中用灸法治疗小儿温疟,"小儿温疟,灸两乳下一指三壮";清代魏之琇《续名医类案》中用灸法治疗小儿肾气热,"一儿年十四,痘后腰脊痛,不能俯仰,午后潮热,此骨髓枯少,水不胜火,肾气热也。灸昆仑穴、申脉穴各三壮"。

（4）灸治五官科热证疾病

唐代王焘《外台秘要》中用灸法治疗五官科热证疾病,"又扁鹊疗劳邪气热眼痛赤方,灸当容百壮,两边各尔"。清代魏之琇《续名医类案》中记载朱丹溪用灸法治疗痰郁火热之症,"丹溪治一中年人,右鼻管流涕且臭,脉弦小,右寸滑,左寸涩。灸上星、三里、合谷……乃痰郁火热之症也"。

三、热证可灸论理论依据

1. 以热引热,使热外出

宋代太医院编写的《圣济总录》云:"肿内热气被火导之,随火而出也。"明代李梴《医学入门》中提到:"实者灸之,使实邪随火气而发散也""热者灸之,引郁热之气外发,火就燥之义也。"可见灸法不仅具有温的作用,还具有通的作用,可以热引热,使热外出。

2.扶阳益阴,阳生阴长

《丹溪心法》云"大病虚脱,本是阴虚,用艾灸丹田者,所以补阳,阳生阴长故也"。因此,可根据阴阳互根互用,"阳生阴长"理论,利用灸法补阳的功效治疗虚热证,使阳生阴长。

四、热证可灸论临床医案

1.热证施灸

吴某,女,45 岁,1985 年 8 月 6 日就诊。连日疲劳,夏感暑热,2 天来恶寒发热(体温 38.8℃),下午为重,伴头痛目胀,鼻塞流涕,轻咳,舌红苔薄黄,脉浮数。熏灸双曲池、合谷,10 分钟后鼻窍通气,头部清爽,全身轻松,熏灸 1 小时后未再发热,次日续灸上穴,诸证悉除。

选自李扬缜《周楣声老中医热证施灸验案四则》(《安徽中医学院学报》)

【按语】吴某夏感暑热,根据主症(恶寒发热)、兼症(头痛目胀,鼻塞流涕,轻咳)、舌脉象(舌红苔薄黄,脉浮数)辨证为风热表证,治法为疏风清热、宣肺解表。曲池穴为手阳明大肠经的合穴,合谷穴为手阳明大肠经的原穴,二者均具有清热解表、疏经通络的功效,因此可用于治疗风热表证。现代研究发现,通过艾灸的热刺激,既可以加快血流速度,增强血管通透性,增加循环血量,促进体表散热,也可以通过热刺激循经感传作用于体温调节中枢,使体温调定点下移,从而退热。

2.长时间温和灸治盗汗

汪某,男,46 岁。患盗汗 3 月余,时轻时重,入寐后周身汗出如洗,神疲乏力,时有心悸,舌淡脉细,诊为盗汗。予左右阴郄穴同时艾条温和灸,约至 50 分钟后,温热感可沿手少阴心经直达心区,待其灸感减弱后停灸。当夜汗减大半,未全止,隔日未灸,汗又再出,后又继续施灸 5 次,盗汗遂止。

选自尚秀葵《周楣声长时间温和灸临证举隅》(《天津中医》)

【按语】该患者由于心血不足、心气亏虚而致阴虚,腠理不固,汗液外泄,出现盗汗。阴郄穴出自孙思邈《备急千金要方》,为手少阴心经的郄穴,而汗为心之液,因此阴郄穴具有清心、滋阴、固表、止汗的作用,如金元窦汉卿《针经指南》的《标幽赋》谓:"一泻阴郄,止盗汗;"明代高武《针灸聚英》的《百症赋》曰:"阴郄、后溪,治盗汗之多出。"因此艾灸阴郄穴可治疗阴虚盗汗症。

3.长时间温和灸治湿疹

王某,男,19 岁。患者近 1 周来双手背出现多发性湿疹,呈片状分布,大小如粟粒,色红头尖,且逐渐加重,瘙痒难忍。曾给予清热利湿中药浸泡熏治患部后,双手背糜烂、溃疡,且有脓性分泌物渗出,双手肿痛伴有烧灼感,体温 37.8℃,白细胞总数 10.7×10^9/L。诊为痈疡(化脓性感染),予艾条温和灸曲池穴,当灸至 20 分钟左右,自曲池至手背病变部有温热感的传导,继之病变部温热感逐渐加强,并有痒胀感(虫行感),继续施灸至 1 小时左右,手背部的痒胀、温热感逐渐减弱而停灸。依上法每日熏灸 2 次。3 日后,病变部的脓性分泌物逐渐减少,肿痛减轻,烧灼感消失,患者体温亦趋正常。按照上法继续施灸 3 日后而告痊愈。

选自尚秀葵《周楣声长时间温和灸临证举隅》(《天津中医》)

【按语】《黄帝内经》云:"汗出见湿,乃生痤。"由于湿热之邪郁阻肌肤,内不得通,外不得泄,营卫失和,肌肤失于濡养而发为湿疹,加之复感外邪,引起疾病进一步加重,形成糜烂、脓肿。《备急灸法》曰:"其候忽然遍身痒如虫啮,痒极搔之,皮肤脱落,烂坏作疮。凡有此患,急灸两臂屈肘曲骨间(曲池穴),各二十一炷。"本案熏灸曲池穴治疗湿疹,一则属于近端取穴,可使灸感快速直达病变部位;二则曲池穴为手阳明大肠经合穴,具有清热利湿,凉血解毒的功效,常用于治疗各类皮肤病。

上述三个案例均充分体现了魏氏"热证可灸论"的学术思想。近年来在针灸大师魏稼的影响下,我国针灸界对热证可灸进行了深入探讨,如针灸学家周楣声用灸法治疗流行性出血热、四川著名针灸专家廖方正用麦粒灸治疗肺热证和艾卷实按灸治疗阴虚燥热的瘿气证,这些"热证用灸"的案例,成功引起了针灸学界的重视,对转变热证忌灸、禁灸的观念起到了一定作用。然而在临床实际应用时,"热证可灸论"的临床报道仍偏少,且大多没有设置对照组,其结果或许存在偏颇。因此,如何正确辨析各种热证,正确把握热证适宜的灸法和灸量,更好地发挥"热证可灸论"的临床作用,还需当代医家进一步探讨和研究。

第二节 动穴理论及其临床应用

千百年来,我国众多医家奉行"穴有定处"的观点,然而江西中医药大学魏稼教授在多年理论研究和临床经验的基础上提出"动穴理论",下面将以魏教授《动穴疗效钩玄》一文为依据,简要阐述魏氏"动穴理论"。

一、魏稼教授与动穴理论渊源

魏稼教授在多年教学、科研工作中取得了诸多成就,如魏氏主编了全国高校本科统编教材《各家针灸学说》,该教材丰富了针灸理论、拓宽了针灸研究领域,被针灸界权威誉为创举;又如在全国率先提出"无创痛针灸"概念,并编写了《无创痛穴疗学》。因其对祖国针灸技术贡献突出,1990 年国家确定魏氏为第一批全国老中医药专家学术经验继承工作指导老师,1991 年国务院批准其享受政府特殊津贴。

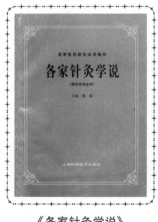
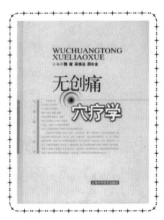

《各家针灸学说》 《无创痛穴疗学》

魏氏在多年临床工作中发现,人体体表遍布众多无具体名称、无明确数量、无固定部位的腧穴,这些腧穴虽隐现无常,但在传统腧穴失效或疗效不佳时,改用或加用这类忽隐忽现的腧穴却能取得不同凡响的临床疗效,因此魏氏提出一个全新的腧穴概念——动态型腧穴,简称为动穴,并于 2008 年在《中医药通报》发表《动穴疗效钩玄》,详细论述动穴特性、疗效机制和治疗原理。

二、动穴特性

魏氏认为动穴具有多种特性,且各种特性之间紧密联系、互为影响、互为补充,不可截然划分。把握动穴的各种特性,对临床诊疗疾病具有重要指导意义,因此魏氏在文章中详细叙述动穴的各种特性。

1. 针对性

人体在生理、病理状态下,体表皮肤与五脏六腑之间存在着特定的联系。"有诸内必形诸外",当某一脏器发生病变,体表相关部位会出现某些异常反应,如皮肤色泽的变化、形态的改变、感觉的异常等。魏氏将这些出现异常反应的部位称为"动穴",在动穴上施以适当的刺激后,机体可通过神经反射机制,反向精准作用于病变的脏器,从而发挥治疗疾病的作用。而动穴的出现并非毫无规律,它常常出现在病变位置相关的经络脏腑附近。因此,在临床上只有充分分析患者病情,才能快速、准确地找到动穴的位置。如章海凤等发现慢性盆腔炎患者动穴(热敏点)出现在腰阳关、关元、子宫、次髎、三阴交、阴陵泉穴区,这些动穴是针对慢性盆腔炎而言的,而非针对所有的疾病。由此可见,动穴具有针对性。

2. 应变性

众所周知,疾病既是千差万别,也是千变万化的。无论是不同患者相同疾病、同一患者不同疾病,还是同一患者同一疾病不同疾病阶段、同一患者不同时间同一疾病,其病变脏腑或脏腑病变程度都是不同的,病变脏腑反映在肌表的异常反应点也是不同的,即动穴的位置是不同的。与传统腧穴的以不变应万变的特性相比,动穴具有以万变应万变的特性,即显著的应变性。动穴以即时的实践检测结果为定位依据,因此我们可以利用动穴的应变性追踪患者病情变化,以更好地掌握疾病的变化特点。如在临床实践中,我们以热敏灸感是否消失为标准来判断灸量是否充足,而灸感是否消失、灸量是否充足皆是变量。由此可见,动穴具有应变性。

3. 原生态性

动穴是通过病变脏腑反映在体表的异常反应点提供的信息来进行定位的,因此其具有"穴无定处、病无定穴"的原生态特点。在腧穴定位与主治方面,传统腧穴强调共性与普遍性,然而动穴的原生态特性要求动穴强调个性与特异性。动穴的个性与特异性使动穴能更精准地作用于病变脏器,更好地发挥治疗疾病的作用。临床上,热敏点虽具有一定的规律,但其具体位置却因人因病因时而不同,因人因病因时即是个性与特异性。由此可见,动穴具有原生态性。

4.高效性

动穴的部位是针对患者病变位置而言的,有别于以文献记载为定穴依据的静穴,因此动穴可以提高腧穴定位的精准性,从而提高针灸等外治法的疗效;疾病是千差万别和千变万化的,但是动穴因其应变性可以万变应万变,即能准确反映病变位置,为追踪患者病情变化提供有效的依据,从而抓住病变核心;穴无定处、病无定穴能更好地精准作用于病变脏器,发挥治疗疾病的作用。现代临床中有大量运用动穴治疗疾病的案例,如谢洪武等在热敏点上运用热敏灸技术治疗膝骨性关节炎,发现热敏灸治疗膝骨性关节炎的疗效优于常规艾灸疗法。由此可见,动穴具有高效性。

三、动穴分类

魏氏在多年临床工作中发现动穴有多种表现形式,既有皮肤色泽等形态学改变,也有力量感觉、热量感觉等功能学改变。下面我们将根据这些改变的主要特征将动穴分为"压敏点""热敏点""低电阻点""皮肤反应点"四种类型。

1.压敏点

古人很早就认识到人体某些痛点与躯体或内脏疾病有关,因此通过按压法寻求特定的对疼痛敏感的部位,即压敏点,来诊断相关疾病。如胃部疾患常在胃俞和足三里出现压痛或酸胀感,肝胆疾患可在耳穴肝胆区出现肿胀感。而压敏点不仅可协助诊断疾病,还可以作为一个有效的取穴原则,应用在针灸治疗上。如黄承军等观察腰椎间盘突出症患者腰臀部压敏点与临床表现的关系,发现压敏点既是腰椎间盘突出后脊柱失稳的机体反应状态的表现,也是引起神经根疼痛的来源之一,还可作为小针刀疗法治疗腰椎间盘突出症的治疗靶点;又如,李瑞在经络首尾压敏点上运用针刺技术治疗头痛。

2. 热敏点

相关研究发现,腧穴部位的体表温度比周围高,同一条经络上不同腧穴的体表温度也不相同。当脏腑发生病变时,对应经络、腧穴的体表温度也会发生相应变化。近年来,热敏灸技术兴起,人们发现腧穴的一个新特点,即在疾病病理过程中,体表某些相关部位或腧穴对艾热异常敏感。我们将这些对艾热异常敏感的部位或腧穴称为热敏腧穴或热敏点。人们利用热敏点与疾病高度相关的特点,在热敏点上运用热敏灸技术治疗疾病,取得了显著疗效。如田宁在热敏点上运用热敏灸技术治疗短暂性脑缺血发作,发现热敏灸治疗组总有效率为96.7%,与对照组差异显著,有统计学意义。又如付勇等在热敏点上运用热敏灸技术治疗腰椎间盘突出症,发现热敏灸治疗腰椎间盘突出症的临床疗效显著,优于传统灸法及常规西药配合针刺方法。再如张波等在热敏点上运用热敏灸技术治疗过敏性鼻炎,发现热敏灸治疗过敏性鼻炎的临床疗效优于常规针刺方法。

3. 低电阻点

国内外学者通过大量循经电阻抗测定研究发现,人体经络或腧穴区有明显的低电阻、高电位性等电特性,如日本中谷义雄发现皮肤低电阻点与经穴一致,呈线状排列;又如黄治物等通过皮肤阻抗的测量试验证实腧穴区具有低电阻、高电容、负向导通的电学特性。除此之外,还发现随着人体状态、时间、环境等变化,经络或腧穴区电阻性也会发生变化。如韩兆亮发现在正常生理情况下,人体双侧经络腧穴电特性具有对称性,然而在病理状态下,双侧经络腧穴电特性不对称;又如刘豫淑等通过研究发现绝大多数健康受试者五输穴电阻值在十二时辰中巳、酉两个时辰最低,丑、寅两个时辰最高,表明五输穴皮肤电阻在十二时辰中的变化是不同的;再如沈雪勇等观察健康女子月经前后穴位电特性的变化规律,发现月经前、中、后穴位电阻变化的总体趋势与月经过程中的血气盈亏变化一致,均是月经后 > 月经中 > 月经前,表明穴位电阻性会敏感地随着人体的内环境变化而变化。孙立虹通过研究发现原发性痛经患者治疗前神阙穴、关元穴穴位电阻值较正常组明显升高,隔物灸法治疗后神阙穴、关元穴穴位电阻值明显降低。

4. 皮肤反应点

《丹溪心法》曰:"盖有诸内者,必形诸外。"当某一脏腑功能失调时,体表某些部位常会出现一些特定的皮肤改变。如体表皮肤出现血疹、皮疹、癣、出血点、斑点等颜色变化，或体表皮肤出现肿胀、凹陷或隆起，皮下触及粗细不等条索、结节等形态变化。在临床实践中，当代医家发现溃疡患者多出现小黑点或黑色斑块，热性传染病及化脓性炎症患者多出现红色斑块，颈椎处有增生患者可在肩外俞、肩中俞、天宗触摸到条索状结节，坐骨神经痛患者常在胞肓、承扶出现条索状结节，妇科疾病患者常在关元俞附近有椭圆形结节。同时相关研究表明，在这些特殊的皮肤反应点上针刺、艾灸、推拿等常可取得意想不到的良好疗效。

四、动穴施灸的临床运用

在临床工作中，魏氏常在动穴上施灸，并获得了不凡疗效，后世效仿者众多。下面将简要报道近年来动穴施灸的临床运用方法。

1. 单用动穴

文献记载表明，在急、慢性软组织损伤疾病或皮肤外科疾病中，单独运用动穴施灸可达到气至病所，一穴治愈一病的效果。如魏氏在"嗜热点"艾灸治疗毒虫咬伤，杜文华等联合穴位贴敷在压痛敏感点施灸治疗中风偏瘫后肩手综合征Ⅰ期，何永昌在压痛敏感点运用压灸法治疗拇指屈肌腱鞘炎，毛龙飞在压痛敏感点施灸治疗寒湿型腰椎间盘突出症，以上文献均表明单用动穴施灸可显著提高艾灸临床疗效。

2. 动静穴合用

人们在临床诊治过程中发现动穴与静穴配合使用，既可以发挥静穴的共性与普遍性，又可以兼顾动穴的个性与特异性，从而实现二者的优势互补。目前，动静穴合用被广泛运用于临床各科疾病中。如成玉等艾灸静穴"灸癜风"穴和动穴阿是穴（白斑处）治疗稳定期局限性白癜风；赵江等艾灸患侧静穴角孙穴和患侧肿胀中心动穴阿是穴治疗流行性腮腺炎；李星等艾灸静穴双侧阳陵泉穴和动穴压痛敏感点阿是穴治疗落枕；夏筱方等艾灸静穴太溪穴和动穴压痛敏感点阿是穴治疗足跟痛，以上均是采用动静穴合用的方法治疗各类临床疾病，并取得显著疗效。

五、动穴施灸临床医案

受魏氏动穴理论的影响，近年来我国临床工作者广泛运用动穴理论施灸治疗临床各类病证，下面将选取两个动穴施灸医案，以充分说明动穴的不凡疗效。

1. 动穴施灸疗毒虫咬蜇伤

去年夏天，我突然被一毒虫咬蜇伤左侧前臂外肘下寸许一处，当时红肿灼痛、奇痒难忍，正感无法以对。寻思古籍记载多用灸伤处法治疗，乃取艾炷点燃于阿是施灸，当距离皮肤太近时，又感灼痛难耐。此时想起我院针灸科正在从事"腧穴热敏化"研究，据称热敏点可以不出现在病灶局部而现于病所周围或远端。乃用艾卷点燃的一端在病灶周围寻找，当移至肘下外方约三寸一处时，顿感原痒痛感消失，甚为舒适，这正符合原称"嗜热点灸"之说。照此再灸二次，痛痒红肿消失而愈。

选自魏稼《动穴疗效钩玄》（《中医药通报》）

【按语】魏氏认为动穴可弥补静穴的不足，在应用静穴失效或疗效不佳时，改用或加用动穴施治，往往可获得不同凡响的疗效。此案例中魏氏先应用静穴施灸治疗毒虫咬伤，效果不佳后改用动穴施灸，并获得良好疗效，充分体现了动穴的针对性、应变性、原生态性和高效性。案例中的动穴，从动穴种类上而言属于"热敏点"，从动穴临床运用方法上而言，属于"单用动穴"。

2. 动穴施灸疗腹痛

患者张某，男，21岁，学生。主诉：右下腹持续疼痛半天。查：痛苦面容，腹部麦氏点有明显压痛，并有反跳痛，伴恶心、呕吐、腹胀，体温38.5℃。取局部阿是穴（压痛点）、内关、曲池、上巨虚、足三里穴。毫针刺入阿是穴位，行小幅度提插捻转手法，得气后留针，取2cm长的艾卷一节，放置在针柄上端，从艾卷下端点燃施灸，使灸火之热力通过针身传入穴位深处。为防止艾卷燃烧后艾灰及火星灼烧皮肤，可在穴位处覆盖一纸片。当艾卷燃尽后，去除残灰，再续一节，灸至皮肤红晕、病人感觉腹内温热舒适，局部不起水泡为度。针灸治疗1次即觉腹痛减轻，间隔4h复灸1次，连续施灸3次，体温降至正常，腹痛俱消，恢复正常学习。

选自韩慧、李杰《艾灸法治验案5则》（《陕西中医》）

【按语】本例患者辨证为阳明实热证肠痈,病机为胃肠传化功能不利,气机壅塞,治法宜为通腑排脓,泻热解毒。案例中运用针刺及艾灸压痛敏感点阿是穴治疗,是对魏氏"动穴理论"的应用与发挥,同时该案例属于阳明实热证肠痈,运用针刺及艾灸治疗还体现魏氏"热证可灸"的学术思想。

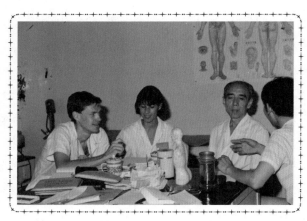

魏稼教授与比利时、荷兰留学生

魏氏作为享誉世界的针灸泰斗,我国针灸学派学、无创痛针灸学、针灸敏化学说的倡导者,江西盱江医学针灸学派的旗手,在长期的文献研究及临床实践中总结归纳出"动穴理论",认为人体体表遍布无具体名称、无明确数量、无固定部位且隐现无常的腧穴。在运用传统腧穴失效或疗效不佳时,改用或加用这类腧穴能取得较好的临床疗效。"动穴理论"是对"阿是穴理论"的继承和发展,它不仅包括压痛敏感型阿是穴,还有热敏点、低电阻点、皮肤反应点。同时魏氏认为动穴具有针对性、应变性、原生态性、高效性。在"动穴理论"的传承过程中,逐渐形成了腧穴热敏、腧穴力敏两大研究方向。江西中医药大学陈日新教授继承魏氏"动穴理论",提出"腧穴敏化理论",创立热敏灸疗法,进一步揭示了动穴与得气感传及其疗效之间的规律,并因此荣获2015年度国家科学技术进步二等奖。

第三节　热敏灸理论及其临床运用

热敏灸,又称腧穴热敏化艾灸新疗法,是一种以腧穴敏化理论为指导,选择热敏腧穴艾灸,施以饱和灸量,激发透热、扩热、传热等经气传导,达到气至病所,显著提高临床疗效的新灸法。该疗法是江西中医药大学原始创新灸疗技术,是当代盱江医学的一张亮丽名片。

一、热敏灸技术理论基础

1. 腧穴敏化学说

（1）腧穴溯源

《灵枢》指出腧穴不是指皮肉筋骨等特定的形态结构及固定的位置,而是指神气游行出入的动态的、变化的部位,"所言节者,神气之所游行出入也,非皮肉筋骨也"。并说明腧穴的功能是反映病证、治疗病证,《灵枢》说:"五脏有疾,当取之十二原。十二原者,五脏之所以禀三百六十五节气味也。五脏有疾也,应出十二原,而原各有所出,明知其原,睹其应,而知五脏之害矣。"同时详细论述了腧穴的定位,"胸中大腧在杼骨之端,肺腧在三焦之间,心腧在五椎之间……皆挟脊相去三寸所,则欲得而验之,按其处,应在中而痛解,乃其腧也"。还详细描述了腧穴的取穴方法,"咳动肩背,取之膺中外腧,背三节五节之旁,以手疾按之,快然,乃刺之"。以上论述皆说明腧穴具有"按之快然""应"的敏化特征与"欲得而验之""按之快然乃刺之"的动态特征。

（2）腧穴再认识

20世纪80年代末,江西中医药大学附属医院灸疗创新团队在临床观察中惊奇地发现:在体表某些特定位点悬灸时,患者能感受到一股热流不断向深部渗透或向四周扩散或向远部传导,这些特定位点的位置并非总是出现在针灸学教科书中所标定的标准腧穴位置上,而是与《内经》中的腧穴是相同的,即这些特殊位点是动态的、旁开的。

研究团队还发现,对于同一个病证、同一组穴位,不同患者艾灸疗效不同。疗效好的患者灸感反应与疗效差的不尽相同,疗效好的患者会出现透热、扩热、传热等特殊的艾灸感觉,团队将这些"特殊位点"称呼为热敏腧穴,将这种特殊艾灸现象称呼为腧穴热敏化现象。

（3）腧穴热敏化

敏化态腧穴与疾病状态密切相关,当机体处于生理状态时,腧穴多处于静息态,当机体处于病理状态时,腧穴多处于敏化态。敏化态腧穴大致可分为形态类和功能类两种表现形式,如局部皮肤出现色泽变化、皮下结节等表现的属于敏化腧穴的形态改变,对热、力、光、电、声等刺激敏感的属于敏化腧穴的功能改变。

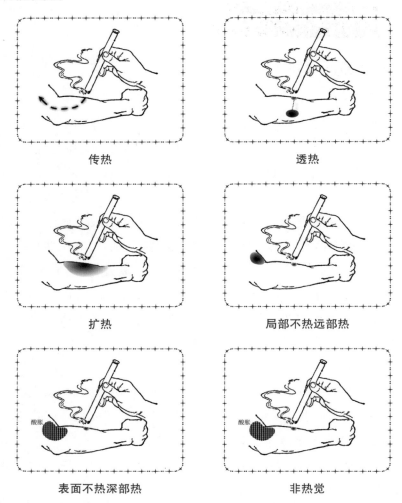

传热

透热

扩热

局部不热远部热

表面不热深部热

非热觉

热敏腧穴是目前针灸临床研究最多的一类敏化腧穴,属于功能态敏化腧穴。江西中医药大学附属医院灸疗创新团队通过长达30多年的临床研究发现人体在疾病或亚健康状态下,处于热敏化状态的腧穴施以适宜的艾灸刺激会出现一些特殊的热敏现象,如:①透热:灸热垂直从艾灸部位向深层组织渗透,甚至可直达胸腹内的脏器;②扩热:灸热从施灸部位向四周扩散;③传热:灸热从施灸部位沿一定的线路向远离施灸部位传导,甚至可传导到病所;④局部不(微)热远部热:施灸部位不热或只感微热,而远离施灸部位的某些部位却感觉甚热;⑤表面不(微)热深部热:施灸部位表皮不(微)热,而表皮下深层组织甚或胸腹内脏器感觉甚热;⑥其他非热觉:施灸部位或远离施灸部位,出现酸、胀、压、重、痛、麻、冷等非热感觉。

2.腧穴热敏化的临床规律

（1）腧穴热敏现象具有普遍性

热敏腧穴在艾热的刺激下,能产生透热、表面不热(或微热)深部热、传热、扩热等25种热敏灸感,当出现其中一种或一种以上时,即表明该腧穴为热敏腧穴。研究团队对20种疾病患者和健康人群进行腧穴热敏化普查,发现人体在疾病状态下,腧穴出现热敏现象的概率为70%,而健康人只有10%;当疾病痊愈后,腧穴热敏现象的出现率会随之下降为10%左右,与健康人相同。因此,该普查结果表明人体在疾病状态下,体表腧穴热敏现象与疾病高度相关,具有普遍性。

（2）腧穴热敏化具有动态性

热敏腧穴是对《内经》腧穴具有动态特性的有力印证。研究团队以腰椎间盘突出症、膝关节骨性关节炎、肌筋膜疼痛综合征等7种疾病患者为研究对象,将469个热敏腧穴与经穴对比研究,发现热敏腧穴具有"时变"的特征,热敏腧穴出现的部位会随着病情转归而发生改变。动态的热敏腧穴与部位固定的腧穴重合率仅为48.76%,与压痛点的重合率为34.75%。这表明热敏腧穴的准确定位必须以热敏灸感为标准,即《灵枢》所说"所言节者,神气之所游行出入也,非皮肉筋骨也",而传统腧穴或压痛点仅可以作为热敏腧穴的参照坐标。

（3）腧穴热敏化部位与疾病相关性

通过对20余种疾病热敏腧穴出现部位的研究发现,热敏腧穴出现的部位与疾病、中医证候有关。如周围性面神经麻痹患者热敏腧穴多出现在翳风、下关、阳白、合谷、颊车、太阳、神阙、手三里、足三里等穴区;过敏性鼻炎患者热敏腧穴多出现在大椎、肺俞、上印堂、神阙、肾俞等穴区。由此可见,腧穴热敏化部位与疾病密切相关,而总结疾病热敏腧穴高发穴区,能极大地缩减热敏灸探感定位的时间,提高灸疗效率。

（4）艾灸热敏腧穴激发经气感传具有高效性

通过对周围性面神经麻痹、三叉神经痛、腰椎间盘突出症等14种病症

540 例患者艾灸热敏腧穴激发经气感传的研究发现,艾灸热敏腧穴的经气感传出现率达 94%,而艾灸非热敏腧穴经气感传出现率仅为 23.5%,两者差异显著,具有统计学意义。激发经气的传导是针灸取效的关键,即灸之要,气至而有效,而此研究表明艾灸热敏腧穴能高效激发经气感传,因此艾灸热敏腧穴能显著提高艾灸临床疗效。

二、热敏灸技术操作要点

1. 探感定位

热敏灸以灸感定位法确定热敏腧穴,即要求在热敏灸操作过程中,首先探查出能够产生热敏灸感的腧穴。热敏腧穴的探查分"粗定位""细定位"两步。在探查热敏腧穴的过程中,首先会对传统腧穴或压痛点、热敏腧穴高发部位进行初步筛查,然后在初步筛查的区域里进行回旋、循经往返、雀啄等悬灸手法,当被灸区域里出现透热、传热、扩热等 25 种热敏灸感中的 1 种或 1 种以上时,即可定位此区域为热敏腧穴,研究者将这种初步筛查的过程称为热敏腧穴的粗定位,对具体部位进行热敏灸感的探查过程称为热敏腧穴的细定位。

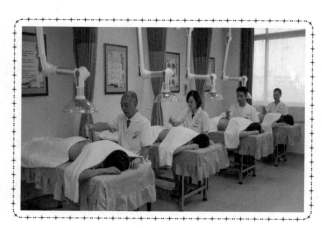

热敏灸技术操作

2. 辨敏施灸

不同热敏灸感传达着不同的艾灸信息,研究者可以根据热敏灸感的类别分析、辨别出首选与后选、主选与次选的热敏腧穴。临床中一般按以下原则,选取最优热敏腧穴进行艾灸。

(1)以出现灸感经过或直达病变部位的热敏腧穴为首选热敏腧穴。

(2)以出现非热觉灸感的热敏腧穴为首选热敏腧穴,而非热觉灸感中痛感又优于酸胀感。

(3)以出现较强灸感的热敏腧穴为首选热敏腧穴。

3.量因人异

灸量由艾灸时间、艾灸强度、艾灸面积决定。当艾灸强度、艾灸面积固定不变,灸量则主要由艾灸时间决定。在施行热敏灸法时,每穴的施灸时间是以个体化热敏灸感消失为标准的,而不同热敏腧穴从热敏灸感产生至热敏灸感消失所需要的时间是不同的,从 10 分钟至 200 分钟不等,因此热敏腧穴的最佳个体化施灸剂量因人因病因穴而不同。

4.敏消量足

热敏灸施以个体化饱和消敏灸量,即机体自身需求的灸量,与传统悬灸每穴每次艾灸 10 ~ 15 分钟或局部皮肤潮红为标准的固定式灸量不同,大量的临床研究发现,施以饱和消敏灸量的热敏灸技术的灸疗疗效显著高于传统悬灸。

三、热敏灸临床研究进展

1.热敏灸临床疗效研究

热敏灸是一种有别于传统悬灸疗法的艾灸新疗法,长期的临床研究已证实其具有较佳的临床疗效。目前热敏灸临床研究主要包括以下三个方面:

(1)灸位研究

陈明人等将腰椎间盘突出症患者分为热敏灸组和传统艾灸组,热敏灸组每次选取一个热敏腧穴,传统艾灸组选取大肠俞、委中、阿是穴,结果显示热敏灸组治疗腰椎间盘突出症患者临床疗效优于传统艾灸治疗。陈日新等将膝关节骨性关节炎患者分为热敏灸组、传统艾灸组、药物治疗组,热敏灸组选取热敏腧穴治疗,传统艾灸组选取双膝眼、鹤顶穴治疗,药物组在膝关节注射透明质酸钠,结果发现热敏灸组治疗膝关节骨性关节炎的临床疗效优于传统艾灸组和药物治疗组。

（2）灸量研究

陈日新等通过多中心随机对照试验,将膝关节骨性关节炎患者随机分为个体化消敏饱和灸量组和传统灸量组,个体化消敏饱和灸量组的施灸时间不等,大约为 28~65 分钟,其临床疗效明显优于固定施灸时间为 15 分钟的传统灸量组。陈明人等通过多中心随机对照试验将腰椎间盘突出症患者随机分为个体化的消敏饱和灸量组和传统灸量组,个体化消敏饱和灸量组施灸时间以热敏灸感消失为度,大约 22~58 分钟,其在改善腰椎间盘突出症患者 M - JOA 评分方面明显优于固定施灸时间为 15 分钟的传统灸量组。

（3）灸感研究

陈日新采用多中心前瞻性队列研究,将膝关节骨性关节炎患者随机分为热敏灸感组和非热敏灸感组,结果显示悬灸产生灸感的热敏灸感组疗效优于非热敏灸感组。熊俊等依据灸感将 189 例原发性痛经患者自然分组为热敏灸感组和传统灸感组,然后两组均艾灸关元穴,结果发现热敏灸感组治疗原发性痛经的临床疗效优于传统灸感组。陈日新等通过文献检索和访谈法纳入 40 项灸感条目,建立备选条目池;通过德尔菲法对来自 6 个省的 25 名专家进行两轮问卷调查,最终筛查出热敏灸感条目 25 项:透热、表面不热（或微热）深部热、传热、扩热、局部不热（或微热）远部热、酸感、胀感、痛感（非施灸局部灼痛感）、风吹感、流水、痒感、锥入感、压感、麻感、发凉感、重感、蚁行感、电掣感、皮肤扩散性潮红、面红、额汗出、胃肠蠕动反应、肢端热、身烘热、喜热,并整理形成《热敏灸得气灸感量表 V1.0》。

2. 腧穴热敏化现象的客观显示研究

长期以来,腧穴热敏化现象仅能通过患者对艾灸刺激的主观感觉来评判,不能被客观显示,迫使热敏灸的临床研究与基础研究受到诸多限制。因此,应用现代科学技术,研究腧穴热敏现象的客观特征,对临床辨敏选穴客观化、科学化、规范化及揭示腧穴热敏现象的生物学机制具有重大意义。

（1）腧穴热敏化现象红外光谱客观显示研究

临床研究发现,原发性三叉神经痛、偏头痛、腰椎间盘突出症、支气管哮喘、慢性前列腺炎等疾病的腧穴热敏化现象能被红外光谱客观显示。如田宁等发现支气管哮喘患者热敏腧穴具有高红外辐射强度特点,并形成以热敏腧穴为中心的一定范围高红外辐射强度区域。陈日新等研究对比灸感法与红外法检测支气管哮喘(慢性持续期)患者肺俞穴热敏态的出现规律,结果显示红外成像可以在一定程度上客观显示慢性持续期支气管哮喘患者肺俞穴区热敏化现象。红外成像客观显示腧穴热敏化现象对热敏灸技术意义重大,它不仅为热敏灸的动物实验提供了一个可以参考的客观指标,也有助于解决热敏灸感操作的主观问题,为今后临床客观检测热敏腧穴提供了依据。

(2)腧穴热敏化现象温度阈值检测研究

通过长期的临床研究,陈日新教授团队发现热敏态腧穴与非热敏态腧穴的热觉特征不同。非热敏态腧穴在接受一个热觉阈上与热痛阈下的热刺激时,其热觉强度随热刺激强度的增加而增加。而热敏态腧穴在接受一个热觉阈上与热痛阈下的热刺激时,虽总体趋势与非热敏态腧穴一致,热觉强度随热刺激强度的增加而增加,但在此热刺激强度增加的区间中,有一个突变区间。当热刺激强度增加至该区间内时并达到足够的时间,热觉区域或强度(或因热觉的空间总和作用)可突然增大,表现为透热、扩热、传热等腧穴热敏现象。焦琳通过研究神经根型颈椎病、腰椎间盘突出症、膝关节骨性关节炎患者腧穴热敏特性与热敏态腧穴温控激发参数,认为热敏态腧穴与非热敏态腧穴具有不同温度觉阈值特征,热敏态腧穴热觉阈、热痛阈、热耐痛阈值均高于非热敏态腧穴,并认为温度为42度时,更容易激发热敏灸感的产生,且效应期维持时间更长,这为今后建立临床热敏态腧穴客观检测新方案提供了科学依据。

(3)腧穴热敏化现象电学及磁共振显示研究

电活动是细胞的基本活动,与多种生理和病理活动密切相关。廖菲菲等运用高密度脑电与神经计算技术,记录慢性腰背痛患者腰阳关穴灸前、灸中和灸后脑电信号,分析得出腧穴热敏现象伴随显著脑电活动改变,且这种电活动有明显的调节机体紊乱的功能,而未出现热敏现象的患者脑电活动改变不明显。陈更新等在热敏点及其对照点的皮肤上安置电极,应用波特分析方法辨识热敏腧穴的电学性质,获得热敏腧穴拓扑结构与元件参数,结果表明热敏腧穴较其对照点具有相对较高的电容特征。此外,有些学者运用磁共振成像技术研究膝骨性关节炎患者左侧犊鼻穴热敏灸前后的静息态脑功能变化,结果发现热敏灸能明显引起多个脑区的变化,且基本符合躯体的痛温传导路径,表明热敏灸可能是通过多个脑区组成的网络来调节脑功能。这些研究虽然尚未明确阐述热敏现象的机理,但其结果对艾灸的治疗机制提供了一些参考。

2007 年,付勇团队在腧穴敏化理论指导下,在临床研究中发现敏化腧穴类型多样,除热敏腧穴外,还有对针刺、推拿等机械力刺激敏感,产生力敏现象的一类腧穴。在总结以往敏化腧穴研究成果的工作中,付勇团队对传统针推技术进行继承与创新,提出"不同敏化腧穴具有不同刺激方式"的假说。围绕该假说,团队开展敏化腧穴特性(功能状态)及其适宜刺激匹配、转化规律研究,揭示敏化态腧穴存在的类型及其分布特征;从刺激方式与敏化类型之间关系着手,运用多学科技术,观察敏化态腧穴的生物学基础及其脑科学研究的客观变化;从腧穴量学标准方面,开展敏化腧穴疗效评价与量学研究。由此可见,该假说对于丰富腧穴学理论、提高针灸推拿临床疗效具有十分重大的意义。

四、热敏灸临床医案

近年来,大量的大样本、多中心的随机对照临床试验证实了热敏灸新技术能显著提高艾灸的临床疗效,现将列举部分临床特效验案,具体内容如下:

1. 热敏灸治疗头晕

李某,男,医生,78 岁。于 2018 年 10 月 28 日因"反复头晕 8 年余,再发加重伴行走不稳 12 日"入院。患者自 2010 年 9 月起,因长期伏案工作出现头晕,伴视物旋转,无黑蒙。后自行开方,服用补益肝肾、熄风止眩中药汤剂治疗后,头晕状况较前减轻,后反复发作,未曾入院治疗。12 天前因劳累过度致头晕发作,伴行走不稳,视物旋转逐渐加重,需要搀扶,休息后稍缓。现为系统治疗,遂就诊于江西中医药大学附属医院,行头颅 MRI 显示为双侧脑白质缺血脱髓鞘改变,老年脑改变,筛窦轻度炎性病变;MRA 显示为椎动脉轻度局灶性狭窄,局部走行迂曲。入院症见:患者发枯脱落,颧红形瘦,头晕,偶头痛,站立及活动颈部时头晕加重,欲跌仆,无听力减退及眼球震颤,无口周及四肢发麻、无恶心呕吐,左足背外侧麻木,偶有胸闷心慌,欲食,能食,失眠多梦,健忘,腰膝酸软,精神萎靡,二便平。舌红,苔少,脉细数。既往十二指肠球部溃疡 20 余年,现控制较好。诊断,中医诊断:眩晕病:肾阴阳两虚证;西医诊断:1. 椎 - 基底动脉供血不足型眩晕;2. 十二指肠球部溃疡。

患者入院后予热敏灸治疗,选择舒适、充分暴露的体位,行热敏腧穴探查,在风府、神阙和涌泉3个高发穴区探查出灸感。首灸时,患者仰卧位,充分暴露腹部和双足,同时于神阙穴区和涌泉穴区依次施行回旋灸、雀啄灸及循经往返灸,激发经气5分钟后,皮肤出现潮红。施灸过程中,神阙穴区扩热灸感较涌泉穴区出现得早。神阙穴区施灸10分钟出现扩热、传热的复合灸感,热感向腹部两侧及上腹部扩散,左右约6寸范围皆有热,上行至剑突下,中脘穴区热甚,16分钟出现了透热,透至腹腔,但未至腰部;而涌泉穴区在16分钟出现扩热,患者自述足底有热感,29分钟出现透热,透至足背,上至跗阳脉。30分钟后出现传热,左右双侧内踝有热感传导,但此后未往小腿部上传。整个过程,患者觉腹部和双足温暖舒适,并在第46分钟,患者灸感范围回缩,热感缓慢减弱,患者自觉皮肤表面灼热,遂结束首次治疗。灸后患者精神好转,左足背外侧麻木感减轻。此后,每日神阙穴区与涌泉穴区同步施灸,发现灸感愈发明显且激发时间逐渐缩短,同一类灸感较前出现更早,传导的速度增快,皮肤潮红愈发显著,热感传导范围和强度增大,且热敏灸的饱和时间逐渐缩短。灸后第10天患者自诉左足背外侧(约丘墟至足临泣连线)的位置麻木感消失,且自觉头清目明,步履较稳健。第10天后,热敏灸神阙穴区与风府穴区,患者先取坐位灸风府穴区,后取仰卧位灸神阙穴区。风府穴区灸感以出现扩热、传热为主,透热不显,颅脑内无热感,未传至百会穴区。首次艾灸风府穴约3分钟时即出现扩热至头部后枕区、耳后,且下传至第2胸椎,10分钟左右感双侧耳根部、神道穴区有热,20分钟后,至阳穴区热甚于风府穴区,肩胛下部亦觉热;灸神阙穴区时,仅5分钟便感中脘穴区热甚,约第10分钟患者欲寐,第15分钟已入睡,至第20分钟时患者酣睡并伴打鼾。此后热敏灸治疗过程中,患者多次欲寐且入睡。在治疗的第15天,患者灸感最为显著,风府穴区出现的热感较前更强,范围更广,头部、项部、肩部,乃至整个后背皆感有热,热感舒适;神阙穴区热敏灸感改变较前不大,但中脘穴区始终是热感最甚的区域。此后的治疗中患者灸感逐渐减弱,艾灸时间逐渐缩短。治疗20天后,患者自诉可自行行走,头晕症状大大减轻,胸闷症状消失,睡眠改善,胃口佳。

【按语】热敏灸取效关键,主要有二:第一,"灸位"。敏化腧穴随着疾病的出现而出现,并随着疾病的消失而消失,或在病变部位附近,或远离病变部位。但无论位置在哪里,均对外界刺激呈现"小刺激大反应"。热敏灸感与针刺产生的"气至""得气"等经气活动一样,是激发与运行人体经气的表现,是人体内源性调节功能被激活的标志,能显著提高艾灸疗效。因此,选取热敏腧穴施灸是施灸灸位的最佳选择。本案患者年事已高,气血阴阳亏虚,需补足正气方能激发其灸感。故前十日灸神阙时配合涌泉穴以补充正气、引火下行。当患者自觉头清目明,步履较稳健时,提示正气已补,遂针对眩晕症状予以热敏灸治疗,《备急千金要方》云:"凡灸,先阳后阴。"因此一般艾灸顺序为:先灸背部,后灸腹部;先灸上部,后灸下部;先灸头部,后灸四肢。风府穴区在背部、上部、头部;神阙穴区在腹部、下部、四肢,故先灸风府穴区后灸神阙穴区。因患者既往有十二指肠球部溃疡病史,故中脘穴区热甚。患者艾灸神阙、涌泉、风府穴区产生了热敏灸感,激发了经气传导,实现了"灸之要,气至而有效",故患者取得了较佳的艾灸效果。第二,"灸量"。《医宗金鉴》曰:"凡灸诸病,必火足气到,始能求愈。"热敏灸火足的关键在于灸足、灸透、灸满,方能达到足够的灸量,故热敏灸疗法的灸量是以灸感消失为度,临床所需的灸量是个体化的,只有做到单次热敏灸达到饱和灸量并且热敏灸次数满足一定的疗程才能真正地做到"火足"。施灸前 15 天,灸感逐渐增强示以补养正气。施灸 15 日至 20 日,患者症状不断改善,灸感逐渐减弱,则充分体现了"量足敏消"的充足灸量对疾病转归的重要影响。只有在灸疗过程中真正做到量足敏消,才能充分调动机体自身的调节功能,达到防病治病的目的。

2. 热敏灸治疗腰腿痛

樊某,男,62 岁,2015 年 4 月 15 日因"慢性腰腿痛 2 年,加重 10 天"初诊。患者自诉近 2 年来左侧腰腿酸胀疼痛,迁延不愈,受寒及阴雨天加重,得温缓解。多次在当地住院保守治疗(针灸、推拿、牵引治疗为主,具体不详),疼痛稍感缓解即出院。10 天前患者因受凉致腰骶部酸痛加重,并向左下肢放射。现患者神志清,精神差,腰骶部酸痛重着,转侧不利,静卧痛不减,无法站立行走,需家属搀扶,下肢外侧麻木至脚趾,肢体不温,有间歇性跛行,无外伤手术史,无肿瘤史。小便频,夜尿 3～5 次,大便平。舌淡胖,苔白滑,脉沉紧。体格检查:腰椎脊柱生理前凸减弱,腰部前屈和后伸运动障碍,左侧腰肌紧张僵硬感,左侧腰部皮下可触及肿胀肌筋膜及纤维小结,有明显压痛。直腿抬高试验及加强试验阳性,屈颈试验及挺腹试验阳性,拇指背伸肌力及拇趾跖屈肌力减弱,跟腱反射减弱,小腿前外侧、足内侧、外踝、足外侧皮肤感觉减弱,VAS评分为9分,M-JOA量表评分为23分。CT检查示:L4/5、L5/S1椎间盘左后突出分别为4mm、5mm,硬膜囊受压;腰椎椎管狭窄。诊断,中医诊断:腰痛病寒湿痹阻证;西医诊断:1.腰椎间盘突出症;2.椎管狭窄。

治疗经过:入院后予热敏灸治疗,选择舒适、充分暴露的体位,行热敏腧穴探查,在神阙穴、至阳穴和腰阳关穴3个穴区探查出热敏腧穴。第一日于神阙穴区温和灸20分钟,至阳穴至腰阳关穴循经往返灸10分钟,以激发穴位敏化。次日复诊,单点灸腰阳关穴,患者感艾热向左下方传导至臀部及左下肢,5分钟后传热感明显增强,艾灸40分钟至灸感消失,遂结束此次治疗。灸后测评:疼痛及腰部活动受限稍改善,VAS评分为7分,M-JOA量表评分为20分。第3天复诊,按上述方法继续热敏灸治疗3天。第6天复诊,上述穴位热敏灸感明显减弱,分别温和灸神阙穴、腰阳关穴各15分钟。再对腰阳关穴区行热敏灸治疗,灸感向腹腔渗透及左下肢传导,40分钟后热敏灸感消失。此后按上述方法治疗1周后,患者腰腿痛基本消失,生活自理。VAS评分为1分,M-JOA得分为2分。3月后回访,无复发。

【按语】《诸病源候论》言:"肾气不足,受风邪之所为也,劳伤则肾虚,虚则受于风冷,风冷与正气交争,故腰脚疼痛,"由此可知,感受风寒湿邪是导致腰痛病的外因。案例中患者62岁,腰痛2年余,属于年老体虚的范畴,肾虚是其内因,腰痛近2年,受寒加重,属于外感寒邪,因此该患者的基本病机是本虚标实。治疗上首日予以神阙穴温和灸、至阳穴至腰阳关穴循经往返灸以温肾补虚,激发穴位敏化。腰阳关穴为下焦蓄积元气之处,为腰部运动之枢。热敏灸此穴可调肾气、通经脉、利腰膝,激发机体元气而使腰部得养,故热敏灸此穴后患者腰痛及腰部活动受限得到改善。相关研究表明,敏化态腧穴"开合"与患者病情密切相关,某些疑难杂症患者阳气不足,经脉痹阻,敏化态腧穴处于闭合状态,需要给予一定的手法才能激发腧穴开放,故第6次治疗,患者热敏灸感不明显时温和灸神阙穴、腰阳关穴,以开放腧穴,激发经气感传。

3. 热敏灸治疗恶心呕吐

李某某,男,59岁,2014年10月9日初诊。主诉:胃癌术后恶心、呕吐1月,加重半月。现病史:患者3月前出现食欲减退,身体消瘦,胃脘部阵发性疼痛等症状,遂前往江西省人民医院就医,行胃镜检查示:胃窦癌临床Ⅱ期。于2014年8月5日行胃大部切除术,术后回家休养。在家休养期间身体逐渐消瘦,从9月5日开始出现恶心、呕吐症状,呕吐少量涎沫及未消化食物,时吐时止,多为当日之食,无明显进食哽噎不顺,无剧烈腹泻,多次药物治疗后症状无明显缓解,近半月来上述症状加重,不欲饮食。现神志清,精神差,呕吐少量涎沫,面白无华,乏力,少气懒言,恶心、呕吐,无恶寒发热,无汗出,行走缓慢无力,小便平,大便偏稀,完谷不化。纳寐差,舌质淡,苔薄白,脉细弱。诊断,中医诊断:呕吐 胃气亏虚;西医诊断,胃癌术后呕吐。经穴检查:在腹部、背部、下腰部热敏腧穴高发区域未探及热敏灸感。腰背部肌肉松弛柔软,未探及明显紧张僵硬感及纤维小结。腹部可见一长约15cm的手术疤痕,愈合良好,腹部肌肉稍紧张。血常规示:白细胞2.0×10^9/L,血红蛋白100g/L。《癌症患者生命质量测定量表》系列之《胃癌量表》(QLICP－ST):140分,较差。

治疗经过:患者入院后予热敏灸治疗,选择舒适、充分暴露的体位,行热敏腧穴探查,在天枢、中脘、肾俞、关元、胃俞、脾俞和肺俞高发穴区探查出热敏腧穴。第一日于天枢、中脘2个穴区行麦粒灸,仅灸1壮患者即觉疼痛难忍,遂于关元穴行温和灸20min,中脘穴至关元穴循经往返灸10min以激发穴位敏化。再于天枢、中脘、胃俞3个穴区行麦粒灸,患者疼痛较前明显减轻,灸5壮后结束第一次治疗。3日后复诊,予关元穴区行温和灸,10min时患者觉热往深部渗透至腰部,续予关元穴麦粒灸发现灸感继续增强,灸5壮。予同样手法在肺俞穴操作,肺俞穴麦粒灸时发现灸感沿上臂传向前臂,治疗结束后患者觉全身舒适,恶心呕吐感明显缓解。第6天复诊,于肾俞穴、天枢穴施予麦粒灸,均可出现热敏灸感。第9天复诊,予脾俞、中脘穴区行麦粒灸,患者自觉胃脘部明显有热,发热区域随着壮数的增多而逐渐扩大,灸5壮。连续治疗7次后,患者觉恶心呕吐感、乏力感基本消失,生活自理。《癌症患者生命质量测定量表》系列之《胃癌量表》(QLICP－ST):95分,良好。复查血常规示:白细胞4.5×10^9/L,血红蛋白128g/L。3个月后回访,无复发。

【按语】《黄帝内经》有云:"五脏者,皆禀气于胃,胃者,五脏之本也,"胃受纳水谷,主通降。今胃气亏虚,故见胃气不降反升,恶心呕吐,进而影响脾的运化及各脏功能。麦粒灸是将上尖、中粗、下尖而平的如麦粒大小的艾炷直接放置于相应腧穴或部位上烧灼的一种艾灸方法。与其他灸法相比,麦粒灸有短暂的灼痛,可产生强有效的"温痛"效应,其造成的局部皮肤无菌性炎症,持续时间较长,反射性地影响大脑皮层,提高神经元活性,重建网络系统,从而促进胃肠道功能恢复,尤适用于胃气亏虚型呕吐。患者初次治疗时因虚不受补,导致麦粒灸天枢与中脘疼痛难忍,遂先灸关元等强壮穴以补养正气,再于天枢、中脘、胃俞穴区行麦粒灸。中脘为胃之募穴、胃俞是胃之背俞穴,此为俞募配伍法;脾与胃相表里,脾俞为脾之背俞穴;肺主一身之气,灸肺俞可促进全身气机升降,"提壶揭盖";天枢是阳明胃经的腧穴,且是大肠的募穴,灸之可健脾和胃,诸穴配伍共奏培本固元、宽胸理气、和胃降逆止呕之功。

病案中患者经气亏虚,穴位热敏现象不明显,故温和灸强壮穴(如关元穴等)以激发经气,促使穴位敏化。选择热敏腧穴麦粒灸可疏通经络,激发经气感传,热至病所,提高临床灸效,达到少痛甚至无痛之目的,呈现出"小刺激大反应"的特征。

综上所述,腧穴有激活(敏化)与未激活(静息)之别,腧穴热敏化现象具有普遍性、动态性以及疾病状态相关性,热敏灸热敏腧穴能高效激发经气感传,取得较佳的临床疗效。然而目前腧穴敏化秘密的发现仅仅是冰山一角,灸疗疗效的潜力还有待我们继续挖掘。

第四节　艾灸至阴穴矫正胎位

胎位不正是一种常见的妇产科疾病,指妊娠后期,胎儿在子宫内出现臀位、横位、枕后位等不正常位置。古称"倒产""横产""偏产"等。该病易导致脐带脱垂、分娩困难,从而严重威胁围产儿、孕妇的生命安全。因此,自古以来,众多医家重视胎位不正,关注矫正胎位的方法。

一、胎位不正病因及至阴穴简介

胎位不正常见的病因有气滞血瘀、脾虚湿盛、气血两虚。南宋盱江医家陈自明《妇人大全良方》中提出气血调顺方能胎位正常的观点,"凡妇人以血为主,唯气顺则血顺,胎气安而后生理和",若气滞血瘀则容易出现胎位不正,

"今富贵之家,往往保惜产母,唯恐运动,故羞出入、专坐卧。曾不思气闭而不舒快,则血凝而不流畅,胎不转动,以致生理失宜,临产必难,甚至闷绝,一也"。此外,肾为先天之本、生长发育之源,主人体生殖机能,与女子胞关系密切,《素问》云:"胞脉者,系于肾。"因此只有肾经气血旺盛,才能维持胞宫的正常活动,使气滞得通,血行得畅,胎位得正。

至阴穴出自《灵枢》,位于足小趾末节外侧,距趾甲角0.1寸处,为足太阳膀胱经的井穴,具有行气活血、疏通经络、清头明目、矫正胎位的功效,用于治疗滞产、胞衣不下、胎位不正、目痛、鼻塞、头痛、眩晕等病症。同时,至阴穴还是足少阴肾经的起始处,《灵枢》曰:"肾,足少阴之脉,起于小指(趾)之下。"因此,刺激至阴穴能同时激发膀胱经和肾经经气,调达胞宫气血,从而有效地矫正胎位。

二、艾灸至阴穴矫正胎位文献记载

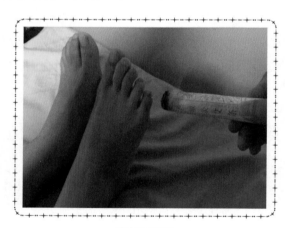

艾灸至阴穴

艾灸至阴穴矫正胎位由唐代医家张文仲提出,南宋医家闻人耆年《备急灸法》云:"张文仲治横产手先出者,诸般符药不效,急灸右脚小指三炷,炷如绿豆大……立便顺产。"后世众多医家效仿此法。明代医家张介宾《类经图翼》中云:"妇人横产手先出、诸符药不效,为灸右脚小趾尖三壮,炷如小麦,下火立产。"盱江医籍中亦有相似记载,如:

宋代陈自明《妇人大全良方》载:"疗横生、逆产,服诸符药不捷者,灸右脚小指尖头三壮,艾炷如小麦大。"

元代危亦林《世医得效方》载："治横生逆产，诸药不效，灸右脚小指尖头三壮，艾炷如小麦大，下火立产"。

明代陈会《神应经》载："横生手先出，右足小趾尖（三壮），立产，炷如小麦大"。

明代龚信《古今医鉴》载："治难产及胞衣不下，于左脚小指尖头上，即至阴穴，灸之，炷如小麦大，三五壮立产。"

明代龚廷贤《寿世保元》载："论妇人难产及胞衣不下，急于产妇右脚小指尖上，灸三壮，炷如小麦大，立产。"《医林状元济世全书》载："灸难产，先露手足，灸妇人右脚小趾头尖，三壮立产"。

三、艾灸至阴穴矫正胎位研究进展

20世纪中期，江西省为了进一步研究艾灸至阴穴矫正胎位的治疗原理以及对孕妇生理功能的影响，成立了"艾灸至阴穴矫正胎位研究协作组"，协作组由江西省医学科学研究所、江西医学院、江西中医学院、江西省妇幼保健院、南昌市第一人民医院等单位有关人员组成。1979年协作组在《中医杂志》发表《艾灸至阴穴矫正胎位的临床观察及原理探讨》，文中详细论述协作组艾灸100例胎位不正孕妇的治疗疗程、结果及可能的机理，艾灸疗程为每日1次，每次艾灸双侧至阴穴20分钟，连续治疗9次；艾灸结果为71%的胎位不正孕妇艾灸至阴穴后成功矫正胎位，大部分成功案例发生在艾灸1~3次后，同时观察到臀位矫正胎位的成功率大于横位，矫正胎位的成功率与胎次和妊娠周数无明显关系。并发现在灸至阴穴的过程中孕妇皮肤血管呈舒张状态，心率未见增快，血压未见升高，白细胞计数未见明显改变，血中游离皮质醇含量、尿中17-羟皮质类固醇及17-酮皮质类固醇排出量增加，因此协作组认为艾灸至阴穴对交感-肾上腺髓质系统无明显兴奋作用，其通过兴奋垂体-肾上腺皮质系统，增加雌激素分泌，收缩子宫平滑肌，增加胎儿活动来实现胎位转正。

20世纪80年代，协作组进一步研究了艾灸至阴穴的其他相关问题，如1983年协作组与中国福利会国际和平妇幼保健院、沈阳市第四人民新院在《针刺研究》杂志上发表《艾灸矫正胎位成功率与胎儿自转率的对比观察》，文中将482例妊娠28~32周的臀位孕妇随机分为艾灸组与对照组，艾灸组每日艾灸双侧至阴穴2次，每次约20分钟，共艾灸7日，对照组不做任何处理，7

日后艾灸组 244 例孕妇成功转胎的概率是 77.05%,对照组 233 例孕妇自然转胎的概率是 51.68%,两组差异显著,有统计学意义。通过持续观察自然转胎和艾灸后转胎的孕妇发现部分孕妇胎位会发生复变,艾灸组和对照组的复变率差异不显著,无统计学意义,但复变后给予艾灸治疗,无论是艾灸组还是对照组,多数孕妇的胎位可以得到矫正。此后协作组又研究了影响艾灸疗效的可能因素,发现艾灸治疗时的室温条件会影响胎位矫正的成功率,至阴 I 组(室温 10℃ 以下)矫正胎位的成功率为 75.00%,至阴 II 组(室温 20℃ 以上)矫正胎位的成功率为 86.58%,两组差异显著,有统计学意义。通过分析 107 例正常胎位孕妇和 219 例异常胎位孕妇的辨证分型,观察到两组中半数以上的孕妇存在气阴耗伤的现象,异常胎位组中阳虚型孕妇明显多于正常胎位组,提示阳虚可能在异常胎位的形成中发挥了一定作用。在家兔和狗的实验中发现艾灸、针刺至阴穴可增加子宫和膀胱的活动,延长胃的舒张状态,短暂性的降低血压,明显增加狗血浆中游离皮质醇及 $PGF_{2\alpha}$ 含量,这与人体观察结果一致。

20 世纪 90 年代,江西省各个医院相继报道艾灸至阴穴矫正胎位的相关研究。1990 年解放军 94 医院蔡汝慧发现姜泥贴敷至阴穴转正胎位的概率为 77.44%,与协作组艾灸至阴穴 77.05% 的转胎率相似,证实姜泥贴敷至阴穴矫正胎位疗效确切。同年江西省妇产医院黄维新对比艾灸至阴穴与膝胸卧位矫正胎位的临床疗效,发现艾灸至阴穴矫正胎位的临床疗效高于膝胸卧位。

1997 年江西省中医药研究所王龙章在《针灸临床杂志》发表《艾灸至阴穴矫正胎位操作示范》,详细描述艾灸至阴穴矫正胎位的操作方法:

1. 孕妇仰卧位于手术台(或木板床)上,放松衣裤及腰带,两脚自然分开,脚掌随意外展,呈松弛舒适状态。

2. 至阴穴位于两脚小趾趾甲外侧根部旁开 1 分处。

3. 针灸医生坐于孕妇两腿前正中,双手各持一支点燃的无药艾条,以左手手持艾条灸孕妇右侧至阴穴,右手手持艾条灸孕妇左侧至阴穴。

4. 先将无药艾条的燃点置于距至阴穴 2 厘米处,静止艾灸 1 分钟左右,让孕妇适应艾条的热刺激。然后缓慢地将燃点移到距至阴穴 0.5 ~ 1 厘米处。艾灸过程中,随时根据孕妇的热度适应情况调整艾条燃烧距离。

5. 每日艾灸一次,每次艾灸 15 ~ 20 分钟,以局部皮肤潮红、发热为度。连续 10 天为一疗程,可连续 2 个疗程。

6. 艾灸至阴穴矫正胎位的注意事项:艾灸过程中,针灸医生必须精力集中,不能灼伤穴位处皮肤;艾灸后孕妇须静卧 10 分钟以后再起床行走;艾灸结束后孕妇不能从事体力劳动;艾灸期间孕妇宜清淡饮食,忌房事、恼怒。

四、艾灸至阴穴矫正胎位医案

艾灸至阴穴矫正胎位操作简单、疗程短、无创伤、无痛苦,因此受到广大医生和患者的推崇。

1.艾灸至阴穴矫正胎位(一)

患者彭淑金,女,24 岁,江西崇仁县石庄乡水库村人。妊娠 8 个月,于1980 年 5 月 6 日来县医院妇产科检查,确诊为胎儿臀位。胎心音正常,营养、饮食、大小便舌及脉也均正常。患者曾于 1979 年妊娠第一胎,为前置胎盘,产前大出血住院,急行剖腹产,小孩夭折。妇产科检查,孕妇腹部有 5~6 寸长的手术瘢痕,妊娠 8 个月,胎儿较大,不宜进行常规手法复位。转中医科要求艾灸矫正胎位。按上述操作方法艾灸至阴穴 11 次,经妇产科检查,胎位已矫正,胎儿头朝下,臀部朝上,孕妇精神舒畅。数天后,孕妇因洗衣被,久蹲用力,自觉不适。再来县医院妇产科检查胎位为臀位。继续照前操作方法,艾灸至阴穴 5 次,经检查矫正胎位为正常。嘱其在家静养候产。半月后,喜闻孕妇顺产一男孩,母子安康。

选自王龙章《艾灸至阴穴矫正胎位操作示范》(《针灸临床杂志》)

【按语】中医将胎位不正的原因归结为气滞血瘀、脾虚湿盛、气血两虚。从患者 1 年前产前大出血的病史中可以看出患者体质偏虚弱,属于气血亏虚证。至阴穴为足太阳膀胱经井穴,五行属金,足太阳属水,金生水,因此至阴穴为足太阳膀胱经的母穴,"虚则补其母",故刺激本穴可以补益本经虚弱。案例中孕妇由于气血不足导致胎位不正,2 次均成功运用艾灸至阴穴以补益气血,矫正胎位,有力证实了艾灸至阴穴矫正胎位的有效性。

2.艾灸至阴穴矫正胎位(二)

齐某,28 岁,孕 31 周,产前检查为横位,无特殊不适。治疗前,让患者排尿,松解裤带,取双侧至阴穴,同时艾条悬灸,艾灸时调整艾条与皮肤的距离,以局部潮红而患者不感灼痛为度,每次艾灸约 20 分钟,每日艾灸 1 次。艾灸治疗 6 次后,产前检查示胎位已恢复正常。

选自殷振瑾《针灸名家取穴验案精讲》

【按语】28 周以后胎儿正常胎位为枕前位,即头部朝下,臀部朝上的位置。横位、臀位、足位等均为异常胎位,即胎位不正。至阴穴位于足小趾末节外侧,距趾甲角 0.1 寸处,是矫正胎位的特效穴。案例中艾灸此穴以温下元、行气血,从而加强胎儿运动,成功矫正胎位。

近年来,临床上虽广泛运用艾灸至阴穴成功矫正胎位,但其最新机制研究仍停滞在二十世纪七八十年代,因此希望当代旴江医家继续大力推进艾灸至阴穴矫正胎位的实验机制研究,以进一步明确艾灸至阴穴扭转胎位的作用机制,从而统一规范艾灸至阴穴扭转胎位的理想孕期、胎头、羊水及最佳疗程。

第五节　旴江医学与艾草的古与今

艾草,又名医草、灸草、冰台等,属菊科蒿属多年生草本或略成半灌木状宿根草本植物,具有温经散寒、祛湿止痛等功效。因其治病范围广泛,疗效突出,故有"草中钻石""百草之王"等称号。从古至今,旴江流域医学的发展与艾草关系密切。

一、古代江西艾草的历史

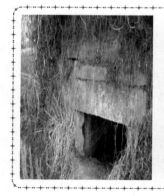
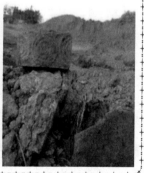

江西省九江市永修县"古艾地"遗址

　　江西素有赣鄱大地之称，土地肥沃、地势平广、四季分明、日照充足，适宜艾草的生长。早在公元前1600年至公元前256年的商周时期，江西修水、铜鼓、武宁、永修一带分布有一个因盛产艾草，被封为"艾国"的诸侯国。据南宋罗泌撰写的《路史》载："艾，商侯爵，有艾侯鼎。"商朝时期铜鼎是权利的象征，有鼎必有其侯。《江西通史》记载：公元前504年吴国败楚国后改艾侯国为艾邑。越国灭吴国后，艾邑受制于越国。战国时期，越国攻打楚国，为楚国所败，艾邑又受制于楚国。秦汉时期，艾邑更名为艾县。隋朝时期艾县废除，并入建昌县。宋朝时期，建昌县改为艾城，《宋史·郡县志》记载："分宁，古艾地也，县西一百二十里，龙岗坪有艾城存焉。"后来，随着历史的沿革，人们称此地为"艾城镇""古艾地"。现如今，当地还留有中国最早大量使用艾草、人工栽种艾草的文字记录。由此可见，在2000多年的历史长河中，古代江西地域种植、使用艾草的历史渊源流长。

二、当代江西艾草的种植

　　艾草产地分布极广，除极寒、极旱地区外，各地均有生长。在全球，艾草主要分布在亚洲、欧洲及北美洲的温带、亚热带地区。在中国，艾草广泛分布于东北、华北、华东、华南和西南等地区。但由于各地气候、土壤、水文等环境条件的差异，我国形成了各具特色的艾草亚种。据中药材资源普查显示，我国艾草有55个亚种，9大变种，隶属于16个系中。

　　江西省是我国华东六省之一，属于亚热带温暖湿润季风气候区，年均温度16.3～19.5℃，气候宜人，土地肥沃，光照充足，具有得天独厚的艾草生长条件。其生产的艾草质量上乘，有"不输蕲春、更胜南阳"的美誉。目前江西分布的艾草种类繁多，有湘赣艾、南艾蒿、暗绿蒿、朝鲜艾、野艾蒿、黄毛蒿、矮蒿、蒙古蒿、红足蒿、五月艾、魁蒿、萎蒿、阴地蒿、密序阴地蒿14种。近年来，江西省政府大力支持热敏灸产业，扶持艾草种植，鼓励规模化、标准化、集约化种植艾草。截至2019年，全省艾草种植面积达4万亩，计划到2023年，全省艾草种植面积达10万亩，形成一批集种植、加工、现代制造为一体的艾草生产基地。

三、古代盯江医学艾草的运用

自古以来,盯江流域医学发达,医籍中有大量关于艾草的相关记载。如明代盯江医家李梴在《医学入门》中详细介绍艾叶内服、外用、捣汁的功效,"艾叶苦温最热中,霍乱腹心痛有功,杀虫调血和肝气,崩漏安胎暖子宫,生汁止痢并吐衄,实主壮阳明目瞳……干熟者性温,无毒。辟外感风寒,温胃,止霍乱转筋,心腹痛,杀蛔虫,熏痔匿,利肝滞冷气作痛,调和血脉。治妇人崩漏带下,安胎倒产,子死腹中,产后泻血不止,暖子宫,令人有子。生捣汁,性寒有毒。治赤白痢、吐血、衄血、泻血及心腹恶气刺痛、毒发热气上冲发狂,或有疮出血者"。其认为农历五月五日太阳未出时采摘的艾草质量上乘,"端午日日未出时不语采,日干,陈久良者"。同为明代医家的龚居中在《痰火点雪》中赞同前人孟子"七年之病,求三年之艾"的说法,认为新鲜的艾草易损伤人体肌肉血脉,"凡用艾叶须陈久者,治令细软,谓之熟艾。若生艾灸火,则伤人肌脉",并详细记载了艾绒、艾炷的制作方法,"拣取净叶,捣去尘屑,石臼中木杵捣熟,罗去渣滓,取白者再捣至柔烂如绵为度,用炷燥则灸火有力"。

此外,盯江医家通过多种方法运用艾草治疗各类疾病,以元初南丰危亦林《世医得效方》为例,书中通过灼艾法、醋炒陈艾叶法、捣艾汁法、隔物灸法、艾汤法、糯米糊拌匀焙艾叶法、艾煎醋汁打糯米糊丸法治疗阴毒四肢厥冷、乳痈初起、下部疮痛、阴证伤寒、结胸、痧证、肠胃虚弱、冲任虚寒等病症,"阴毒,疾势困重,面黑,四肢厥冷,则理中汤、四逆汤投之。未效,则灼艾法唯良,复以葱熨法佐之"。"乳痈初作,加川牛膝、生地黄各二根。产后或寻常血气痛,并加木香、玄胡索半钱。,醋炒陈艾叶七皮,乌药半钱""雄黄兑散:治下部匿疮。雄黄(研,二分)、青葙子(二分)、苦参(二分)、黄连(二分)、桃仁(去皮尖研,一分),上为末,以生艾捣汁,和如枣核大,绵裹纳下部""治阴证伤寒,于脐下一寸半气海穴二七壮。小作艾炷,于脐心以盐填实,灸七壮,立效""治结胸灸法:巴豆(十四粒),黄连(七寸,连皮用),上为末,用津唾和成膏,填入脐心,以艾炷其上。"

四、当代旴江医学艾草的运用

中国古代人民经过千百年的不断探索研究发现,以艾草作为原材料的灸疗火力温和,渗透力强,效果最佳。

20 世纪 80 年代末 90 年代初,江西中医药大学陈日新教授以艾草为主要施灸材料,在灸疗过程中发现腧穴热敏化现象,从而在继承《内经》腧穴敏化理论的基础上创立热敏灸技术,开创了"北看天津针,南看江西灸"的针灸新格局,荣获了 2015 年度国家科技进步二等奖,2007 年度和 2013 年度江西省科技进步一等奖;成为联合国开发计划署重点推广的国际合作项目。

近年来,该技术在江西省乃至全国、世界大放光彩。江西省政府高度关注,积极支持热敏灸产业,于 2019 年印发《关于促进热敏灸产业发展的实施意见》,提出百亿级热敏灸产业发展目标,计划到 2023 年全方位形成"南看江西灸"局面,把江西打造成国际热敏灸质量标准中心、国际热敏灸医疗保健中心、国际热敏灸研发创新中心、国际热敏灸人才培训交流中心。目前,江西省内有 55 家热敏灸技术联盟单位,全省 104 家县(区)、市级中医院中有 99 家医院开展了热敏灸技术。国家为推广热敏灸技术,孵化热敏灸产业,在江西南昌成立了灸疗推广国家基地;为开展灸疗热敏规律、生物学基础与热敏灸优势病症的研究,在江西南昌成立了南方灸学研究所。

由上可见,古代江西盛产艾草,局部区域甚至因此而得名为"艾城",旴江医籍中多次记载艾草的功效及用法;现代江西因得天独厚的气候环境而适宜大面积种植艾草,以艾草为主要施灸材料的热敏灸技术在全球大放光彩,因此,无论古与今,江西地域、旴江医学与艾草关系密切。

参考文献

一、主要参考书目

[1]何晓晖,陈明人,简晖.旴江医学研究[M].北京:中国中医药出版社,2018.

[2]胡志方,黄文贤,等.旴江医学纵横[M].北京:人民卫生出版社,2012.

[3]丹波元胤.中国医籍考[M].北京:人民卫生出版社,1956.

[4]江西省水利厅.江西省水利志[M].南昌:江西省科学技术出版社,1995.

[5]常世英.江西省科学技术志[M].北京:中国科学技术出版社,1994.

[6]周标.江西省卫生志[M].合肥:黄山书社,1997.

[7]杨巧言.江西省自然地理志[M].北京:方志出版社,2003.

[8]陈荣,熊墨年,何晓晖.中国中医术语集成·中医文献[M].北京:中国古籍出版社,2007.

[9]吴小红.江西通史[M].南昌:江西人民出版社,2008.

[10]高振华.江西省地图册[M].长沙:湖南地图出版社,2012.

[11]郭霭春.中国分省医籍考[M].天津:天津科学技术出版社,1984.

[12]杨卓寅.江西杏林人物[M].南昌:江西省卫生厅编印,1988.

[13]何晓晖,黄调均.赣东名医(李元馨专辑)[Z].抚州:江西省卫生厅中医处、江西省抚州地区卫生局编印,1991.

[14]章天生,何晓晖.赣东名医(第二辑)[Z].抚州:江西省卫生厅中医处、江西省抚州地区卫生局编印,1991.

[15]熊寿松.乐安县志[M].南昌:江西人民出版社,1989.

[16]饶雪贵.东乡县志[M].南昌:江西人民出版社,1989.

[17]金达迈.丰城县志[M].上海:上海人民出版社,1989.

[18]柳培元.清江县志[M].上海:上海古籍出版社,1989.

[19]朱啸秋.进贤县志[M].北京:中国科学技术出版社,1989.

[20]南昌县志编纂委员会办公室.南昌县志[M].海口:南海出版公司,1990.

[21]陈勋民.崇仁县志[M].南昌:江西人民出版社,1990.

[22]谢日新.新建县志[M].南昌:江西人民出版社,1991.

［23］章添元.南城县志［M］.北京:新华出版社,1991.

［24］徐克成,赵水泉.金溪县志［M］.北京:新华出版社,1992.

［25］江舢.黎川县志［M］.合肥:黄山书社,1993.

［26］抚州市志编纂委员会.抚州市志［M］.北京:中共中央党校出版社,1993.

［27］杨佐经.临川县志［M］.北京:新华出版社,1993.

［28］徐禹谟.宜黄县志［M］.北京:新华出版社,1993.

［29］姚瑞琪.广昌县志［M］.上海:上海社会科学院出版社,1994.

［30］夏长老.南丰县志［M］.北京:中共中央党校出版社,1994.

［31］黄锦生.资溪县志［M］.北京:方志出版社,1997.

［32］葛洪.肘后备急方［M］.天津:天津科学技术出版社,2011.

［33］葛洪.肘后备急方校注［M］.北京:人民卫生出版社,2016.

［34］陈会,刘瑾.神应经［M］.北京:中医古籍出版社,2008.

［35］陈自明.外科精要［M］北京:中国中医药出版社,2007.

［36］陈自明.妇人大全良方［M］.北京:人民卫生出版社,2006.

［37］陈自明.新编备急管见大全良方［M］.北京:中医古籍出版社,2005.

［38］危亦林.世医得效方［M］.北京:中国医药科技出版社,2011.

［39］沙图穆苏.瑞竹堂经验方［M］北京:中国医药科技出版社,2012.

［40］万全.万氏家传广嗣纪要［M］.罗田县万密斋医院校注.武汉:湖北科学技术出版社,1986.

［41］万全.万氏妇人科［M］.罗田县万密斋医院校注.武汉:湖北科学技术出版社,1986.

［42］万全.万氏家传养生四要［M］.罗田县万密斋医院校注.武汉:湖北科学技术出版社,1986.

［43］万全.万氏秘传片玉心书［M］.罗田县万密斋医院校注.武汉:湖北科学技术出版社,1986.

［44］万全.万氏家传点点经［M］.罗田县万密斋医院校注.武汉:湖北科学技术出版社,1986.

［45］万全.万氏家传伤寒摘锦［M］.罗田县万密斋医院校注.武汉:湖北科学技术出版社,1986.

［46］万全.万氏秘传外科心法［M］.罗田县万密斋医院校注.武汉:湖北科学技术出版社,1986.

[47]万全.万氏家传幼科指南心法[M].罗田县万密斋医院校注.武汉:湖北科学技术出版社,1986.

[48]万全.万氏家藏育婴秘诀[M].罗田县万密斋医院校注.武汉:湖北科学技术出版社,1986.

[49]李梴.医学入门[M].乌鲁木齐:新疆人民卫生出版社,2014.

[50]龚信.古今医鉴[M].北京:中国中医药出版社,2007.

[51]龚廷贤.万病回春[M].北京:人民卫生出版社,2007.

[52]龚廷贤.寿世保元[M].北京:中国医药科技出版社,2011.

[53]龚居中.外科百效全书[M].北京:中国中医药出版社,2015.

[54]龚居中.外科活人定本[M].北京:中国中医药出版社,2015.

[55]龚居中.福寿丹书[M].北京:中国医药科技出版社,2017.

[56]龚居中.痰火点雪[M].长沙:湖南科学技术出版社,2014.

[57]龚廷贤.鲁府禁方[M].北京:中国中医药出版社,2008.

[58]龚居中.女科百效全书[M].北京:中国中医药出版社,2015.

[59]龚居中.新刻幼科百效全书[M].北京:中国中医药出版社,2015.

[60]蒋力生,叶明花.喻嘉言医学三书[M].北京:中医古籍出版社,2004.

[61]喻嘉言.医门法律[M].北京:人民卫生出版社,2006.

[62]喻嘉言.尚论篇[M].长沙:湖南科学技术出版社,2013.

[63]喻嘉言.尚论后篇[M].长沙:湖南科学技术出版社,2013.

[64]喻嘉言.寓意草[M].北京:中国医药科技出版社,2011.

[65]陈当务.证治要义[M].北京:中国中医药出版社,2015.

[66]孙乃雄,赵红军.谢映庐医案评析[M].北京.中国医药科技出版社,2019.

[67]谢映庐.谢映庐得心集医案[M].北京.学苑出版社,2011.

[68]邹岳.外科真诠[M].张毅校注.北京:中国中医药出版社,2016.

[69]方慎庵.金针秘传[M].北京:人民卫生出版社,2008.

[70]陈腾飞.黄石屏金针疗法传承录[M].北京:中国中医药出版社,2017.

[71]王富春,马铁明.刺法灸法学[M].北京:中国中医药出版社,2016.

[72]周楣声.灸绳[M].青岛:青岛出版社,2006.

[73]叶成鹄,韩碧英.实用灸疗[M].北京:中国古籍出版社,1991.

[74]谭支绍.中国民间灯火灸疗法[M].南宁:广西科学技术出版社,1990.

[75]谢强,邓玲玲,黄冰林.旴江谢氏喉科传珍[M].南昌:江西科学技术出版

社,2017.

[76]殷振瑾.针灸名家取穴验案精讲针灸名家取穴验案精讲[M].北京:中国中
医药出版社,2014.

[77]魏稼,高希言.各家针灸学说[M].北京:中国中医药出版社,2007.

[78]陈日新,康明非.腧穴热敏化艾灸新疗法[M].北京:人民卫生出版社,2006.

[79]陈日新,陈明人,康明非.热敏灸实用读本[M].北京:人民卫生出版
社,2009.

[80]陈日新,谢丁一.神奇热敏灸[M].北京:人民军医出版社,2013.

[81]陈日新,熊俊,谢丁一.热敏灸疗法[M].北京:人民卫生出版社,2014.

[82]梅全喜.艾叶的研究与应用[M].北京:中国中医药出版社,2013.

二、当代研究文献

[1]经渠.江西历代针灸名医志略[J].江西中医药,1981(4):6-8.

[2]张兴荣,孔江联,杨亮明,等.清末民初的江西医学堂校[J].江西教育学院学
刊(哲学社会科学版),1985(1):7-11.

[3]陈建章,邹来勇.旴江医学形成因素探析[J].时珍国医国药,2011,22(10):
2511-2512.

[4]杨卓寅.地杰人灵的"旴江医学"[J].江西中医学院学报,1988,1(1):
53-54.

[5]黄素英,刘晓庄."旴江医学"形成因素的探讨[J].江西中医学院学报,1989,
2(2):13-14.

[6]刘晓庄.李铎生平著作及其治验探析[J].江西中医药,1993(5):12-13.

[7]张继禹.天师道发展更新的四个重要阶段[J].中国道教,1994(1):16-21.

[8]周一谋.略论中国古代的麻醉药[J].中国中医药信息杂志,1995(12):6-7.

[9]刘晓庄,秦小珑.略述江西四大医学群体[J].江西中医药,1995(3):2-4.

[10]金嫣丽.宋代的针灸特点及在临床各科的应用[J].北京针灸骨伤学院学
报,1996(2):46-48.

[11]何晓晖,傅淑清.旴江医学形成因素初探[J].中华医史杂志,1998,28(2):
100-103.

[12]王承文.东晋南朝之际道教对民间巫道的批判——以天师道和古灵宝经为
中心[J].中山大学学报(社会科学版),2001(4):8-15.

[13]龚重谟.曾巩籍贯考辨[J].抚州师专学报,2003(1):4-5.

[14]李才栋.李觏与旴江书院[J].抚州师专学报,2003(2):1-4.

[15]王静.论医学人文素质教育与旴江医学相结合[J].新课程研究(职业教育),2008:153.

[16]杨东方,周明鉴.历代著名文学家医学著作考[J].中医药文化,2009,4(4):26-30.

[17]张涛,宋三平.宋代江西地区交通建设与维护述论[J].南昌航空大学学报(社会科学版),2009,11(3):43-47.

[18]杨卓寅.江西十大名医谱[J].江西中医药,1983,8:57-60.

[19]杨卓寅.江西十大名医谱(续)[J].江西中医药,1987,18(3):43-44.

[20]张颖颖.宋代灸法学术思想特色的研究[D].济南:山东中医药大学,2012.

[21]郑旭锐,文颖娟.浅析明代医家李梴医德观[J].河南中医,2012,32(10):1288-1289.

[22]徐春娟,陈建章,陈荣,等.试论旴江医学在中医学术史上的地位和影响[J].时珍国医国药,2012,23(4):985-986.

[23]谢强,周思平,黄冰林.旴江流域及旴江医学地域分布今考[J].江西中医学院学报,2012,24(6):11-14.

[24]谢强,周思平.旴江医家医籍及地域分布略考[J].江西中医药,2013,44(35):3-7.

[25]谢强,周思平.旴江医家医籍及地域分布略考(续一)[J].江西中医药,2013,44(4):3-8.

[26]谢强,周思平.旴江医家医籍及地域分布略考(续二)[J].江西中医药,2013,44(5):3-8.

[27]徐春娟,何晓晖,王河宝.试析旴江医学中的医学独创性[J].中华中医药杂志,2015,30(8):2744-2747.

[28]谢强,黄冰林.旴江医学发展纪年[J].江西中医学院学报,2013,25(3):15-23.

[29]徐春娟,何晓晖,陈荣,等.旴江医学文化探源[J].中医杂志,2014,55(10):893-895.

[30]孙悦,丁成华,熊德梁,等.旴江医学文化蠡测[J].江西中医药大学学报,2014,26(5):7-10.

[31]张泽洪.早期天师世系与龙虎山张天师嗣教[J].社会科学研究,2012(6):122-128.

[32]何晓晖,徐春娟.传承创新是旴江医学最鲜明的特征[J].江西中医药大学学报,2014,26(2):4-7.

[33]何晓晖,徐春娟.传承创新是旴江医学最鲜明的特征(续)[J].江西中医药大学学报,2014,26(3):1-4.

[34]李丛.从《夷坚志》看宋代旴江医家为医处世之道[J].医学与哲学(A),2014,35(10):83-84.

[35]邹来勇,涂国卿,汤群珍.浅析旴江医家医德的价值[J].中医教育,2014,33(5):54-55.

[36]熊德梁,蒋维昱,熊佳祺.宋代江西医学兴盛的地理人文因素浅析[J].江西中医药,2014,45(10):9-10.

[37]李丛.旴江古县金溪医学文化遗址探寻[J].江西中医药大学学报,2014,26(4):4-7.

[38]王萍.旴江医家对金元四大家学术思想的继承与创新初探[J].江西中医药大学学报,2014,26(3):10-12.

[39]刘晓庄.旴江医学的精气神[J].江西中医药大学学报,2014,26(1):1-6.

[40]谢强.旴江医学的区域属性及地域分布研究[J].江西中医药大学学报,2014,26(1):7-11.

[41]谢强.旴江支流清丰山溪考——兼论清江丰城的旴江医学地域属性[J].江西中医药大学学报,2014,26(3):5-9.

[42]谢强.源远流长的旴江医学——旴江医学发展探寻[J].江西中医药大学学报,2014,26(2):1-4.

[43]叶明花,蒋力生.黎民寿脉神论及其学术影响阐要[J].中医药通报,2015,14(1):34-36.

[44]孟萍.美名闻旴江大医秀杏林——旴江医家傅淑清教授的从医治学之路[J].中医药文化,2015,10(2):24-28.

[45]李丛.旴江流域戏曲文化及对喉科发展的影响[J].江西中医药大学学报,2015,27(5):7-10.

[46]黄利兴,刘英锋,石强.旴江脉学的成就与特色[J].江西中医药大学学报,2015,27(3):4-6.

[47] 龙奉玺,唐东昕.基于喻昌"议病式"探讨早期中医医案内容[J].时珍国医国药,2013,24(1):189 – 190.

[48] 蔡晓政,郭栋浅.议"先议病后用药"思想在《寓意草》中的应用[J].四川中医,2015,33(4):16 – 17.

[49] 何晓晖,李丛,徐春娟,等.盱江名医成才规律探讨[J].江西中医药大学学报,2015,27(4):1 – 3.

[50] 何晓晖,李丛,徐春娟,等.盱江名医成才规律探讨(续一)[J].江西中医药大学学报,2015,27(5):4 – 6.

[51] 何晓晖,李丛,徐春娟,等.盱江名医成才规律探讨(续二)[J].江西中医药大学学报,2015,27(6):4 – 7.

[52] 张静东,艾洪娟.头针配合艾灸治疗小儿遗尿30例临床疗效观察[J].实用中西医结合临床,2016,16(11):72 – 73.

[53] 何晓晖,谢强,李丛,徐春娟.盱江医家医学教育思想探析[J].江西中医药大学学报,2015,27(1):1 – 4.

[54] 何晓晖,谢强,李丛,等.盱江医家医学教育思想探析(续)[J].江西中医药大学学报,2015,27(2):1 – 4 + 7.

[55] 王希军,李井华.貌太子"尸厥"病初探[J].吉林中医药,2001,01(3):4

[56] 徐春娟,乐丽霞.盱江道医述评[J].江西中医药,2016,47(8):3 – 5.

[57] 谢强.盱江喉科流派医家时空分布规律探析[J].中华中医药杂志,2015,30(11):3915 – 3917.

[58] 谢强.盱江喉科流派传衍探析[J].江西中医药大学学报,2014,26(1):11 – 15.

[59] 李丛,冯倩倩,潘鑫.《医案偶存》学术特点管窥[J].中医研究,2016,29(7):54 – 56.

[60] 李丛,冯倩倩,潘鑫.《医案偶存》作者与成书考略[J].中医文献杂志,2016,34(2):14 – 17.

[61] 叶明花,蒋力生.黎民寿脉学思想述要[J].新中医,2016,48(12):176 – 178.

[62] 何晓晖.盱江医家医德风范赏析[J].江西中医药,2016,47(9):3 – 8.

[63] 谢强,周蓝飞,范新华,孟振.热敏灸与药物治疗慢性单纯性鼻炎疗效对比观察[J].江西中医药,2011,42(337):64 – 65.

[64] 徐春娟,何晓晖.盱江医学方书拾粹[J].江西中医药,2016,47(3):7 – 10.

[65]谢强.旴江医学史考(先秦—汉晋)[J].江西中医药,2016,47(1):3-5.

[66]谢强.旴江医学史考(南北朝—五代)[J].江西中医药,2016,47(2):3-7.

[67]谢强.旴江医学史考(宋代·上)[J].江西中医药,2016,47(3):3-6.

[68]谢强.旴江医学史考(宋代·下)[J].江西中医药,2016,47(4):3-8.

[69]谢强.旴江医学史考(元代·上)[J].江西中医药,2016,47(5):3-5+24.

[70]谢强.旴江医学史考(元代·下)[J].江西中医药,2016,47(7):3-8.

[71]谢强.旴江医学史考(明代·上)[J].江西中医药,2016,47(9):9-14.

[72]李丛.一代名儒陆九渊的医学情怀[J].中医药文化,2016,11(3):41-44.

[73]彭贵珍,左志坚.张陵与江西道教医学萌芽考[J].江西中医药,2016,47(8):6-8.

[74]徐春娟,葛来安,何晓晖.试述旴江医家的脾胃观[J].江西中医药,2016,47(2):8-11.

[75]张仁.灸法的历史与现状[J].中西医结合学报,2004(6):466.

[76]徐春娟,何晓晖.明代旴江易大艮《易氏医案》初探[J].中华中医药杂志,2017,32(2):493-495.

[77]张郝青,熊延熙,黄勇进,等.谈旴江医家危亦林治疗脾胃病用药特点[J].成都中医药大学学报,2017,40(3):22-25.

[78]王铭,徐春娟.旴江医家治疗便秘经验探析[J].江西中医药,2017,48(8):5-8.

[79]李丛,何晓晖,谢强.旴江医学的文化基石[J].江西中医药,2017,48(1):3-6.

[80]杜冬青,尹翠菊,马玉侠,等.隔药灸脐法治疗原发性痛经临床研究[J].上海针灸杂志,2011,30(8):514-516.

[81]戚中美,彭柳怡.旴江医德和"立德树人"[J].文教资料,2019(13):136-137.

[82]谢强.旴江医学颂[J].江西中医药,2018,49(12):3-4.

[83]黄林芳,张翔,杜志霞.道地药材传承与创新研究理论新探[J].中国实验方剂学杂志,2018,24(16):194-202.

[84]王浩然,贾红玲,张永臣.张从正《儒门事亲》针灸学术特点探析[J].长春中医药大学学报,2018,34(2):205-208.

[85]李丛,罗侨,齐国闯.旴江名医龚居中的道医风范[J].环球中医药,2018,11(8):1276-1278.

[86]谢强,袁莉蓉,黄冰林.旴江55位医药历史名人传略[J].江西中医药,2019,50(3):3-5.

[87]谢强,李芳,黄冰林.旴江55位医药名人传略(续一)[J].江西中医药,2019,50(4):3-5.

[88]谢强,胡启煜,黄冰林.旴江55位医药历史名人传略(续二)[J].江西中医药,2019,50(5):3-5.

[89]谢强,孙思涵,黄冰林.旴江55位医药历史名人传略(续三)[J].江西中医药,2019,50(6):3-5.

[90]谢强,彭睿芳,黄冰林.旴江55位医药历史名人传略(续四)[J].江西中医药,2019,50(7):3-5.

[91]谢强,章德林,黄冰林.旴江医派志略[J].江西中医药,2019,50(440):3-8+37.

[92]谢强,章德林,黄冰林.旴江医派志略(续一)[J].江西中医药,2019,50(9):3-12.

[93]涂国卿,邹来勇,周一未,等.旴江医家妇儿养生方法探骊[J].中国中医药现代远程教育,2019,17(15):33-35.

[94]潘毅,付勇,章海凤,等.旴江医家炼脐法的历史溯源和现代应用[J].江西中医药,2016,47(5):6-7.

[95]郑君.谈脐灸的火候[J].山东中医杂志,2007(12):864.

[96]吕庆超.灸脐疗法文献研究[D].济南:山东中医药大学,2015.

[97]濮正琪.黄宫绣《脉理求真》初探[J].江西中医药,1994(6):6-7.

[98]赖昕,蔡筱英.对中医治疗月经病的文献研究[J].医学与社会,2012,25(2):20-22.

[99]谢宇锋,杨宗保,陈赟,等.旴江针灸学派的学术源流及特色探析[J].中国针灸,2016,36(3):327-330.

[100]陈平,颜纯钏,王万春,等.旴江针灸的临床研究进展[J].光明中医,2016,31(22):3373-3375.

[101]周步高,喻松仁,刘静,等.旴江医学著名医家针灸学术思想和成就述要[J].江西中医学院学报,2012,24(6):39-40.

[102]矫承媛,孙小迪,宋勇红.百会穴隔物灸协同治疗小儿肺虚感寒型过敏性鼻炎临床观察[J].辽宁中医药大学学报,2016,18(10):194-196.

[103]鹿秀云,唐娜娜,颜志浪,等.旴江医学针灸学术思想探究[J].中华针灸电子杂志,2017,6(3):112-114.

[104]徐春娟,陈荣,裴丽,等.旴江医家针灸学术思想初探[J].时珍国医国药,2013,24(6):1435-1437.

[105]高学娟,项琴华.隔物灸气海穴预防性治疗药物流产不全30例[J].浙江中医杂志,2014,49(4):268.

[106]刘荣,马隽晖,陈敏华,等.隔物灸溯源[J].中华中医药杂志,2018,33(7):3147-3149.

[107]魏建子,沈雪勇,丁光宏,等.隔物灸温热刺激的作用途径与机理分析[J].中国针灸,2007(5):391-393.

[108]孙立虹,葛建军,杨继军,等.隔物灸治疗寒湿凝滞型原发性痛经的随机对照临床研究[J].针刺研究,2009,34(6):398-402.

[109]毛宪杰.隔物灸治疗胰腺癌术后呕吐腹胀泄泻1例[J].针灸临床杂志,2010,26(4):32.

[110]田岳凤,李雷勇,金晓蝉.隔物灸中穴、药、灸作用方式及作用机制分析[J].山西中医学院学报,2018,19(6):39-41.

[111]高树中,王军.隔药灸脐法延缓衰老临床观察[J].中国针灸,2007(6):398-402.

[112]李玉婕,陈爱文,李昭凤,等.隔药灸脐法治疗实证便秘疗效观察[J].中国针灸,2016,36(9):915-918.

[113]徐改萍,暴银素,董新刚,等.隔药脐灸疗法研究进展[J].河南医学研究,2018,27(3):436-437.

[114]李璇,张国贤.古代灸法养生保健文献整理略述[J].黑龙江中医药,2015,44(4):52-53.

[115]陈影,周国平.古代医家论隔物灸[J].湖南中医杂志,2014,30(5):73-75.

[116]傅杰,余航,刘静.旴江著名医家针灸学术思想探微[J].江西中医药,2017,48(9):3-5.

[117]周培娟,王乐,王爱成,等.灸法"治未病"理论的历史演变[J].中国中医基础医学杂志,2018,24(9):1267-1269.

[118]张昆,灸法的古今文献研究[D].济南:山东中医药大学,2008.

[119]吴焕淦,严洁,余曙光,等.灸法研究的现状与发展趋势[J].上海针灸杂

志,2009,28(1):1-6.

[120]王洪彬,李晓泓,莫捷,等.灸法与治未病[J].中华中医药杂志,2012,27(9):2264-2266.

[121]杨俊丽,郭文海,张婷,等.灸法在中医"治未病"中的意义[J].中医药信息,2012,29(6):86-88.

[122]吕庆超,吴彤,李春林,等.灸脐疗法现状及理论研究进展[J].辽宁中医药大学学报,2015,17(5):154-156.

[123]郑旭锐,文颖娟.明代医家李梴养生学术思想探析[J].河南中医,2012,32(8):973-974.

[124]周鹏,赵仓焕.浅谈灸法在"治未病"中的应用[J].时珍国医国药,2006,17(5):865-866.

[125]张俊.神阙隔物灸法治疗心脾两虚型失眠疗效观察[J].山西中医,2017,33(7):33-34.

[126]部爱贤,聂瑞华,王立国.旴江名医龚廷贤"脐疗"运用特点浅析[J].针灸临床杂志,2018,34(5):66-69.

[127]傅杰,刘静.旴江医家灸法特色及成就述要[J].中医研究,2015,28(8):1-2.

[128]肖永芝,何慧玲.《医心方》引录《葛氏方》探析[J],中国医药导报,2017,14(28):101-104.

[129]杜凤娟,肖永芝.浅析越南医书《针灸法总要》的版本与编撰特点[J].中国针灸,2018,38(2):208-210.

[130]田苪凡,梁永宣.《医心方》所引《葛氏方》成书年代考论[J].北京中医药大学学报,2018,41(12):978-982.

[131]郑秀琴,胡军,苪芸,等.越南国家图书馆现存汉喃医学古籍情况概要[J].中医药文化,2018,13(4):65-69.

[132]徐春娟,乐丽霞,何晓晖.旴江医学对日本汉方医学的影响刍议[J],江西中医药,2019,50(434):3-6.

[133]俞雪如.医林状元龚廷贤与日本汉方医学[J].上海中医药杂志,1991(10):32-35.

[134]崔秀汉.朝鲜医书《医方类聚》考[J].1985,8(3):185-193.

[135]史世勤.龚廷贤与中日医学交流[J].中国科技史料,1993,14(1):21-28.

[136]哀本立.越南传统医学概况[J].中国中医药信息杂志,1995,2(1):36-38.

[137]郭秀梅.《万安方》引用中国医书管窥[J].中医药杂志(台湾),1998,
(3):127.

[138]靳士英,靳朴.明代六部综合性医书的传日及其影响[J].中华医史杂志,
1999,29(3:131-134.

[139]柯卉.中韩医学交流史上的《东医宝鉴》[J].韩国研究论丛,2000,405-410.

[140]梁永宣.朝鲜《医林撮要》所载中朝医学交流史料研究[J].中华医史杂志,
2001(1):18-21.

[141]刘克申.儒医一本化启迪——曲直濑道三与《启迪集》[J].医古文知识,2005
(1):24-27.

[142]李倩.《医方类聚》所引中国古代医籍研究[D].北京中医药大学,2006.

[143]段光辉,郭志军,高秀梅,等.越南传统医药的发展进程[J].天津中医药,
2006,23(2):163-165.

[144]肖国钢.试论《医方类聚》对《儒门事亲》文献研究的贡献[J].中医文献杂志
2007,4:20-22.

[145]刘秋霞,戴铭.明清时期的中越传统医学交流[J].广西中医药,2008,31
(5):24

[146]马达.历史上中医中药在越南的传播和影响[J].医学与哲学(人文社会医学
版),2008,29(352):61-62.

[147]申东原,权东烈.《东医宝鉴》针灸学特色探析[J].上海中医药杂志,2009,43
(11):63-65.

[148]真柳诚.中日韩越古医籍数据的比较研究[J].中国科技史杂志,2010,31(3):
243-256.

[149]车武.许浚.《东医宝鉴》的理论价值及其影响研究[D].中央民族大
学,2011.

[150]刘秋霞,戴铭.古代中越传统医药交流的主要特点浅析[J].中医药通报海
外中医,2012,11(1):39-40.

[151]徐春娟,裴丽,陈荣,等.试析旴江医学的国际影响[J].中医杂志,2013,54
(4):273-276.

[152]阮氏李,杜尹心,王寅.越南黎有卓《海上医宗心领》述评[J].云南中医学
院学报,2013,36(3):82-84.

[153]张弦,梁永宣.朝鲜《医方类聚》成书背景研究[J].吉林中医药,2013,33

（2）:200 - 202.

[154]李隽,肖永芝.《万安方》中的灸法及其临床运用启示[J],中国针灸,2015,
35(9):964 - 967.

[155]蒋珞琦,黄碧群,顾星.《东医宝鉴》之灸法探析[J].中医药导报,2016,22
(11):8 - 10.

[156]金宗郁.《东医宝鉴》针灸学术思想研究[D].北京中医药大学,2017.

[157]杨佃会,臧守虎,史兰华.《肘后备急方》灸法学术思想探析[J].山东中医
药大学学报,2001,(1):14 - 15.

[158]谢蕴卓.从《备急灸法》论影响艾灸疗效的因素[J].上海针灸杂志,2016,
35(10):1267 - 1268.

[159]周建伟.《肘后备急方》急症灸治探讨[J].针灸临床杂志,1996,(12):9 - 10.

[160]张永臣,贾红玲,韩涛,汤继芹.葛洪《肘后备急方》对针灸学的贡献[J].山
东中医药大学学报,2016,40(1):57 - 59.

[161]丁宏武.葛洪年表[J].宗教学研究,2011(1):10 - 16.

[162]赵耀东,王喜凤,王建文,等.温通针法对慢性非细菌性前列腺炎大鼠 FN、
LN 的影响[J].中医研究,2015,28(9):70 - 72.

[163]崔秀汉.朝鲜医书《医方类聚》考[J]. 延边大学医学学报, 1985,8(3):
185 - 193.

[164]王博,徐进.《肘后备急方》灸法学术思想浅析[J].中国民族民间医药,
2017,26(3):17 - 18.

[165]周飞雄,柴铁劬.《肘后备急方》灸法学术思想探析[J].上海针灸杂志,
2005,24(12):46 - 47.

[166]李庆羚,马强,李丹,等.《肘后备急方》灸法运用特点探析[J].中医药临床
杂志,2018,30(3):406 - 408.

[167]吴焕淦,施茵,姚怡.《肘后备急方》论灸法[J].江西中医药,2005(1):50 - 51.

[168]俞欣玮,殷瑛,叶黎青,等.《肘后备急方》现代急救方法源流考[J].浙江中
医药大学学报,2006(4):329 - 330.

[169]陈虹,刘小斌.《肘后备急方》有关隔物灸文献资料整理[J].国医论坛,
2010,25(2):48.

[170]刘渝波,王毅刚.《肘后备急方》针方学术特点与针灸穴法的源起[J].实用
中医药杂志,2009,25(2):111 - 113.

[171]卢亨君,潘思安,李成文,等.《肘后备急方》针灸学术思想探源[J].湖南中医杂志,2014,30(4):4-5+10.

[172]王晓鹏,张乃方,李智鹏,等.《肘后备急方》"外治法"救治急症拾遗[J].中国中医急症,2018,27(2):352-355.

[173]王丽慧.《肘后备急方》急症辨治经验总结[J].中国中医基础医学杂志,2008,14(10):727-728.

[174]李璟,李琪,王硕硕,等.隔物灸法对慢性胃炎患者胃黏膜保护的临床效应研究[J].世界科学技术-中医药现代化,2016,18(3):361-367.

[175]王聪,于冰,张永臣.葛洪《肘后备急方》隔物灸法浅析[J].上海中医药大学学报,2016,30(2):11-13.

[176]董甜甜,李金玲,庞亚铮,等.葛洪《肘后备急方》急症灸法之探析[J].环球中医药,2017,10(4):479-482.

[177]殷麟.葛洪《肘后备急方》灸法学术思想探析[D].南京中医药大学,2017.

[178]王聪,于冰,张永臣.葛洪《肘后备急方》灸法学术特点探析[J].吉林中医药,2016,36(6):639-642.

[179]葛君芸,刘密,常小荣,等.葛洪《肘后备急方》针灸学术思想刍议[J].山东中医杂志,2013,32(10):701-703.

[180]王茂荣.葛洪《肘后备急方》针灸学术特点分析[D].山东中医药大学,2016.

[181]魏永明,刘小斌.葛洪《肘后备急方》诊治卒死类急症经验[J].中医文献杂志,2014,32(6):5-7.

[182]王德青.试论葛洪的针灸学术思想[J].贵阳中医学院学报,1993,(4):54-56.

[183]陈居伟.《葛洪肘后备急方》对针灸学的贡献[J].山东中医药大学学报,2009,33(6):518-519.

[184]刘密,常小荣,严洁,等.解析《肘后备急方》灸法学术思想[J].北京中医药,2012,31(11):826-828.

[185]宋晓平.《席弘赋》针灸学术思想探微[J].河南中医学院学报,2007,22(132):84-85+88.

[186]廖小七."三角灸"治疗慢性肠炎41例[J].针灸临床杂志,1998,14(1):32.

[187]徐春娟,陈荣,杨永寿.席弘、席弘学派与《席弘赋》[J].中国针灸,2008,28
(111):845-847.

[188]江淑红,夏茂凤,杨翠玉.耳穴点刺和三角灸并用治疗黄褐斑86例[J].青
岛中药,2003,36(5):458.

[189]颜志浪,刘根林,赵蕾,等.江西旴江席弘学派针灸学术思想总结研究[J].
江西中医药,2019,50(435):5-7.

[190]李泰庚,杨康,张茂祥,等.针灸治疗脱肛的同功穴[J].中国老年学杂志,
2017,37(17):4318-4319.

[191]刘兰群,李惠兰.神阙穴隔物灸治疗脑卒中后排尿障碍19例[J].中国针
灸,2015,35(7):685-686.

[192]潘思安,赵钊,李成文,等.《席弘赋》针灸学术思想探源[J].中医药学报,
2014,42(5):149-151.

[193]晏凤莲,李晓,付焕香.艾灸治疗婴幼儿顽固性腹泻[J].中国针灸,2013,33
(7):631.

[194]万大凤,三角灸治寒疝[J].针灸临床杂志,1995,11(12):73-74.

[195]潘鑫,李丛,冯倩倩.《席弘赋》针灸学术思想探微[J].江西中医药,2016,
47(400):9-11.

[196]付水冰,谈珍瑜.从《妇人大全良方》看陈自明的妇产科论治特点[J].中医
药学报,2015,43(1):124-125.

[197]肖小惠.《妇人大全良方》主要学术思想探析[J].光明中医,2012,27(8):
1524-1525.

[198]陈丽云.《妇人大全良方》妇科疾病诊治特色[J].上海中医药大学学报,
2005(3):13-15.

[199]曹征.旴江医家养生述略[J].江西中医药大学学报,2014,26(2):11-13.

[200]傅斌,范姝,赵婷婷.基于旴江医学文化资源保护与开发的调查研究[J].
中国中医药现代远程教育,2018,16(3):44-46.

[201]相宏杰,闫石,刘艳辉,等.陈自明应用灸法治疗痈疽经验探析[J].四川中
医,2013,31(9):30.

[202]崔轶凡.浅议《妇人大全良方》对中医妇科学的贡献[J].山西中医学院学
报,2007(4):7-8.

[203]罗侨,李丛,冯倩倩.旴江医家陈自明崩漏证治思想探析[J].江西中医药,

2018,49(1):3-5.

[204]王洪彬,崔建美,赵舒,等.古代医籍中"灸随年壮"应用情况分析[J].山东中医杂志,2014,33(12):996-997.

[205]杨昆蓉.陈自明外科治疗特色之简析[J].中国自然医学杂志,2000,2(1):41-42

[206]王凤云,陈明岭.从《外科精要》浅谈痈疽[J].四川中医,2012,30(10):27.

[207]潘鑫,李丛,冯倩倩.盱江医籍《外科精要》的灸治特点[J].江西中医药,2016,47(1):9.

[208]李丛.盱江医家陈自明学术特色探析[J].江苏中医药,2007,39(8):12.

[209]徐春娟,何晓晖,陈荣.中医妇科学奠基者陈自明学术思想的现代研究[J].江西中医学院学报,2012,24(6):7.

[210]谢兴生.陈自明的针灸学术思想探析[J].江西中医药,1988,(3):42-43.

[211]王光辉,王琦.谈《妇人大全良方》的主要学术成就[J].长春中医学院学报,2005(3):4-5.

[212]刘青林,吴积华,刘天骥.浅析《外科精要》的学术贡献[J].中医文献杂志,2001(4):19-20

[213]喻国华,陈建章,邹来勇.盱江医家陈自明《外科精要》的学术特点探析[J].中医文献杂志,2010(6):35-36

[214]李永健,邱若虹.《外科精要》学术特点[J].河北中医,2011,33(1):117.

[215]陈柏书,柴铁劬,米建平.《外科精要》治疗痈疽之灸法特色浅谈[J].新中医,2014,46(6):245-246.

[216]魏贻光.陈自明对中医产科学的贡献[J].中华医史杂志,1998(1):25.

[217]黄世福,蔡国弘.谈《世医得效方》的灸疗特色[J].江苏中医杂志,1987(4):42-44.

[218]相鲁闽.危亦林及《世医得效方》[J].河南中医,2012,32(5):590.

[219]吴海霞,杨宗保,魏稼.危亦林针灸学术思想探讨[J].江西中医学院学报,2012,24(5):3-5.

[220]罗尧岳,刘锐.浅论危亦林学术思想对后世的影响[J].中国中医药现代远程教育,2011,9(3):1-2.

[221]盛燮荪,方凡.危亦林刺灸经验述要[J].江西中医药,1983,(5):36-37.

[222]黄辉.《世医得效方》导读[J].中国中医药图书情报杂志,2014,38

(2):32－35.

[223]李强.《世医得效方》对古代日本接骨术的影响[J].中国中医骨伤科杂志，2010,18(4):58－61.

[224]张佳丽,刘密,刘金芝,等.《世医得效方》灸法浅议[J].福建中医药,2013,44(3):48－49.

[225]王黎明,贾红玲.《世医得效方》灸法学术思想浅析[J].针灸临床杂志,2017,33(9):64－66.

[226]肖家翔.《世医得效方》眼科学术成就举要[J].黑龙江中医药,1991(3):50－51.

[227]李丛,潘鑫.《世医得效方》针灸学术思想探微[J].时珍国医国药,2016,27(6):1452－1453.

[228]娄天伟,田梦,毕鸿雁,等.从康复角度解读《世医得效方》[J].湖南中医杂志,2017,33(7):143－145.

[229]危北海.对危亦林及《世医得效方》的学术探讨[J].云南中医杂志,1987(6):29－31.

[230]徐春娟,陈荣,陈建章.对元代名著《世医得效方》的研究[J].中国实验方剂学杂志,2012,18(14):317－319.

[231]田梦,娄天伟,贾红玲,等.浅论《世医得效方》中灸法的应用[J].河南中医,2017,37(7):1165－1167.

[232]黎建.浅谈危亦林学术思想[J].实用中西医结合临床,2004(6):77－78.

[233]熊延熙,丁舸.试述危亦林《世医得效方》中医学术之特色[J].光明中医,2016,31(20):2944－2946.

[234]潘毅,付勇,何晓晖.盱江名医危亦林《世医得效方》用灸思想浅析[J].江西中医药,2016,47(6):3－4.

[235]潘毅,付勇,黄超.盱江名医危亦林《世医得效方》外治特色概述[J].江西中医药,2016,47(10):6－7.

[236]马玉芳.《瑞竹堂经验方》小肠疝气使用香药特色分析[J].宁夏医科大学学报,2015,37(11):1370－1372.

[237]任伊梅,谢强.盱江名医沙图穆苏《瑞竹堂经验方》耳鼻咽喉科特色初探[J].江西中医药,2015,46(393):5－6＋69.

[238]徐春娟,陈荣,何晓晖.盱江医著《瑞竹堂经验方》探析[J].中国实验方剂

学杂志,2016,22(18):183-186.

[239]张枢明.瑞竹堂经验方治痹用药特点及其启示[J].中国骨伤,1995,8(5):35.

[240]刘建军.谈万全"育婴四法"的治未病观[J].中医药通报,2008(5):40-41.

[241]励韶珺.谈万全小儿脾胃理论中的"治未病"观[J].中医儿科杂志,2016,12(3):30-31.

[242]潘利忠,张振尊,孙淑华.万全的学术思想对现代中医儿科学的指导意义[J].中华中医药学刊,2009,27(1):184-187.

[243]文颖娟,潘桂娟.万全痘疹诊治思想探析[J].中医杂志,2011,52(6):454-457.

[244]韩秀红.万全针灸及护理干预治疗小儿急惊风初探[J].四川中医,2016,34(11):17-19.

[245]张栋,郑小伟.万全治疗小儿泄泻学术思想探析[J].浙江中医杂志,2017,52(3):201-202.

[246]秦燕,杨云松,李成年.明代医家万全儿科研究概况[J].中国民族民间医药,2019,28(19):57-60.

[247]宗旨,吴丽萍.浅析万全辨治小儿惊风[J].中医儿科杂志,2011,7(4):15-16.

[248]赵翔凤,相光鑫,刘更生.万全学术思想研究进展[J].山东中医药大学学报,2018,42(2):186-188.

[249]胡素敏,叶平贵.旴江医家妇产科学术成就概述[J].江西中医药大学学报,2015,27(2):5-7.

[250]淮正琪.李梴《医学人门》初探[J].江西中医药,1995,1(26):2-4.

[251]王桂玲,李柳骥,郭静.《医学入门》点评[J].北京中医药,2012,31(4):287-289.

[252]张佳丽,刘密,娄必丹,等.《医学入门》论灸法[J].国医论坛,2013,28(2):20-21.

[253]潘鑫,李丛,冯倩倩.《医学入门》针灸学术思想探微[J].江西中医药,2016,47(2):12-14.

[254]俞伟,闫记灵.李梴针灸学说的特点[J].中国针灸,2000,2(1):61-62.

[255]张亮.论明代李梴《医学入门》中的中医人文学体系[J].亚太传统医药,

2017,13（4）:7 - 8.

[256]刘静,傅杰,李芳,等.略论李梴针灸学术思想及其价值[J].中医临床研究,2013,5（24）:58 - 60.

[257]徐春娟,陈荣,裴丽,等.明代医学家李梴及其《医学入门》的现代研究[J].湖南中医杂志,2012,28（6）:86 - 88.

[258]张永艳.脐灸疗法干预阳虚体质人群的疗效观察[J].针刺研究,2012,37（5）:409 - 411.

[259]周晨,董元花,张晶,等.脐灸治疗气血虚弱型产后缺乳30例[J].中国针灸,2017,37（7）:733.

[260]蒋燕.浅谈李梴的脏腑相通论[J].辽宁中医杂志,1990,5:1 - 3.

[261]艾相乾.李梴治痹经验浅析[J].光明中医,2008,（2）:149 - 151.

[262]谢强,黄纪彬,李克巡.旴江名医李梴《医学入门》耳鼻咽喉科学术特色[J].江西中医药大学学报,2015,27（6）:1 - 3.

[263]易受乡,王慧珠,王履华,等.熏脐灸健脾作用的临床研究[J].中国针灸,1994（5）:36 - 38.

[264]吴付花.浅谈灸法在疮疡治疗中的运用[J].甘肃中医学院学报,2001（2）:46 - 48.

[265]谢强,魏小明.我国最早的喉科医生——旴江医家范淑清、危亦林考[J].江西中医药,2012,43（11）:10 - 12.

[266]谢强,李思宏.旴江名医龚信喉病论治特色[J].江西中医药大学学报,2015,27（5）:1 - 3.

[267]苗萌,刘健,王米渠.《古今医鉴》七情五郁的心理学思想探讨[J].现代中西医结合杂志,2006（13）:1713 - 1714.

[268]黄仲阳.《古今医鉴》外治法特色及贡献[J].江西中医药,1997（1）:7 - 8.

[269]杨威,屈伸,于峥,等.《古今医鉴》学术思想研究[J].中国中医药图书情报杂志,2016,40（5）:57 - 61.

[270]史焱,李君,傅海燕.《医学汇函》引用《古今医鉴》版本考[J].中国中医基础医学杂志,2016,22（5）:602 - 606.

[271]付芳,黄毅勇,王立,等.旴江医家肝病诊治特色探析[J].中医研究,2016,29（11）:7 - 10.

[272]史焱,傅海燕.明本《医学汇函》对《古今医鉴》的纠误举隅[J].山东中医药

大学学报,2015,39(6):546.

[273]邹来勇,涂国卿,汤群珍,等.盱江医学中医伤科学术思想及特色传承研究
[J].卫生职业教育,2019,37(2):16-18.

[274]黄建军.明清时期灸法的发展与应用[J].北京中医药大学学报,1995(6):
22-24.

[275]孙新红.新仁学视域下的儒医新论[J].孔子研究,2017(4):143-151.

[276]李丛,罗侨.盱江医家龚廷贤崩漏证治特色探析[J].中华中医药杂志,
2018,33(9):3846-3848.

[277]聂建军,熊云.龚廷贤的针灸学术思想[J].中国社区医师,2013,15(8):
206-207.

[278]孙春全,李金玲,杨继国.任脉灸疗法初探[J].山东中医杂志,2017,36
(8):669-671.

[279]魏稼.龚廷贤的针灸学说[J].江西中医学院学报,2007,(3):39-40.

[280]濮正琪.龚廷贤老年养生观简述[J].江西中医药,2008,39(12):6-7.

[281]徐春娟,裴丽.明代"医林状元"龚廷贤医著考证[J].中医文献杂志,2013,
31(1):29-31.

[282]陶波,曾冰沁,谢强,宋济.盱江名著《种杏仙方》耳鼻咽喉科应用初探[J].
中国中医基础医学杂志2018,24(11):1509-1511+1513.

[283]王浩然.龚廷贤针灸学术特点探析[D].山东中医药大学,2017.

[284]张钦传,袁泉.龚廷贤灸法浅析[J].中国针灸,1999(9):57-58.

[285]李琳荣.浅析龚廷贤《万病回春》辨证论治的特点[J].山西中医学院学报,
2005,(2):3-4.

[286]徐春娟,何晓晖,陈荣,许锴.龚廷贤《万病回春》学术思想的现代研究[J].
时珍国医国药,2013,24(11):2766-2768.

[287]曹志平.明代父子御医龚信与龚廷贤的医学伦理思想[J].职大学报,
2011,(2):33-36.

[288]孟萍,陈建章,高晓静.盱江医家龚廷贤妇科诊治特色浅探[J].中华中医
药杂志,2011,26(8):698-699.

[289]李丛.盱江医家龚廷贤调神养生思想[J].江西中医药,2011,42(11):3-5.

[290]黄素英.龚廷贤学术成就简述[J].江西中医药,1993,(1):11-13.

[291]李丛,潘鑫.盱江儒医龚廷贤艾灸思想撷要[J].江西中医药大学学报,

2015,27(1):8-11.

[292]万桂华.明代"医林状元"——龚廷贤简介[J].江西中医药,1982,(3):31.

[293]王欣.龚廷贤的针灸急救特色[J].中国中医急症,2009,18(4):608.

[294]王立国,部爱贤.盱江医家龚廷贤元气观初探[J].中医临床研究,2017,9
(7):49-50.

[295]王君,李娟,徐世杰.龚廷贤"保元"学术思想初探[J].中国中医药现代远
程教育,2009,7(6):1-2.

[296]林其盛.《红炉点雪》的灸学思想[J].中医杂志,2002,(12):948-949.

[297]徐春娟.明末名医龚居中医籍考[J].中医文献杂志2012,2:23-24.

[298]邱立新.《福寿丹书》中的养生外治法[J].光明中医,2009,24(8):
1546-1547.

[299]康凤河,刘海涛.《红炉点雪》学术思想研究[J].天津中医学院学报,2004,
23(2):70-71.

[300]何亚敏,刘密,李金香,等.《红炉点雪》论灸法[J].国医论坛,2013,28(3):
22-24.

[301]王缙,和中浚.《外科百效全书》存世版本的现状考察和研究[J].中华中医
药学刊,2013,31(3):516-518.

[302]张英强,刘川,张川锋,等.《外科活人定本》考证[J].成都中医药大学学
报,2012,35(3):92-93.

[303]姜姗,孙海舒,张华敏.《新刻幼科百效全书》及其小儿杂症推拿治疗[J].
广州中医药大学学报,2015,32(6):1128-1130.

[304]张利克,江蓉星.《新刻幼科百效全书》之学术思想研究[J].浙江中医药大
学学报,2012,36(3):247-248.

[305]韩怡菊,杜敏.陈艾炜熥灸联合中药外敷对类风湿关节炎患者临床症状、
生活质量及实验室相关指标的影响[J].河北中医,2018,40(11):1720
-1724.

[306]邱立新.龚居中痰火治未病特色探要[J].光明中医,2004,(3):24-25.

[307]漆浩.从"八木取火"到艾灸[J].陕西中医学院学报,1989(1):34-35.

[308]李成军,张秀琴.论龚居中与《红炉点雪》[J].黑龙江中医药,1994,
(3):6-8.

[309]张英强,张川锋,张新芳.龚居正《外科活人定本》学术价值浅析[J].中国

医学创新,2012,9(26):138 – 139.

[310]王刚佐,邓吉华.龚居中"痰火"学术观评价[J].江西中医药,1997
(6):2 – 3.

[311]谢静文,潘桂娟.龚居中《红炉点雪》痰火证诊治探讨[J].中国中医基础医
学杂志,2014,20(2):147 – 149.

[312]卢银兰.明代名医龚居中养生方法探析[J].辽宁中医杂志,2014,41(1):
67 – 68.

[313]徐春娟,裴丽,陈荣,等.明代盱江名医龚居中的现代研究[J].江西中医
药,2012,43(7):77 – 80.

[314]郭丽娜,宋南昌,马炜林,等.浅谈盱江名医龚居中《红炉点雪》灸法运用
[J].中医外治杂志,2017,26(5):64.

[315]黄纪彬,谢强.盱江名医龚居中《红炉点雪》喉科学术特点[J].江西中医药
大学学报,2014,26(5):4 – 6.

[316]张文杰.《痰火点雪》的学术成就[J].内蒙古中医药,2011,30(24):115 – 116.

[317]谢强,宋济,黄冰林.盱江名著《寿世仙丹》辨治五官疾病特色探微[J].江
西中医药,2017,48(2):3 – 5.

[318]宋济,黄冰林,谢强.盱江名著《新刻幼科百效全书》辨治五官疾病特色
[J].江西中医药,2016,47(11):3 – 4.

[319]杨淑荣,郑东海,谢强.盱江名医龚居中《外科百效全书》五官证治特色探
析[J].江西中医药,2019,50(1):3 – 5.

[320]狄忍安.介绍一本濒于失传的明代儿科专著——《幼科百效全书》[J].上
海中医药杂志,2002(5):41 – 42.

[321]曲建中.略论《红炉点雪》对灸法的贡献[J].江西中医学院学报,2009,21
(3):22 – 23.

[322]程志源,吴苏柳.龚居中和他的《女科百效全书》[J].浙江中医杂志,2012,
47(11):831 – 832.

[323]马小平.龚居中灸法运用特色探析[J].甘肃中医学院学报,1991(2):17.

[324]康凤河,刘海涛.《红炉点雪》学术思想研究[J].天津中医学院学报,2004,
(2):70 – 71.

[325]刘娜,刘鲲.龚居中养生健康操创编[J].体育科技文献通报,2014,22
(12):55 – 56.

[326]邓海林,简晖.基于形气神三位一体生命观的龚居中临床思维探析[J].江西中医药,2019,50(5):6-7.

[327]储全根.喻昌《尚论篇》治伤寒思想浅探[J].安徽中医学院学报,2003,22(3):8-9.

[328]郑雨,万幸.略论喻嘉言《尚论篇》的学术思想[J].福建中医药,2003,34(6):46-47.

[329]杨小波.《尚论篇》对《伤寒论》辨证用药的独到见解[J].四川中医,2004,22(7):10-11.

[330]朱琳.从《尚论篇》谈喻嘉言对《伤寒论》的研究[J].国医论坛,2004,19(6):20-21.

[331]刘应柯.喻昌《尚论篇》对张仲景伤寒学术思想的贡献[J].国医论坛,2004,19(5):4.

[332]吕健,施旭光.喻嘉言《尚论篇》的学术思想[J].山西中医学院学报,2005,6(1):19-20.

[333]刘桂荣.喻嘉言治疗咳嗽的学术思想研究[D].济南:山东中医药大学,2006.

[334]张琳叶,焦振廉.试论《寓意草》的学术特点[J].江西中医学院学报,2007,19(6):12-13.

[335]张蕾,邵军雁.喻昌《寓意草》治疗伤寒经验探析[J].中医药通报,2007,6(3):42-43.

[336]张蕾,刘更生.喻昌《寓意草》对张仲景思想的运用[J].辽宁中医杂志,2007,34(7):899-900.

[337]谢晓丽,焦振廉.《寓意草》成书及流传情况述略[J].陕西中医,2008,2:247-248.

[338]陶波,谢强,黄满珍.喻嘉言咽喉观探析[J].辽宁中医药大学学报,2008,10(11):39-40.

[339]李文刚,刘宁.弘扬仲景学说的临床医学家喻嘉言[J].中医文献杂志,2008,(4):25-26.

[340]乔平.喻昌"秋燥论"特色浅析[J].现代中西医结合杂志,2008,17(30):4695.

[341]郝贤.谈喻昌"秋燥论"之学术特色[J].长春中医药大学学报,2009,25

(4):477 –478.

[342]连博,孙莹,杨梅.浅析喻嘉言《医门法律》燥证辨治之贡献[J].云南中医学院学报,2009,(2):62 –63 +71.

[343]郑林华,谢斌.《尚论篇》学术思想浅探[J].江西中医药,2009,40(324):5 –6.

[344]赖建志.清燥救肺汤的理论与临床应用文献研究[D].北京:北京中医药大学,2010.

[345]龙奉玺,唐东昕.喻昌学术思想的六个研究要点之探讨[J].时珍国医国药,2012,23(11):2873 –1874.

[346]黄湘,杨少华,刘丹.喻嘉言及其《医门法律》治未病思想探讨[J].现代中医药,2012,32(3):79 –80.

[347]龙奉玺.清初名医喻昌论治老年病经验探讨[J].吉林中医药,2012,32(6):644 –645.

[348]余泆川.浅析喻昌"三论一法"中顾护脾胃的学术思想[J].江苏中医药,2012,44(4):1 –3.

[349]柳亚平.喻昌扶阳抑阴思想及临证运用[J].中医学报,2013,28(5):679 –680.

[350]方芳,赵艳茹,顾媛媛,李冀.喻昌学术思想初探[J].中医药信息,2013,30(5):12 –13.

[351]王艳,岳增辉,文琪琦,等.浅谈炼脐法[J].光明中医,2015,30(4):683 –685.

[352]王玲,杨宗保.旴江名医喻昌的针灸学术思想浅析[J].内蒙古中医药,2014,33(3):70.

[353]熊昌华.江西历代六大名医简介[J].江西中医药,1981(2):10 –12.

[354]任伊梅,谢强.旴江名医喻昌耳鼻咽喉科学术特点初探[J].江西中医药,2015,46(385):3 –5.

[355]李占立,赵群.从《医门法律》论喻昌重规范的医德思想[J].中国医学伦理学,2016,29(4):559 –561.

[356]周雯,薛文轩,吴承艳.从《寓意草》探析喻昌治痢思想[J].中国中医急症,2016,25(4):661 –667.

[357]刘玉良.论《寓意草》辨治伤寒病证的特色与成就[J].浙江中医药大学学

报,2017,41(6):478 - 481.

[358]刘琴,廖丽,彭询,李定祥.喻昌"三纲鼎立"学说理论浅探[J].湖南中医杂志,2018,34(4):119 - 120.

[359]王慧明,刘燕.瘢痕灸预防脑血管病的复发[J].针灸临床杂志,2002,18(8):53.

[360]洪霞,江雪英,罗烨,邱根祥.艾灸盒温灸预防缺血性脑卒中患者压疮效果探讨[J].护理学杂志,2016,31(3):47 - 49.

[361]莫江峰."冬病夏治"三伏贴防治慢性呼吸系统疾病[J].四川中医,2008,26(8):68 - 69.

[362]任小琴,黄文红,边雪梅,余亚萍.温灸肩井穴预防甲状腺手术体位综合征60例临床观察[J].中医杂志,2015,56(11):934 - 936.

[363]任宇丁,张欣,夏敏,等.辨证施灸治疗高血压病的临床研究[J].江西中医药,2003,21(4):25 - 27.

[364]陈永灿,王恒苍,白钰.陈当务学术经验探述[J].中华中医药学刊,2013,10(31):2104 - 2107.

[365]王恒苍.《证治要义》对仲景学说应用与发挥的研究[D].浙江中医药大学,2014.

[366]冯倩倩,李丛,罗侨,等.李铎《医案偶存》儿科学术思想探析[J].江西中医药,2018,49(3):3 - 5.

[367]陈永灿.《证治要义》与"辨证论治"[J].中华中医药杂志,2015,30(12):4248 - 4250.

[368]陈仲杰,吴中朝,王京京,等.辨证施灸治疗高脂血症49例临床观察[J].中医杂志,2015,56(22):1935 - 1938.

[369]闫二萍,邱模炎,任建伟,等.辨证施灸方案改善维持性血液透析患者营养不良的临床观察[J].中国中西医结合肾病杂志,2016,17(12):1063 - 1067.

[370]朱敬,朱翰学.论中医"证"及"辨证论治"[J].中华中医药杂志,2017,32(1):21 - 24.

[371]谢强,宋济,黄冰林.旴江名著《证治要义》辨治五官疾病思想撷要[J].江西中医药,2018,49(425):3 - 5.

[372]赖微微,李丛.旴江医籍《证治要义》妇产科食疗特色[J].江西中医药,

2018,49(430):3 – 5.

[373]陈仲藩.谢映庐临证经验探析[J].江西中医药,1988,(6):13 – 15.

[374]黄素英,刘晓庄."旴江医学"形成因素初探[J].江西中医学院学报,1989,22(2):13 – 14.

[375]谢炳国.谢映庐救治危重病证[J].上海中医药杂志,1990,(7):32 – 33.

[376]张国熙.灯火灸治的作用探讨[J].中国民间疗法,1994,2(1):10,16.

[377]罗会林.旴江名医谢映庐学术思想探析[J].江西中医药,1994,(5):3 – 4.

[378]李德成.莫道伤风误治危殆———读谢映庐《得集医案·误表戴阳》案[J].上海中医药杂志,1998,32:29.

[379]刘更生,高塈.《得心集医案》辨治急难证的思路与方法[J].山东中医药大学学报,2000,34(3):215 – 217.

[380]张志敏.谢映庐临证学术思想探微——《得心集医案》特色浅析[J].江西中医药,2004,35(8):7.

[381]祁鹏,徐涛,祁运敏.灯火灸疗法治疗小儿哮喘临床观察[J].湖北中医杂志,2011,33(9):28 – 29

[382]唐植纲,朱姗姗.灯火灸治疗带状疱疹42例临床观察[J].湖南中医杂志,2011,27(3):34 – 35.

[383]赵崇智,周仙仕.灯火灸疗法治疗流行性腮腺炎概况[J].中医临床研究,2013,5(13):121 – 122.

[384]徐伟辉.灯火灸补泻刍议[J].中医药导报,2013,19(9):65.

[385]任娟莉.《得心集医案》书名、作者、成书、内容及版本考略[J].陕西中医,2014,35(3):372 – 374.

[386]徐春娟,陈荣.《谢映庐医案》临床学术思想现代探骊[J].南京中医药大学学报(社会科学版),2014,15(2):106 – 109.

[387]吴安林,汪厚莲,刘迈兰.李希君运用灯火灸法治疗神经性皮炎经验[J].湖南中医杂志,2016,32(6):40 – 41.

[388]施秀娟.《小儿烧针法》及灯火灸文献研究[D]:安徽中医药大学,2017.

[389]牛俊山.《外科真诠》外治法初探[J].中医外治杂志,2007,16(1):51 – 53.

[390]谢强.旴江名著《外科真诠》辨治五官疾病特色探析[J].江西中医药,2017,48(419):3 – 5.

[391]盛燮孙.介绍"阳燧锭"灸法[J].上海中医药杂志,1964(5):35.

[392]王维佳.阳隧锭隔姜灸治疗棘间、棘上韧带损伤性腰背痛98例中国民间疗法[J].1997(5):8.

[393]赵瑞勤.从《外科证治全生集》管窥外科全生派的临床证治特色[J].四川中医,2012,30(3):43-45.

[394]承为奋.神针黄石屏[J].云南中医杂志,1981,(2):39.

[395]魏稼.黄石屏及其学术思想考略[J].中医杂志,1987,(4):56-58.

[396]王斌,张成桂,高鹏飞,等.中药蜂房的化学成分及临床药理研究进展[J].国际药学研究杂志,2014,41(2):184-189.

[397]魏稼.黄石屏的针灸学说[J].中医药通报,2006,(2):14-16.

[398]殷吉磊,殷长军.陈艾与新艾临床治疗腰椎间盘突出症疗效对比[J].亚太传统医药,2014,10(10):121-122.

[399]陈腾飞,马增斌,辛思源,朱江.黄石屏金针源流[J].中国针灸,2013,33(8):753-756.

[400]汪丝益,鲁崎唔.鲁之俊与针灸[J].中国针灸,2006,(11):809-813.

[401]肖爱娇,欧阳镇.鲁之俊对当代针灸学的贡献[J].江西中医药,2013,44(12):46-48.

[402]魏稼.鲁之俊的针灸学说[J].中医药通报,2007,(1):25-2720.

[403]范旭钢,杨淑荣,谢强.旴江名著《古今医鉴》五官科特色应用初探[J].江西中医药,2019,50(9):13-14.

[404]魏稼.热证可灸论[J].中医杂志,1980,(11):45-48.

[405]王少椒.对"虚热"的临床观察和病机初探[J].上海中医药杂志,1964,(12):1-5.

[406]李扬缤.周楣声老中医热证施灸验案四则[J].安徽中医学院学报,1986,5(3):44.

[407]夏韦江.艾灸治疗慢性乙型肝炎的临床研究[J].上海针灸杂志,1988,(1):3.

[408]钟玉琳.火柴棒点灸角孙穴治疗痄腮[J].针灸学报,1989,(4):55.

[409]杨华元,刘堂义.艾灸疗法的生物物理机制初探[J].中国针灸,1990,6(10):17-18.

[410]严华,赵粹英,陈汉平,等.隔蒜灸治疗难治性肺结核患者的疗效观察[J].针刺研究,1992,10(4):23.

[411]王金良,杜彩霞.对古代热证用灸规律初探[J].针刺研究,1992,(4):311.

[412]黄龙祥.灸法源流考[J].针灸临床杂志,1995,11(9):11-12.

[413]李蕙,王凤玲.灸法治疗热证的研究进展[J].中国针灸,1993,13(4):46.

[414]吴焕淦,陈汉平,周丽斌,等.针灸治疗大鼠溃疡性结肠炎的分子机制[J]. 上海针灸杂志,1998,17(6):30.

[415]尚秀葵.周楣声长时间温和灸临证举隅[J].天津中医,1998(4):7-8.

[416]毕重厚,景宽,张雷.魏稼针灸学术思想初探[J].江西中医药,1999:2.

[417]王磊,李学武,张莉.艾灸疗法作用机理国内外研究进展[J].中国针灸, 2001,21(9):567.

[418]徐杰.艾灸疗法治疗热证举隅[J].上海中医药杂志,2002,36(11):28-29.

[419]鞠传军,谢卫.试论艾灸补泻[J].南京中医药大学学报,2003,(1):47-50.

[420]邓相颖,谢感共,罗敏然.化脓灸法对血液流变学指标近期影响的观察 [J].中医药学刊,2003,21(3):372.

[421]袁青,马瑞玲."热症可灸"与"热症禁灸"[J].新中医,2003,35(2):70.

[422]蔡定均,付弋.廖方正灸法临证经验辑要[J].辽宁中医杂志,2004,31(3): 244-245.

[423]谢强.登堂入室乃见宗庙之美——魏稼教授早年入室求学经验[J].中华 中医药学会耳鼻咽喉科分会第十二次学术研讨会暨嗓音言语听力医学专 题学术研讨会论文集.2005.

[424]车建丽."热证可灸"的理论探讨与临证应用[J].中国针灸,2005,25(10): 715-716.

[425]杨玉红,吕云霞."热证可灸"临床经验探讨[J].甘肃中医,2005,18 (12):36.

[426]金远林,吴军君.艾灸治疗热证的机理探讨[J].中医临床杂志,2005, 4:2-3.

[427]林莺,许金榜.热证施灸机理探讨[J].福建中医学院学报,2006,16(1): 28-29.

[428]卓缘圆,张家维.朱丹溪艾灸治疗热证的机理及临床运用[J].针灸临床杂 志2006,22(8):3-4.

[429]郭爱松,金宏柱.《伤寒论》"热证忌灸"探析[J].陕西中医,2007,28(1): 121-123.

[430] 杨晓琳,李平. 艾灸泻法作用的探讨[J]. 吉林中医药,2007,27 (10):121-123.

[431] 唐照亮,宋小鸽,夏晓红,等.“热证可灸与贵灸”机制研究[J]. 安徽中医学院学报,2008,27(1):29-32.

[432] 武平,黄迪君. 黄迪君教授“热证用灸”经验[J]. 甘肃中医,2009,22 (3):20-21.

[433] 赵中亭. 论“热证忌灸”与“热证可灸”的文献研究[J]. 河南中医学院学报, 2009,24(143):109-111.

[434] 黄培冬,黄城琳,姜云武.“热证可灸”的研究进展[J]. 中西医结合研究, 2010,2(5):263-264.

[435] 任秀梅. 热证禁灸与热证可灸辨析[J]. 山东中医药大学学报,2010,34 (6):482-483.

[436] 张新普. 灸治阴虚内热型疾病探源[J]. 中医杂志,2011,52(7):622-624.

[437] 周次利,蔡圣朝,吴焕淦,等. 周楣声灸法思想探析[J]. 上海针灸杂志, 2011,30(3):141.

[438] 高希言,陈亮,杨宗保,等. 针灸大师魏稼[J]. 中医学报,2012,27(6):681 -683.

[439] 赵峻岭. 窦材的针灸学成就[J]. 针灸临床杂志,1997(12):53-54.

[440] 魏稼. 对针灸“入世”的思考[J]. 上海中医药杂志,2012,4-6.

[441] 罗薇絮. 关于古典医籍中灸法治疗热证的探讨[J],江西中医药,2013,44 (367):9-11.

[442] 郭金洋,李果,闵庆莉,等. 论热证用灸法[J],贵阳中医学院学报,2012,34 (1):133-134.

[443] 王树东,张立德.《扁鹊心书》灸疗学术思想探析[J]. 辽宁中医药大学学报,2015,17(4):157-159.

[444] 汪文强,洪恩四,袁桥妹.“热证可灸”的依据及其思考[J]. 中国中医药现代远程教育,2015,13(8):4-5.

[445] 沈书泓,许金森. 热证禁灸与热证可灸[J],吉林中医药,2017,37(1)85-88.

[446] 孟令艳,谢瑾,靳欣悦,等. 热证可灸的渊源探析[J],中国民间疗法,2019, 27(16):1-3.

[447] 王定寅,唐娥.“热证可灸”的理论基础及临床应用[J]. 河南中医,2019,39

（10）:1478－1481.

[448]魏稼.再探"阿是[J].江西医药,1962,18－19.

[449]魏稼.关于针灸处方四大要素[J].中医杂志,1983(12):45－49.

[450]黄治物,瞿继询.穴位的电特性研究[J].华中理工大学学报.1990,3(18):157－160.

[451]魏稼.关于无创痛"针灸"问题[J].江西中医药,1991(4):42－46.

[452]刘豫淑,陈友梅,刘又香,等.五输穴电阻值在十二时辰变化的研究[J].中国针灸,1997,17(7):401.

[453]李瑞.经络首尾压敏点取穴在头痛治疗中的作用[J].北京中医,1997(1):39.

[454]韩兆亮.人体双侧对称经络电阻抗失衡与疾病的相关研究[J].中国医学物理学杂志,1999,16(2):112－114.

[455]魏稼.无创痛穴疗学——未来的针灸医学[J].中国针灸,2001(8):22－24.

[456]郑利岩,徐朝霞,甄希成,等.实验家兔常用经穴的客观检测与标定[J].上海针灸杂志,2003,2(5):26.

[457]郑利岩,甄希成,徐朝霞,等.家兔"脾经胃经"常用经穴测定及脏腑效应验证[J].辽宁中医杂志,2003,30(1):60.

[458]喻晓春,高俊虹,付卫星.论阿是穴与穴位特异性[J].针刺研究,2005(3):183－186.

[459]沈雪勇,丁光宏.月经前后穴位伏安特性观察[J].中医药学刊.2006,9(24):1589－1591.

[460]何永昌.阿是穴压灸法治疗拇指屈肌腱鞘炎疗效观察[J].针灸临床杂志,2006(5):41－42.

[461]魏稼.动穴疗效钩玄[J].中医药通报,2008(1):24－27＋63.

[462]梁繁荣,曾芳,赵凌,等.经穴效应特异性及其基本规律[J].中国针灸,2009,29(2):129－132.

[463]王鹏,陆翔,万四妹,等.针刺麻醉文献研究的内容与方法[J].安徽中医学院学报,2013,32(5):52－54.

[464]杜怀斌,梁繁荣.试论压痛点的分布规律及在临床中的运用[J].现代医药卫生,2010,26(24):3754－3755.

[465]史彦凤.周围性面瘫针灸时机的临床观察[J].中国民间疗法,2010,18
(2):9-10.

[466]黄承军,梁冬波,王力平,等.腰椎间盘突出症患者腰臀部压敏点的临床意
义[J].新中医,2010,42(5):80-81.

[467]孟阳,张毅.外用中药麻醉剂的发展与应用[J].北京中医,2007(11):757
-759.

[468]沈钦荣,毛水泉.灸疗的发展过程及前景瞻望[J].光明中医,2001(4):10
-12.

[469]黄纪彬,谢强.南宋盱江名医黎民寿耳鼻喉科辨治特色[J].江西中医药,
2015,46(10):3-5.

[470]韩慧,李杰.艾灸法治验案5则[J].陕西中医,2011,32(2):216-217.

[471]魏稼.《内经》"穴法"是真谛[J].江西中医药,2011,42(1):6-8.

[472]孙立虹,李新华,葛建军,等.隔物灸对原发性痛经患者神阙穴与关元穴电
阻值的影响[J].时珍国医国药,2012,23(4):1023-1024.

[473]谢洪武,陈日新,徐放明,等.热敏灸治疗膝骨性关节炎疗效对照研究[J].
中国针灸,2012,32(3):229-232.

[474]夏筱方,盛灿若.麦粒灸治疗跟痛症65例[J].江苏中医药,2012,44
(10):59.

[475]熊云,杨宗保.动穴的临床应用探析[J].内蒙古中医药,2013,32(3):88.

[476]吴海霞,杨宗保,龚安,等.动穴的特性和分类[J].江西中医学院学报,
2013,25(4):29-31.

[477]卢娜环,谢强.盱江名医危亦林喉科学术特点初探[J].江西中医药大学学
报,2014,26(2):8-11.

[478]朱兵.穴位可塑性:穴位本态的重要特征[J].中国针灸,2015,35(11):
1203-1208.

[479]张婧怡.火针结合艾灸治疗稳定期局限性白癜风的临床研究[D].成都中
医药大学,2016.

[480]李星,何玲,朱江.循经艾灸治疗落枕疗效观察[J].湖北中医杂志,2017,39
(5):52-53.

[481]毛龙飞.艾灸阿是穴治疗寒湿型腰椎间盘突出症的临床观察[D].福建中
医药大学,2017.

[482]杜文华,郭乐,王楠.穴位贴敷联合艾灸阿是穴治疗中风偏瘫后肩手综合征I期疗效观察[J].中西医结合心脑血管病杂志,2018,16(16):2403 -2405.

[483]周楣声.灸法对经络感传作用的探讨[J].中国针灸,1982,2(3):20 -22.

[484]徐放明,陈日新.腧穴配伍拮抗效应的实验观察[J].上海针灸杂志,1999 (5):38 -39.

[485]康明非,陈日新.论"反应点"与腧穴[J].江西中医学院学报,2006(3): 37 -38.

[486]陈日新,康明非.腧穴热敏化及其临床意义[J].中医杂志,2006,47(12): 905 -906.

[487]陈日新,康明非.一种新类型的疾病反应点———热敏点及其临床意义 [J].江西中医学院学报,2006,18(2):29 -30.

[488]陈日新,康明非.腧穴热敏化的临床应用[J].中国针灸,2007,27(3):199 -202.

[489]田宁.热敏灸治疗短暂性脑缺血发作 30 例[J].江西中医药.2011,337 (42):39 -40.

[490]陈日新,康明非,何维莉,等.热敏灸治疗肌筋膜疼痛综合症:多中心随机 对照研究[J].中国针灸,2008,28(6):395 -398.

[491]陈日新,康明非.灸之要,气至而有效[J].中国针灸,2008,28(1):44 -46.

[492]高希言,奥晓静.提高艾灸疗效的探讨[J].中国针灸,2008,28(4):277 -279.

[493]章海风,付勇,张波.热敏化灸治疗原发性痛经的临床研究[J].河南中医, 2008,28(1):62 -63.

[494]管莉萍,刘存志.得气与临床疗效相关性及其作用机制研究进展[J].中国 针灸,2009,29(11):945 -948.

[495]焦琳,迟振海,陈日新,等.由热敏灸引发的对腧穴原始内涵的审视[J].中 国针灸,2009,29(12):1008.

[496]陈更新,陈日新,张波.背肌筋膜疼痛综合征患者穴位热敏电学特征的研 究[J].江西中医学院学报,2009,21(6):41 -44.

[497]陈日新,陈明人,康明非.重视热敏灸感是提高灸疗疗效的关键[J].针刺 研究,2010,35(4):311 -314.

[498]陈日新,陈明人,康明非,等.灸感法与红外法检测腰椎间盘突出症患者腰阳关穴热敏态的对比研究[J].世界针灸杂志,2010,29(2):21－26.

[499]张波,迟振海,付勇,等.热敏灸治疗过敏性鼻炎的临床疗效观察[J].江西中医药,2011,42(1):59－60.

[500]付勇,章海凤,陈日新,等.慢性前列腺炎患者热敏腧穴分布的临床观察[J].江西中医药,2011,42(1):54－55.

[501]章海凤,陈日新,付勇.慢性盆腔炎患者热敏腧穴分布规律[J].河南中医,2011,31(2):177－178.

[502]陈日新,陈明人,李巧林.灸感法与红外法检测支气管哮喘(慢性持续期)患者肺俞穴热敏态的对比研究[J].江西中医药,2011,42(1):12－14.

[503]陈日新,康明非,陈明人.岐伯归来——腧穴敏化状态说[J].中国针灸,2011,31(2):134－136.

[504]吴文媛,付勇,陈明人,等.腹泻型肠易激综合征患者热敏腧穴分布的临床研究[J].江苏中医药,2011,43(11):67－68.

[505]张芳,王鸿度.浅谈针感、气至与得气[J].中国针灸,2012,32(12):1132－1134.

[506]姜劲峰,余芝,徐斌,等.腧穴敏化内涵探析[J].中医杂志,2012,53(20):1714－1716.

[507]付勇,章海凤,张波,等.灸感法与红外法检测慢性前列腺炎患者命门穴热敏态的对比研究[J].江西中医药,2012,43(3):52－54.

[508]徐杰,付勇,章海凤,等.灸感法与红外法检测偏头痛患者阳陵泉穴热敏态的对比研究[J].江西中医学院学报,2012,24(2):24－25.

[509]罗强,谢洪武,徐放明,等.热敏灸膝骨性关节炎患者犊鼻穴的静息态功能磁共振研究[J].北京中医药大学学报,2013,36(6):429－432.

[510]廖斐斐,张溽,边志杰,等.慢性腰背痛患者艾灸热敏现象的脑电机制初探[J].中国疼痛医学杂志,2013,19(12):719－726.

[511]陈日新,张波,蔡加.温和灸治疗膝关节骨性关节炎(肿胀型)不同灸感的临床疗效比较研究[J].世界中医药,2013,8(8):856－858.

[512]付勇,章海凤,李芳,等.灸感法与红外法检测原发性三叉神经痛患者下关穴热敏态的对比研究[J].中国针灸,2013,33(5):411－414.

[513]付勇,章海凤,李芳,等.原发性三叉神经痛患者热敏腧穴分布观察[J].中

国针灸,2013,33(4):325-327.

[514]付勇,章海凤,熊俊,等.热敏灸治疗腰椎间盘突出症临床研究[J].南京中医药大学学报,2014,30(2):120-123.

[515]徐杰,章海凤,曾玲,等.枕神经痛患者热敏腧穴分布的临床观察[J].中华中医药杂志,2014,29(9):2803-2805.

[516]田宁,陈日新,谢兵,等.支气管哮喘患者热敏穴红外辐射特征研究[J].上海针灸杂志,2014,33(2):174-176.

[517]谢丁一,陈日新.《内经》中腧穴二步定位法及其临床应用[J].中国针灸,2014,34(10):979-982.

[518]朱道成,陈日新,焦琳,等.论热敏灸探感定位是阿是之法的传承与发展[J].中国针灸,2014,34(8):769-770.

[519][550]谢丁一,陈日新.悬灸得气的特征与临床应用[J].中国针灸,2015,35(11):1137-1139.

[520]熊俊,张伟,焦琳.基于倾向性评分探讨不同灸感对原发性痛经灸疗疗效的影响:一项前瞻性队列研究[J].针刺研究,2015,40(6):465-469.

[521]谢秀俊,朱希法,陈日新,等.由灸疗实践引发对热敏腧穴影响因素及规律现象的思考[J].江西中医药,2016,47(10):19-21.

[522]付勇,章海凤,张波,等.膝关节骨性关节炎患者不同敏化类型针灸刺激的临床疗效观察[J].中华中医药杂志,2016,31(3):899-902.

[523]陈日新,谢丁一.再论"腧穴敏化状态说"[J].安徽中医药大学学报,2016,35(3):50-53.

[524]熊俊,陈日新.热敏灸循证评价与临床转化[J].世界中医药,2017,12(6):1248-1252+1257.

[525]林颖,杨华元.腧穴热敏特性及热敏灸的研究进展[J].上海针灸杂志,2017,36(8):1021-1024.

[526]赵京生.腧穴概念析[J].中国针灸,2017,37(2):149-152.

[527]世界中医药学会联合会热敏灸专业委员会.热敏灸技术操作规范[J].世界中医药,2017,12(8):1959-1964.

[528]高晓燕,欧阳希林,罗康,等.激发热敏灸感的几种方式[J].中医杂志,2017,58(7):623-624.

[529]焦琳,陈日新.腧穴者——其态各异,动、敏为本[J].时珍国医国药,2018,

29(1):143 – 145.

[530]陈日新,吕志迈,谢丁一,等.热敏灸得气灸感量表的研制与初步评价[J].中国针灸,2018,38(11):1229 – 1234.

[531]谢秀俊,朱希法,陈日新.基于数据挖掘热敏灸治疗颈椎病灸感、灸位、灸量与灸效关系文献研究[J].浙江中西医结合杂志,2018,28(4):333 – 334.

[532]陈日新,吕志迈,谢丁一,等.热敏灸感条目德尔菲法调查分析[J].中医杂志,2018,59(22):1915 – 1918.

[533]黄仙保,熊俊,张波,等.基于文献计量学的热敏灸研究现状与评价[J].辽宁中医杂志,2018,45(2):225 – 229.

[534]刘福水,方婷,刘乃刚,等.热敏灸疗法的临床优势病种和适应证分析[J].中华中医药杂志,2018,33(11):5107 – 5110.

[535]王洪辉,张波,黄仙保,等.火足气到方为灸[J].时珍国医国药,2018,29(12):2979 – 2980.

[536]陈日新.热敏灸——灸疗学的传承与创新[J].中国针灸,2018,38(8):890.

[537]周梅,黄仙保,陈日新.基于现代文献的热敏灸病症谱研究[J].辽宁中医杂志,2019,46(1):10 – 13.

[538]陈日新,谢丁一.热敏灸理论体系的构建及其临床应用[J].世界中医药,2019,14(8):1915 – 19.

[539]焦琳,迟振海,陈日新.浅谈热敏灸技术对针灸临床的启示——动态把握腧穴状态、按需施治是针灸临床起效的关键[J].中国针灸,2019,39(1):54 – 58.

[540]江西省艾灸矫正胎位研究协作组.艾灸至阴穴矫正胎位的临床观察及原理探讨[J].中医杂志,1979,08(8):9 – 14.

[541]匡奕璜.我省艾灸至阴矫正胎位研究工作进展简报[J].江西中医药,1982,2:62 – 63.

[542]江西省艾灸娇正胎位研究协作组,中国福利会国际和平妇幼保健院,沈阳市第四人民新院.艾灸矫正胎位成功率与胎儿自转率的对比观察[J].针刺研究,1983,03(4):172 – 176.

[543]蔡汝慧,周昂英,高鸿烝.姜泥贴敷至阴穴转胎133例探讨[J].针刺研究,1990,2:89 – 91.

[544]黄维新.艾灸与膝胸卧位矫正胎位的对比研究[J].中西医结合杂志，1990,10(2):105－107.

[545]王龙章.艾灸至阴穴矫正胎位操作示范[J].针灸临床杂志,1997,13(8):32.

[546]郭子衣,敖有光,刁灿阳,荣海波,杨运宽.艾灸至阴穴矫正胎位之临床及实验研究概况[J].中医药学刊,2005,(7):1218－1220.

[547]刘迈兰,兰蕾,曾芳.针灸治疗胎位不正的古代文献分析[J].辽宁中医杂志,2010,37(4):716－717.

[548]吴艳,顾星.艾灸至阴穴扭转异常胎位的作用机制探析[J].湖南中医杂志,2018,34(9):137－139.

[549]聂韡,刘畅,单承莺.艾草的本草考证及资源分布[J].中国野生植物资源,2019,38(4):93－95＋105.

[550]王惠君,王文泉,卢诚,王海燕,陈新.艾叶研究进展概述[J].江苏农业科学,2015,43(8):15－19＋44.

[551]蒋志惠,常雪梅,张照然,等.艾草的化学成分和药理作用研究进展[J].中国兽药杂志,2019,53(2):76－85.

[552]刘迈兰,曾芳,和中浚,等.艾为最佳施灸材料探析——基于艾与其他典型灸材的比较[J].江苏中医药,2009,41(6):59－61.

[553]张元,康利平,郭兰萍,等.艾叶的本草考证和应用研究进展[J].上海针灸杂志,2017,36(3):245－255.

[554]李珊玲.不同灸材腧穴热敏化感传现象的观察及理化效应研究[D].广州中医药大学,2010.

[555]朱兵.关于灸材和灸温的思考[J].针刺研究,2018,43(2):63－67.

[556]洪宗国.中医灸法选择艾叶作为灸材的机理研究[J].中南民族大学学报(自然科学版),2015(1):47－51.

[557]孙健,中国艾文化遗产研究[D].南京农业大学,2016.王萍,何晓晖,杨光华.论旴江医学对中医外科学发展的贡献[J].中医文献杂志,2016,34(4):32－34.

[558]叶险峰,李成文,张会房.宋金元时期轻灸重针转折因素浅析[J].中国针灸,2009,29(9):759－762.

[559]史森,傅海燕.宋之前小儿惊风病名演变研究[J].中医文献杂志,2015,4:

28－30.

[560]冯国明.唐代灸法学术思想特色的研究[D].山东中医药大学,2004.

[561]施昌飘,焦俊玥,俞倩丽,等.浅议"针而不灸,灸而不针"和"温针灸"[J].中华中医药杂志,2019,34(1):259－261.

[562]邹来勇,曾鑫,尧必文,等.盱江医家传统医德特色及对现代医学教育的启示[J].中医教育,2019,38(1):83－85.

[563]迟振海,熊俊,陈日新,等.大样本多中心灸法临床试验的质量监查[J].时珍国医国药,2013,24(3):698－700.

[564]于赓哲.唐宋民间医疗活动中灸疗法的浮沉——一项技术抉择的时代背景分析[J].清华大学学报(哲学社会科学版),2006,21(1).

[565]冯倩倩,李丛.谈盱江医家学术思想的关联性——以谢星焕、李铎、喻嘉言为例[J].江西中医药,2016,47(11):7－10.

[566]何梅光,段晓荣,张沛霖.浅谈《内经》中的针灸治厥证[J].云南中医中药杂志,2008(6):2－3.

[567]刘兰英,雷玉婷,王和生.浅谈对艾灸灸量的认识[J].中国针灸,2015,35(11):1140－1142.

[568]杨宁宁,李子孺,陈锂,等.不同灸序对健康人体表温度的影响[J].中医杂志,2015,56(1):36－39.

[569]王桂英,王耀帅,王玲玲.艾灸疗法中灸感、灸温、灸量与灸效关系[J].中医杂志,2015,56(17):1519－1521.

[570]曹思标.明清时期盱江医学的兴盛及现代启示[D].广州中医药大学,2018.

[571]陶晓雁,殷仕洁,毛湄,等.从近10年灸法文献看灸法的特色与优势[J].辽宁中医杂志,2008(4):591－593.

[572]谢强,卢娜环.葛洪在盱江流域创教行医及对耳鼻咽喉科急症的贡献[J].江西中医药大学学报,2014,26(6):1－3.

[573]Ri xin Chen,Ming ren Chen,Ming fei Kang,etal. The design and protocol of heat－sensitive moxibustion for knee osteoarthritis:a multicenter randomized controlled trial on the rules of selecting moxibustion location. BMC Complement Altern Med. 2010,Jun 25:10－32.

[574]Ri xin CHEN,Ming ren CHEN,Qiao lin LI,etal. Assessment of heat－sensiti-

zation at Guanyuan (CV 4) in patients with primary dysmenorrhea: A comparative study between moxibustion sensation and infrared thermography. Journal of Acupuncture and Tuina Science. 2010,8(3):163 – 166.

[575] Ri xin CHEN,Ming ren CHEN,KANG Ming – fe,etal. Comparative study on moxibustion and infrared method for detection of the heat – sensitive state of Yāoyángguān (腰阳关 GV 3) in patients of lumbar intervertebral disc protrusion. World Journal of Acupuncture – Moxibustion,2010,20(3):21 –26.

[576] Ning Tian,Ri – Xin Chen,Bing Xi,etal. Study on infrared radiation characteristic of heat – sensitive acupoints in bronchial asthma. the 2011 IEEE International Conference on Bioinformatics and Biomedicine Workshop,2011: 773 –777.

[577] Ming ren Chen,Ri xin Chen,Jun Xiong,etal. Effectiveness of heat – sensitive moxibustion in the treatment of lumbar disc herniation: study protocol for a randomized controlled trial. Trials,2011,12:226 –233.

[578] Ri xin Chen,Ming ren Chen,Jun Xiong,etal. Is There Difference between the Effects of Two – Dose Stimulation for Knee Osteoarthritis in the Treatment of Heat – Sensitive Moxibustion?. Evid Based Complement Alternat Med, 10. 1155,2012:696 –704.

[579] Ming ren Chen,Ri xin Chen,Jun Xiong,etal. Evaluation of Different Moxibustion Doses for Lumbar Disc Herniation: Multicentre Randomised Controlled Trial of Heat – Sensitive Moxibustion Therapy. Acupuncture in Medicine 2012,30(4):266 –272.

[580] Ri xin Chen,Ming ren Chen,Jun Xiong,etal. Comparative Effectiveness of the Deqi Sensation and Non – Deqi by Moxibustion Stimulation: A Multicenter Prospective Cohortb Study in the Treatment of Knee Osteoarthritise. Evidence – Based Complementary and Alternative Medicine,2013:906 –947.

[581] Ri xin Chen,Ming ren Chen,Jun Xiong,etal. Influence of the Deqi Sensation by Suspended Moxibustion Stimulation in Lumbar Disc Herniation: Study for a Multicenter Prospective Two Arms Cohort Study. Evidence – based Complementary and Alternative Medicine,2013:718 –723.

[582] Ding yi Xie,Zhong yong Liu,Xiao qin Hou,etal. Heat sensitisation in suspen-

ded moxibustion: features and clinical relevance. Acupuncture in Medicin, 2013,12:1 −3.

[583] Hong wu Xie, Fang ming Xu, Ri xin Chen, etal. Image formation of brain function in patients suffering from knee osteoarthritis treated with moxibustion. Journal of Traditional Chinese Medicine,2013,33(2):181 −186.

[584] Ri xin Chen, Ming ren Chen, Tong sheng Su, etal. A 3 − Arm, Randomized, Controlled Trial of Heat − Sensitive Moxibustion Therapy to Determine Superior Effect among Patients with Lumbar Disc Herniation. Evidence − based Complementary and Alternative Medicine,2014:1541 −1549.

[585] Fei fei Liao, Chan Zhang, Zhi jie Bian, etal. Characterizing Heat − Sensitization Responses in Suspended Moxibustion with High − Density EEG. Pain Medicine,2014,15(8):1272 −1281.

[586] Wang J, Yi M, Zhang C, etal. Cortical activities of heat − sensitization responses in suspended moxibustion: an EEG source analysis with sLORETA [J]. Cognitive Neurodynamics volume,2015,9(6):581 −588.